# FEELING GREAT

## The Revolutionary New Treatment
## for Depression and Anxiety

# 伯恩斯情绪疗法

## FEELING GREAT

### The Revolutionary New Treatment
### for Depression and Anxiety

〔美〕**戴维·伯恩斯** —— 著

庄仲华 —— 译　　李占江 —— 审订

北京科学技术出版社

**著作权合同登记号　图字：01-2022-2243**

**图书在版编目（CIP）数据**

伯恩斯情绪疗法 / （美）戴维·伯恩斯著；庄仲华译. -- 北京 ： 北京科学技术出版社，2025.（2025重印）

ISBN 978-7-5714-4237-8

Ⅰ．R749.405

中国国家版本馆CIP数据核字第2024HR1021号

| | | | |
|---|---|---|---|
| **策划编辑**：袁艳艳 | | **电　话**：0086-10-66135495（总编室） | |
| **责任编辑**：胡　诗 | | 0086-10-66113227（发行部） | |
| **责任校对**：贾　荣 | | **网　址**：www.bkydw.cn | |
| **责任印制**：李　茗 | | **印　刷**：北京中科印刷有限公司 | |
| **图文制作**：旅教文化 | | **开　本**：720 mm×1000 mm　1/16 | |
| **出 版 人**：曾庆宇 | | **字　数**：506 千字 | |
| **出版发行**：北京科学技术出版社 | | **印　张**：30.5 | |
| **社　址**：北京西直门南大街 16 号 | | **版　次**：2025 年 6 月第 1 版 | |
| **邮政编码**：100035 | | **印　次**：2025 年 8 月第 3 次印刷 | |
| **ISBN 978-7-5714-4237-8** | | | |

**定　价**：128.00元

谨以此书献给我的爱猫、最好的朋友和老师——奥比，它在 2016 年秋天离开了我；以及我的头号粉丝——罗布！

# 前　言
## 过去和现在

---

住在费城时，我和妻子曾雇人为我们的房子进行一些木工改造和油漆涂刷的工作。这些工作持续了几周。工程的最后一天，我们雇来的木匠弗兰克跪在前门处进行最后的收尾工作。我走过门廊时，注意到他看起来很沮丧，于是我对他说，我和妻子非常感激他的出色工作，他把我们的房子装饰得漂亮了很多，工程今天就要结束了，我为即将与他分别而感到难过。

弗兰克也向我表示感谢，并问我他是否可以问一个问题。他说，他听说我是医生，但不想让我太为难。我告诉他，如果能对他有所帮助，那么我很乐意回答他的问题。弗兰克说，他情绪低落，想知道我是否了解抑郁障碍，或者他是否需要吃药。

我顿生同情之心，因为弗兰克在工作时一直非常勤奋，为我们做了很多出色的活计。我告诉弗兰克，抑郁大多是思考事物的方式偏于消极造成的。我问他，当他情绪低落时，他的脑海中是否会浮现消极想法？他当时都在想些什么？他对自己说了什么？

他说，他在想自己越来越老了；他对自己说，他的身体很快就跟不上这样的工作节奏了，他担心一旦退休，自己和妻子的生活就失去了着落。他又说，自从高中毕业，他就一直在做木匠，现在的他已经 60 多岁了，突然意识到，自己在这一生中从未做过任何真正有意义或重要的事情。他面容敦厚，神色谦卑，眼睛里闪动着泪光。我也跟着一起难过起来。

我问弗兰克，我是否可以试着用一种方法帮助他，这种方法叫作"双标法"（Double Standard Technique）。这种方法的原理基于大多数人都奉行双重标准。人们感到沮丧或没有目标时倾向于严厉地批评自己、打击自己。然而，在与一位有同样问题的好朋友交谈时，人们会以一种更加富有同情心的、更倾向于鼓励的和更理性的态度去安慰对方。人们意识到这一点后，就可以问问自己是否愿意像面对一个好朋友那样充满同情心地与自己对话？放之四海而皆准的方法是不存在的，但双标法经常能取得很好的效果。

我让弗兰克想象他正在和一个好朋友交谈，这个人和他非常相似，就像他失散多年的同卵双胞胎兄弟或他的克隆体。这个假想出来的朋友也是一位木匠，即将退休，从高中毕业起就一直从事这份工作。然后我问弗兰克，如果这个人说他也像弗兰克那样情绪低落，他会对这个人说些什么。他会对他的朋友说出下面这些话吗？

> "哦，你已经老了，你的身体不行了。如果退休，你就没有收入了，就养活不起你的妻子和家庭了。你这辈子从来没有做成任何有意义的事情。"

一开始，弗兰克没明白我的意思。他说他会对他的朋友这么说，因为这都是事实。

我说："好吧，我换种说法。假设我是你的朋友。我叫戴维，除此之外，咱俩的情况一模一样。我也是一个木匠，我人生的所有细节都和你一样。事实上，你可以想象我是你失散多年的同卵双胞胎兄弟。来，把刚才那些话对我再说一遍，告诉我'你老了，你的身体不行了，你的人生毫无意义'。"

弗兰克感到困惑，沉默了十几秒钟，然后说："医生，我觉得我不能对朋友说这样的话。"

我问："为什么不能？"

弗兰克解释说，贬低一个自己在乎的朋友是很残忍的，而且这些评价听上去并不公平，也不正确。

我问弗兰克，那他会对他的朋友戴维说点什么。

弗兰克说他会这么说：

> "你虽然年纪渐长，但仍然有能力出色地完成工作。如果你对自己的要求低一点，也仍然能完成很多工作，那么你就该稍微放松一下。看，你把这座房子改造得多漂亮。房主非常满意，你的工作出色极了！

"就算哪天你决定退休，你也会有一个体面的退休计划来保证你和你的妻子衣食无忧。最后，也是最重要的，想想这些年你用你的双手给他人带去过多少快乐；你从不抱怨，总是用合理的价格提供优质的服务；你没有骗过任何一个人。这些都多么有意义啊。你有很多值得骄傲的成就！"

我告诉弗兰克，他刚才的一番话对我很有帮助。我问他，这些话是出自真心，还是只是为了哄我开心？

他说这些话绝对是发自内心的。

然后我问他："如果这些话放在我身上成立，而我的情况和你完全一样，那么这些话放在你身上也成立吗？"

他迟疑了一下，然后说："我想这些话放在我身上也成立。您说得对！"

我告诉弗兰克，他抑郁的原因并不是年纪渐长，而是他一直以消极的方式思考问题。他对自己的严厉批评任谁听了都无法开心。我问弗兰克，他是否愿意像对一个与他情况相同的好朋友说话那样对自己说话。

仿佛一盏明灯突然在弗兰克的脑海中亮起那样，他惊呼道："哦，原来问题出在我的思维方式上？出在我的那些消极想法上？"

我说："没错！"

他说："哇，我感觉好多了！我明白了！谢谢你，医生！"

我对他解释道，我刚刚采取的心理疗法属于认知疗法（Cognitive Therapy, CT），它教人改变自己的想法或认知。我又说，最酷的是，他刚刚在大约 5 分钟内就完成了自己的"心理治疗"，不需要吃任何药。

**我实在是太喜欢这次经历了——这是我在生命中感到最喜悦的时刻之一，也是我在数十年前写情绪疗法系列图书的原因之一。我想让你知道以下三个信息。**

- 你的情绪源于你思考问题的方式。换句话说，你的消极情绪，比如抑郁和焦虑，是你的想法而不是你的现实生活导致的。
- 那些困扰你的消极想法几乎都是歪曲的、不符合客观现实的。它们不是事情本来的样子。抑郁和焦虑是世界上最古老的思维骗局。
- 如果你能改变自己的思维方式，你就能改善自己的情绪。

还有一个非常重要的信息是，即使你的抑郁和焦虑非常严重，快速改善也是可能实现的。

几天前，我收到了我亲爱的同事罗伯特·沙克特（Robert Schachter）博士发来的一封邮件，其内容令我非常开心。

"我想跟你分享一件事，它让我热泪盈眶。内布拉斯加州的一位女士在网上找到我，想请我为她的女儿治疗，她女儿 25 岁左右，住在纽约。

"她说，她女儿出生后没多久，她就读了《伯恩斯新情绪疗法》[①]（Feeling Good），并获益良多。她女儿上幼儿园时，一位幼儿园老师被园方解雇了，老师深受打击。她本人非常喜欢这位老师，也为老师的遭遇感到难过。她去老师家拜访，但对方没有给她开门。于是，她在老师家的门阶上留下了一本《伯恩斯新情绪疗法》。

"之后很长的一段时间里，他们的生活都没有交集。直到有一天，她又碰到了那位老师。那位老师走到她面前，对她说：'我想对你表示感谢。我想让你知道，你曾救了我的命！我父亲死于自杀。你去找我的那天，我正准备自杀。是那本书把我拉了回来。谢谢！'然后，这位为女儿求诊的妈妈说：'愿伯恩斯博士一切都好！'"

我已经从读者那里收到了数以万计的类似的感谢信。起初，这令我很惊讶，因为我从未想过《伯恩斯新情绪疗法》是一本心理自助书。我只想分享自己对当时刚出现的一种全新的、无须进行药物治疗的抑郁障碍疗法——认知行为疗法的兴奋之情，这种疗法的创始人是阿尔伯特·艾利斯（Albert Ellis）博士和艾伦·贝克（Aaron Beck）博士。我完全没有料到阅读《伯恩斯新情绪疗法》有抗抑郁的效果。

《伯恩斯新情绪疗法》的抗抑郁效果已经在许多公开发表的研究中得到了证实。例如，美国阿拉巴马大学的福里斯特·斯科金（Forrest Scogin）博士在报告中说，只需把本书送到那些患中度或重度抑郁障碍、前来寻求治疗的人手中，不需要采取其他任何治疗手段，其中 65% 的人在 4 周内就会康复或

---

[①] 该书于 1999 年在美国出版。本书（英文原文：Feeling Great）于 2020 年在美国出版，为该书续作，在内容上进行了拓展和更新。——编者注

病情得到显著改善。另外，有几个持续时间为 2 ~ 3 年的随访研究显示，《伯恩斯新情绪疗法》的读者在没有进行其他心理治疗或服用抗抑郁药的前提下，病情持续得到改善。

其他众多研究也相继证实，阅读《伯恩斯新情绪疗法》的效果与服用抗抑郁药或面对面进行心理治疗的效果相当。这些发现令人振奋，因为一本平装的《伯恩斯新情绪疗法》可比药物治疗或面对面的心理治疗便宜多了，而且没有副作用！

其余 35% 阅读了《伯恩斯新情绪疗法》却没有康复或病情没有得到显著改善的人是怎么回事呢？他们为什么仍深陷于消极情绪？他们和那些在 4 周内康复的人有什么不同？我想，我如果能弄明白这些问题的答案，也许就能在抑郁障碍治疗领域实现又一大突破。

在对患有重度抑郁和焦虑障碍的患者进行了数千场现场治疗，并发表了众多关于心理治疗成败原因的研究报告之后，我相信我找到了答案！这就是我撰写本书的原因。

**《伯恩斯新情绪疗法》讲的是关于大脑认知的革命，而本书讲的是关于行为动机的革命。**

本书以一个非常简单的理念为基础，即你之所以有时深陷于抑郁和焦虑不能自拔，是因为你对"康复"持有复杂的心态。你可能饱受抑郁或焦虑折磨，尽管迫切希望改善情绪，但有一股强大的阻力阻止你做出改变。这听起来有点奇怪——你内心的一部分可能在反对或抵制你所向往的改变。

这就是弗洛伊德在其精神分析理论的早期发展阶段提出的"阻抗"（Resistance）概念。从那时起，大多数心理治疗师都在口头上支持"阻抗"之说，但是极少有人阐释"人为什么抗拒改变"或"如何解决这个问题"——**这就是本书诞生的原因。我希望本书可以帮助抑郁者和焦虑者通过一种叫作"TEAM 认知行为疗法"（TEAM Cognitive Behavioral Therapy）的前沿方法消解内心的阻抗，快速恢复健康。**

TEAM 认知行为疗法以我的临床经验和对心理治疗工作原理的研究为基础，保留了我在《伯恩斯新情绪疗法》中分享的认知行为疗法的全部精华，但见效更快。以下是"T""E""A""M"这四个字母分别代表的含义。

- T（Testing，测评）：我和我的同事会在每次现场治疗开始和结束时让患者对自己的情绪进行测评，以准确地判断他的病情是否得到了改善以及改善的程度。

- E（Empathy，共情）：在现场治疗的初始阶段，我们会聆听患者的心声并尝试与患者建立起充满温暖和共情的关系，而非试图"拯救"对方。

- A[①]（Assessment of Resistance，阻抗评估）：在这个环节，我们会引导患者认识到自己抗拒改变，并在治疗之前消解他的阻抗。阻抗被消解后，患者通常会对改变产生强大的动力。这样我们就能携手合作，组成一个强大的团队。

- M（Methods，方法）：在这个环节，我们会向患者展示将抑郁和焦虑快速转化为喜悦的方法。

在阅读本书时，你和我也会组成一个强大的团队，携手粉碎那些导致诸多痛苦的消极想法，比如"我不够好"或"我已经完蛋了"。通过合作，你和我将形成一股强大的力量，以不可思议的速度消除沉重如山的痛苦。具体过程如下。

在本书的第一部分，我将教你使用前沿方法来改变你的消极想法和情绪，包括消解所有使你"深陷于消极想法和情绪而无力自拔"的阻抗。

在本书的第二部分，我将向你展示粉碎歪曲想法的最有效的方法。正是这些歪曲想法引起了抑郁、焦虑和愤怒。

在本书的第三部分，我将教你克服认为自己"不如别人"或"不够好"的"自我"信念，并将解释什么是四种"'自我'解构"（Great Deaths of the Self）——它们分别对应着一个人从抑郁、焦虑、人际关系冲突，以及习惯与成瘾行为中的解脱。

你和我都知道，没有人能够一直快乐，每个人的人生之路都布满荆棘。因此，在本书的第四部分，我将教你快速战胜复发的抑郁，让你康复后能持

---

① A曾经为"议程设置"（Agenda Setting），但现在我将这个术语更新为"阻抗评估"，因为后者更能准确地反映本环节的目标：消解患者对改变的阻抗。——作者注

续保持良好的状态！

在本书的第五部分和附录，我的同事马克·诺布尔（Mark Noble）博士将阐述 TEAM 认知行为疗法是如何修改你大脑中的神经环路的，以及这种疗法为什么比抗抑郁药或传统的谈话疗法更有效。我还将介绍一些关于减轻抑郁和焦虑的令人振奋的前沿研究成果，并提供大量免费的资源供你查阅。

TEAM 认知行为疗法不仅能让人非常迅速地摆脱抑郁和焦虑情绪，还能给人带来超越康复层面的改变。许多人在掌握 TEAM 认知行为疗法后会长期沉浸在深度的喜悦中，他们将这种改变描述为一种精神升华——一种思想上的惊人转变。我认为这种转变是长期保持精神健康的关键。

以下这个观点可能有点夸张，但我确实认为 TEAM 认知行为疗法是认知行为疗法诞生以来在治疗手段方面取得的最大进展。这就是我非常激动地与你分享本书内容的原因。

在写本书时，我在心里划定了两大类目标读者：渴望掌握更有效、令患者更满意的专业技能的心理治疗师们，以及苦苦挣扎于抑郁和焦虑泥潭中的人们。我希望书中这些超棒的前沿方法能帮你挣脱自我怀疑和绝望的纠缠，让你重新感到"感觉好极了"！

免责声明：本书提供的理念和技巧无意取代专业心理咨询。书中人物的姓名和身份细节都经过极大程度的虚化处理，如与任何人存在任何相似之处，无论是生者还是逝者，均纯属巧合。

当我讲述某个（经虚化处理的）抑郁障碍患者或焦虑障碍患者的案例时，或者当我阐述某种技巧如何起作用时，我通常会举一个有激励作用的例子来表现该患者的康复过程。我也会举一些患者的病情出现切实且迅速的改善的例子。它们能展现运用本书所含知识后的最好效果，有助于创造希望——希望对康复至关重要。

然而，我不能保证这些方法对你、你的朋友或爱人同样有效。每个个体都是独一无二的，对不同的方法有不同的反应。另外，虽然我在本书中提供的方法很有效，但并非每个阅读本书或寻求专业治疗的人都会从中获得迅速且巨大的改变。

问题越严重，所需的治疗过程就越漫长。我从未放弃过任何一个求诊者，希望你也不要放弃自己。

这套理论已经被证明行之有效，只要你坚持下去，终将柳暗花明！

戴维·伯恩斯（David D. Burns）
写于美国加利福尼亚州洛斯阿尔托斯山

# 目　录

# 第一部分

## 如何将抑郁和焦虑转化为快乐?

How to
**Turn Depression**
and
**Anxiety into Joy**

# 第1章
## 15分钟读完本书的主要内容

我有很多精彩的前沿知识要在本书里分享给你，但你如果只能集中注意力很短的时间或像我一样阅读速度很慢，想15分钟就能读完本书，那么可以先阅读本章，因为本章相当于本书的纲要。而且，本章可以帮你轻松入门。当然，我衷心希望你能全身心投入地读完整本书，因为书里的知识和方法可以改变你的人生。

我将从一个简短的教程开始，教你辨别认知歪曲，然后向你介绍一种摆脱认知歪曲的非常强大的前沿方法——"正向重构"（Positive Reframing）。如果你读过我的书，那么你就已经知道如何辨别认知歪曲了。复习这部分内容会加深你的记忆，也能启发你的思考。

让我们开始吧。

### 什么是认知歪曲？

什么是认知歪曲？你为什么要关注它？"认知"这个词听起来很唬人或文绉绉的，其实它的含义很简单。"认知"只是"想法"的另一种比较花哨的说法，指你看待正在发生的事情的方式。就在此时此刻，你可能对我这个人以及你正在阅读的内容有一些想法，也可能对你自己有一些想法。每一天的每一分每一秒里，你的想法都决定着你的情绪。

例如，此刻的你可能认为我是个骗子，或者本书不过是一本纸上谈兵的心理自助书。如果你这么想，你就可能产生不信任、怀疑，甚至恼火的情绪。

你也可能在想：没有什么能帮到我，因为我的问题太严重了。你如果这么想，就可能产生绝望、气馁、消沉等情绪。

如果我的说法令你感到非常有趣、令你兴奋，你可能认为本书确实能帮到你。你如果这么想，就可能产生兴奋和充满希望的情绪。

你明白我的意思了吗？虽然每一个正在读本书的人看到的内容是完全一样的，但是不同的人看待本书的方式可能有天壤之别。你的情绪完全源于你此刻的想法。**是你的想法，而不是你周遭的现实环境，决定了你所有的情绪。**

然而，很多时候，人们看待自身和生活的方式非常不合逻辑，甚至不公正。**人们对正在发生的事情做出歪曲和错误的解释，自己却意识不到这一点。这就是认知歪曲：一种对自己和对世界来说极为错误的思维方式。**这也是一种自我愚弄的方式。当你感到抑郁和焦虑时，你大概就在自我愚弄。在这种情况下，你的消极想法并没有如实反映现实。抑郁和焦虑是世界上最古老的思维骗局。

以下是 10 种最常见的认知歪曲。

### 1. 全或无思维（All-or-Nothing Thinking）

你绝对地看待事物，认为其不是黑的就是白的，不认可灰色地带的存在；认为自己要么大获全胜，要么一败涂地。这种二元对立的思维方式会令你在生活中非常痛苦，让你在大多数时间里觉得自己一无是处、毫无价值。而且，"全或无"并不能准确地描述你自己或这个世界。世间基本不存在彻底糟糕或绝对完美的事物。

### 2. 过度概括（Overgeneralization）

你将对具体缺点、失败或错误的批评推广到对整个自我的评判。你将此刻的消极情绪和刚刚经历的负面事件推广到未来。

当你的消极想法包含一些笼统的标签（比如"我是一个坏妈妈！"）或诸如"总是"和"永远不会"的词时，你就应该怀疑自己的思维方式存在过度概括的问题。举个例子，你被喜欢的人拒绝了，然后你就告诉自己"我是不讨人喜欢的""我会孤独终老"，这样就属于过度概括。你将在一段人际关系中遭受的挫折推广到对整个自我的评判，还将眼下的情况推广到未来。

当然，这种认知歪曲不仅出现在看待感情问题时。如果你曾经尽力完成

4

某件事情，结果却失败了，你就可能认为自己是一个失败者，觉得自己永远不会成功。这也是一种过度概括——你将一个具体的失败案例推广到了整个自我，将当下的失败推广到了未来。

以下两种认知歪曲往往同时发生。

### 3. 精神过滤（Mental Filtering）

你过滤掉或忽略事物积极的一面，而只关注消极的一面。这种认知歪曲对思维方式的影响就像一滴墨水能染黑整杯清水。

### 4. 正面折扣（Discounting the Positive）

这是一种更严重的认知歪曲。你告诉自己，你的积极品质或成功都不值一提。你让自己坚信，自己特别糟糕，处处不如人，毫无价值。

比如，别人称赞你时，你却告诉自己："哦，她这么说只是为了表示友好。她并不是真心这么想的。"或者，你只注意到别人的优点——他们是多么成功或有魅力——而忽略了他们的缺点。你也可能总是盯着自己的缺点不放，觉得自己"太高"或"太矮"，纠结于自己的外表，并且坚持认为自己的优点"平平无奇"。

就连我也时常陷入这两种认知歪曲。例如，当我感到脆弱或没有安全感时，如果收到消极的或批评性的评论和来信，我就常常陷入这两种认知歪曲，完全忽略忠实拥护者们海量的、充满表扬的积极评论。有时我会觉得，那些批评才是真的，那些积极的评论都不作数。这些自卑的感受几乎都是精神过滤和正面折扣造成的。

### 5. 妄下结论（Jumping to Conclusions）

这种认知歪曲指你在没有客观事实支持的前提下，轻易地推导出令你痛苦和困扰的结论。这种认知歪曲有两个常见版本。

- **读心术（Mind Reading）**：在没有任何明确证据的情况下就对别人的想法和情绪做出消极的结论。
- **算命式预测（Fortune Telling）**：你对未来做出武断且消极的预测。就好像你有一个能够未卜先知的水晶球，但是它只告诉你坏消息！

读心术会引起焦虑，尤其是社交焦虑，容易导致人害羞。例如，当你参加一个社交聚会时，你告诉自己，别人看得出你有多紧张，他们会对你评头品足，对你说的话毫无兴趣。你还会告诉自己，其他人都那么自信和放松，可不会像你一样惴惴不安。

算命式预测会导致你感到无望。例如，当你情绪低落时，如果你告诉自己情况永远不会改变、问题永远不会得到解决，那么你就可能一直抑郁下去。这些想法使你感到绝望，有时甚至导致你产生自杀的冲动。

算命式预测还会引起焦虑。例如，你如果对当众讲话感到焦虑，就可能预测自己的大脑到时会一片空白，会把整个活动搞砸，站在观众面前的你会很丢脸。

### 6. 情绪推理（Emotional Reasoning）

这是指以自己的情绪为出发点进行推理，比如"我觉得自己像个白痴，所以我一定是个白痴！""我感到失去了希望，所以情况永远不会好转！"，或者在惊恐发作（Panic Attacks）时认为："我觉得我的精神就要崩溃了，所以我一定处于巨大的危险中。"

数十年来，心理健康专家们一直强烈建议人们与自己的情绪建立联系。可情绪并不总是对客观现实的可靠反映，有时甚至是对现实的极大曲解，尤其是当你处于抑郁、焦虑或愤怒中时。这是因为情绪源于想法。正如你刚学到的，消极想法往往是对客观现实的歪曲。在这种情况下，你的情绪反映现实的能力就像游乐园里那些把人的形象歪曲得面目全非的哈哈镜。

### 7. 夸大或缩小（Magnification and Minimization）

你在某种情境中夸大消极因素，缩小积极因素。我把这种认知歪曲叫作"双筒望远镜错觉"。夸大就像你通过双筒望远镜的目镜看待事物（一切都被放大），而缩小就像你通过双筒望远镜的物镜看待事物（一切都被缩小）。

夸大在焦虑的产生过程中扮演着重要角色，使你严重夸大事物的危险程度。以飞行恐惧为例，其实你知道死于飞机失事的概率是极低的，只有你连续600年每天乘坐飞机，死于飞机失事的概率才可能变得显著。然而，害怕乘飞机的人严重夸大了乘飞机的危险性，错误地认为这件事情极度危险。

与飞行恐惧类似，惊恐发作往往也是夸大与算命式预测结合的产物。惊恐发作时，你错误地看待身体的感觉（比如头晕或胸闷），并且非理性地认为灾难即将发生（比如"我要犯严重的心脏病了！"）。而事实上，你只是把相当常见的身体感觉看得太严重了。

缩小指的则是与夸大相反的情况。你告诉自己有些事情并不重要，但其实它们很重要。举个例子，我刚刚完成了今天的"龟速跑"——我对超慢跑的叫法。我只"跑"了 3.2 千米。有缩小心态时，我会告诉自己，这 3.2 千米的"龟速跑"毫无意义，别人都跑得更远更快。可事实上，"龟速跑"很有意义，我为自己能走出家门并完成既定目标感到无比骄傲。我从来都不喜欢跑步，但通过"龟速跑"，我至少每天都能进行一定程度的运动。

**8. "应该"陈述（Should Statements）**

你总是用"应该""不应该""必须""应当"等词语来要求自己或他人。"应该"陈述有以下几种类型。

- **指向自我的"应该"**（Self-Directed Shoulds）：你如果没有达到自己的期望就感到愧疚和自卑（"我不应该把事情搞砸！"）。
- **指向他人的"应该"**（Other-Directed Shoulds）：他人如果没有达到你的期望你就感到愤怒和不满（"他不应该那样想"或"她不应该那样说！"）。指向他人的"应该"易引起人际关系冲突，导致婚姻问题、争吵乃至暴力冲突和战争。
- **指向世界的"应该"**（World-Directed Shoulds）：外界事物如果不符合你的期望你就感到愤怒和不满。例如，有时候我觉得某个电脑软件不应该那么复杂和难以掌握！
- **隐蔽的"应该"**（Hidden Shoulds）：虽然没有直接使用"应当""应该"或"必须"等词，但它们潜藏在你的消极想法和情绪中。例如，你在犯错时责备自己，其实就是在告诉自己"我应该完美，永远不应该犯错"。

你看到他人出现这种认知歪曲时，也许能看得出他的想法是多么不客观，他对自己有多苛刻。然而，你告诉自己"我不应该产生这样的情绪，不应该犯那样的错误，应该比现在更好"时，你很难看出自己正在不客观地评判自己。

### 9. 贴标签（Labeling）

贴标签是过度概括的极致形式，这意味着你在试图找一个词来定义自己或他人的"本质"。例如，你在犯错后叫自己"浑蛋"或"废物"，而不是对自己说："我犯了一个错误。"

贴标签往往会引起强烈的消极情绪，比如严重的抑郁和强烈的愤怒。这也是一种很刻薄的行为。你给自己或他人贴上标签，就等于在向自己或他人发起攻击。它会将你的注意力从真正重要的事情上夺走，因为你把所有精力都用来反复思考自己有多糟糕，而非找出自己的错误——假如你确实犯了错误。于是，你无法从错误中学习和成长。

贴标签极不客观。人是无法用一个积极或消极的标签来定义的。没有所谓的"浑蛋"或"废物"——尽管世界上确实存在许多浑蛋行为。我知道，无论我多么努力地做一个"好人"，还是经常做一些"浑蛋的"事情。如果我把我遭受过的所有损失和失败都讲给你听，那真是说也说不完。然而，这就意味着我是个"废物"吗？

### 10. 自责和他责（Self-Blame and Other-Blame）

你总是在自己或别人身上找过错，而不是去解决问题或找出引起问题的真正原因。

- **自责（Self-Blame）**：你会因为一些责任并不完全在你的事情而责怪自己，或者因为自己犯的一些错误而痛斥自己。例如，一个律师为在法庭上输掉了官司而自责，但输掉官司的原因并非他的业务能力不行，而是对方给出的证据是压倒性的。

- **他责（Other-Blame）**：你总是责怪别人，却忽略了自己对产生的问题也负有责任。例如，一位妻子抱怨她的丈夫总是批评她，说一些"你从不听我讲话！"之类的话。她想知道她的丈夫为什么会这样。我问她通常怎么回应她的丈夫，她说："哦，我就是不搭理他，不吱声！"

当你感到抑郁或焦虑时，你很可能责怪自己，告诉自己："因为我有一些缺点或我失败过，所以我不够好。"当你愤怒或和别人相处不好的时候，你很可能责怪他人。

存在以上这些认知歪曲，并不意味着你会被确诊为抑郁障碍或焦虑障碍。每个人都会时不时地陷入不安和抑郁的黑洞，我也会。给你举个例子。每次工作坊结束后，我都会让现场观众填写一份评价表。阅读那些评价时，我的内心是惶恐的，有时甚至深受困扰。因为参会者既可能给出慷慨的赞美，也可能给出尖锐而诚恳的批评。读到自己的缺点和所犯的错误有时对我来说真的很痛苦，但这也是一个学习和成长的绝佳途径。

几年前，我在克利夫兰举办了一次工作坊，那次我感觉糟糕透了。观众异常安静，对我抛出的数个笑话毫无反应。我觉得我在回答他们的一些问题时表现得也不够好。

第二天，我雇了一个年轻人开车送我去代顿①参加另一次工作坊。路上，我和他一起坐在车子前排，我手里抓着 100 多份评价表。我真不想看它们啊，因为我感觉好羞耻，但是我强迫自己必须看完。我故意拿歪评价表，这样司机小伙子就无法看到上面的内容，也就不会发现我很差劲了。

然而，评价结果令我惊掉了下巴——与我的预期完全相反！在我收到的历次工作坊的所有评价中，这次的分数属于最高的那一档。这个结果让我难以置信——当然，我彻底松了口气。

回想起来，我发现自己当时的消极想法包含以下认知歪曲。

- **精神过滤**：我一直在想自己犯的错误，完全忽略了那些有效的输出。
- **读心术**：在没有任何真实证据的前提下，我假设观众在鄙视我。
- **情绪推理**：我是从自己的情绪出发得出结论的。换句话说，我觉得自己是一个失败者，所以我得出结论——我真的是一个失败者。
- **全或无思维**：对这次工作坊的评价，我只有两个假设——要么"全"，要么"无"。我告诉自己遭遇了一次彻头彻尾的失败，因为我没有在方方面面都做到十全十美。
- **隐蔽的"应该"**：我还告诉自己，我"应该"出色地完成每一件事情，永远"不应该"失败或犯错。

---

① 代顿（Dayton）：美国俄亥俄州西南部的一个城市。——译者注

当然，每次你认定的失败并非都是假的。每个人都经历过实实在在的失败和挫折。我非常确定自己实实在在地失败过。事实上，我真的经历过与这次工作坊完全相反的情况——我以为工作坊大获成功，却在评价表里遭到猛烈抨击。这真的让我很难受。

我想说的是，你的情绪源于你的想法，而非实际发生的事情。当你感到抑郁和焦虑时，你的想法几乎是消极和歪曲的。

不过，我要再次重复这个好消息：

> **你只要改变自己的想法，就能改变消极情绪。而且情绪可以在顷刻间改变。**

下面我将向你展示改变消极想法的方法，让你提前体验一些非常棒的前沿方法和前沿工具。

就在上周，我治疗了一位名叫玛丽亚的发型师，她在生完第一个孩子后一直饱受产后抑郁障碍的折磨。玛丽亚的分娩过程极其艰难。为了自然分娩，她痛苦地挣扎了两天直至精疲力竭，最后迫不得已接受了剖宫产。在产后康复过程中，她又承受了远在预料之外的痛苦折磨。而在整个过程中，医生和护士并没有表现出多少同情心，也没有鼓励她。之后，她和女儿一起回到家中，然后她开始为母乳喂养苦恼，感到焦虑、力不从心、压力过大。

人们时常被告知产后抑郁障碍是一种生理上的失调，是妇女在分娩后激素水平突然变化和睡眠不足造成的。大多数医生会用抗抑郁药和支持性心理咨询来治疗产后抑郁障碍。虽然生理压力和社会压力肯定在发病中扮演了一定角色，但是产后抑郁和焦虑障碍主要是由一系列消极想法引起的。而且这些想法几乎都是歪曲的。

这种说法听起来可能很刺耳，但我并非在为任何人（尤其是新手妈妈们！）产生了消极情绪而责怪于他。事实上，恰恰相反，我想说：玛丽亚的痛苦并不是某种性格缺陷或精神疾病导致的，而是她作为母亲、作为人的核心价值中一些美好品质的真实反映。我稍后将对此进行更深入的讨论。

我鼓励玛丽亚写"情绪日志"，这样我就能更好地了解她的想法和情绪。

你将在第 4 章详细学习使用情绪日志的方法。概括地说，你要先描述一件困扰你的事，再确定和评估你的消极情绪，并记下你对这件事的消极想法，最后用 0（完全不相信）~ 100%（完全相信）的百分数来描述你对这些消极想法的相信程度。

玛丽亚将困扰她的事描述为"在家照顾刚出世的宝宝，在母乳喂养上遇到困难"。她解释道，医生和护士都在强调母乳喂养的重要性，但她的女儿不会吃奶，难以完成吸吮过程。玛丽亚觉得自己很失败，正在考虑放弃母乳喂养，改为奶粉喂养。

她在情绪日志中画出了她眼下具有的消极情绪（表 1-1），这些情绪都很强烈。

**表 1-1　玛丽亚接受治疗前的消极情绪**

| 消极情绪 | 最初的程度（%） | 目标程度（%） | 治疗后的程度（%） |
|---|---|---|---|
| 悲伤、忧郁、抑郁、情绪低落、不快乐 | 70 | | |
| 焦虑、担忧、惊慌、紧张、害怕 | 80 | | |
| 内疚、懊悔、遗憾、羞愧 | 90 | | |
| 低人一等、没有价值、不胜任、有缺陷、无能 | 90 | | |
| 孤独、不被爱、不受欢迎、不被接受、无依无靠、被抛弃 | 70 | | |
| 尴尬、愚蠢、耻辱、难为情 | 0 | | |
| 无望、泄气、悲观、绝望 | 60 | | |
| 受挫、无力自拔、受阻、被击败 | 70 | | |
| 生气、抓狂、怨恨、恼火、激愤、不高兴、暴怒 | 80 | | |
| 其他 | — | | |

然后，她在情绪日志中写下了自己的几个消极想法（表 1-2），并注明了她对每个想法的相信程度。

表1-2　玛丽亚的消极想法

| 消极想法 | 最初的相信程度（%） | 治疗后的相信程度（%） | 认知歪曲类型 | 积极想法 | 相信程度（%） |
|---|---|---|---|---|---|
| 我是一个坏妈妈，因为我想放弃母乳喂养。 | 90 | | | | |
| 我做妈妈很失败。 | 90 | | | | |
| 和宝宝单独在家令我感到厌烦和孤独。我并不享受和宝宝在一起的时光，这说明我不是块当妈妈的料。 | 85 | | | | |
| 我既然曾经那么想要孩子，现在就"应该"感到快乐。 | 100 | | | | |
| 未来的几个月将是漫长而艰难的。 | 100 | | | | |
| 我们家可能入不敷出。 | 70 | | | | |

现在你能看出玛丽亚为什么会出现产后抑郁了吧。很明显，她的消极情绪来自她的想法——她告诉自己的消极信息。例如，玛丽亚告诉自己"我是一个坏妈妈"，于是她感到内疚和沮丧；她告诉自己"我'应该'感到快乐"，这种想法加剧了她身为人母的挫败感；她告诉自己"我们家可能入不敷出"，并因此感到非常焦虑。

现在，让我们看看玛丽亚的消极想法是否包含某些认知歪曲，然后再看看我们能否帮助她。

- **全或无思维**：玛丽亚非常想要实现母乳喂养，因为她认为母乳喂养更有利于女儿的健康，是她和女儿建立情感联结的绝佳机会。然而，这件事情恰恰进展得不顺利。面对在母乳喂养时遇到的困难，她的反应是认为自己是个"坏妈妈"、是个"失败者"，她陷入了全或无思维。然而，世界上的妈妈不是由"好妈妈"和"坏妈妈"两个壁垒分明的群体组成的，而是由"真实的妈妈"组成的。所有真实的妈妈（和爸爸）都既有长处也有短处。

- **过度概括**：当玛丽亚得出结论说自己是一个"坏妈妈"、一个"失败者"时，她在过度概括，因为她和她的宝宝只在母乳喂养方面遇到了麻烦，而"身为人母"远不止意味着给孩子提供母乳。对玛丽亚来说，仅仅因为没实现母乳喂养就如此严厉地批评自己，实在是过于不合逻辑和不公平。

- **精神过滤**：因为存在精神过滤，玛丽亚困于消极情绪不能自拔——她想的都是自己作为一个母亲如何不合格，无视了自己所有做得好的方面。

- **正面折扣**：初为人母给女性带来的压力极大，对女性的要求极高，而玛丽亚做得很好——她非常有责任心，充满爱意，使她的宝宝健康快乐。可她认为这些不值一提。

- **妄下结论**：玛丽亚正在妄下结论（在进行算命式预测）。她对自己说，她的小家将入不敷出，接下来的几个月将过得漫长而艰难。虽然这些预测肯定有一定的道理，因为照顾新生儿需要较长的适应过程和大量的辛苦付出，但玛丽亚说得好像她将永远陷在孤立无援、贫困和失败的境地。事实上，玛丽亚和她的丈夫在量入为出方面做得很好——他们在金钱上一向谨慎。而玛丽亚的父母就住在他们附近，并且已经表态愿意帮助小两口照顾孩子，如果玛丽亚的小家在经济上出现问题，他们也愿意伸出援手。

- **夸大或缩小**：玛丽亚一直在夸大她在母乳喂养上的所谓"失败"，并把她为孩子所做的一切看得不值一钱。

- **情绪推理**：玛丽亚感到内疚和力不从心，所以她得出结论——自己是个不称职的妈妈。这是非常错误的。她的结论基于自己的消极情绪。正如你已经了解到的，她的情绪并非现实生活的客观反映。

- **"应该"陈述**：玛丽亚告诉自己，她"不应该"感到沮丧，她"应该"感到高兴才对，因为她和丈夫十分渴望拥有自己的孩子，他们努力了 2 年多才成功怀孕。这种"应该"陈述的问题在于，它加剧了她的痛苦：许多新手妈妈都会时不时地感到困难和泄气，这是很常见的。认为自己"不应该不开心"只会更焦虑，让自己因为不开心而更加不开心。另外，分娩会给母体造成极大创伤，对玛丽亚来说尤其如此。她尝试自然分娩失败后，又承受了剖宫产带来的巨大痛苦。她的宝宝终于出世了，抚养过程却不像她想象中的那么顺利。她不开心是正常的！就像我妻子说的："婴儿固然可爱，但他们也会哭闹、拉屎。"

- **贴标签**：当玛丽亚称自己为"坏妈妈"和"失败者"时，她显然在给自己贴标签。
- **自责和他责**：玛丽亚为女儿不会吸吮母乳而责怪自己，但婴儿花上一段时间才能学会吸吮母乳是很常见的现象。孩子无法顺利吸吮母乳在很大程度上是玛丽亚无法控制的。

## 正向重构

到目前为止，我展示给你的内容——发现消极想法中存在的认知歪曲的方法——很强大、很令人兴奋，但它们并非我想展示给你的前沿知识。我想展示给你的前沿知识是：事实上，你的消极想法和情绪并不是你的"错误"造成的［而美国精神病学协会（American Psychological Association, APA）试图让人们相信是这样的］，而是你的"正确"造成的。

在《精神疾病诊断与统计手册》（*Diagnostic and Statistical Manual of Mental Disorders*）第 5 版（简称 DSM-5）中，人类各种形式的痛苦，如不快乐、担忧、害羞，都被认定为"精神障碍"，并冠以诸如重度抑郁障碍、广泛性焦虑障碍（Generalized Anxiety Disorder）和社交恐惧症等名称。这个诊断系统给人造成了一种印象，那就是如果你感到抑郁或焦虑，那你就是在某些方面有问题，需要接受治疗。医生甚至可能告诉你，你的大脑中存在"化学失衡"，需要服药来纠正这种失衡[①]。

如果玛丽亚的痛苦，以及你的痛苦，不是你们的"错误"造成的，而是你们的"正确"造成的呢？如果你们的抑郁和焦虑反映的是你们身上积极和美好的一面，而不是消极和破碎的一面呢？那么你们是不是就能为自己的消极情绪感到骄傲，而非感到羞耻？这种思维方式的转变是一个巨大的转变，不是吗？

---

① 事实上，"抑郁和焦虑由大脑中的'化学失衡'引起"这一观点从未得到科学证实，大多数研究者已经完全抛弃了这一理论。科学界尚未弄清楚任何一种精神障碍的病因，但遗传因素和人生经历似乎在人的感觉、思维和行为方面发挥着作用。好消息是，不管病因如何，现在我们都有了治疗精神障碍极有效的疗法。——作者注

特别酷的是，在你发现自己的消极想法和情绪具有积极意义的那一刻，你就不再太会被它们左右了，你距离康复也就只有一步之遥了。事实上，很多人的康复速度都非常快！

有多快？只需几分钟！不像传统谈话疗法或抗抑郁药治疗那样需要数月乃至数年。

这听起来不可思议？肯定的！如果 15 年前你告诉我这些事情，我也会嘲笑你，说你是个大骗子。而现在，我常常亲眼见证这个场景的发生。以玛丽亚为例，以下就是她的康复过程。

在治疗开始时，玛丽亚讲述了她过去几个月里的艰难经历，我认真地倾听并与她共情。虽然共情几乎不会产生任何治疗效果，但是它对建立治疗师和患者之间的信任和联系很重要。然后，我问玛丽亚，她是否需要一些帮助来克服她的消极想法和情绪，以及现在是不是她立即着手解决问题的合适时间。她说她真的需要帮助，并且已经做好接受治疗的准备了。

接下来，我向玛丽亚提出了一个问题：如果在今天的治疗中出现了奇迹，她希望是怎样的奇迹？她说，她希望她的消极想法和情绪都消失，这样她就可以好好地爱她的宝贝女儿，充分享受作为新手妈妈的快乐，而非一直陷于痛苦。

我让她想象在我们眼前有一个魔法按钮，只要按下它，她所有的消极想法和情绪都将不费吹灰之力地消失，她会立刻感到愉悦，甚至十分快乐。她会按下这个按钮吗？

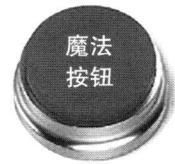

玛丽亚说她一定会按下这个按钮。几乎每个求诊者在这时都是这么回答的！

然后我告诉玛丽亚，虽然现实中并没有什么魔法按钮，但是我确实有一些非常管用的方法。我预测，她如果使用了这些方法，在治疗结束时她的情绪会好转很多，甚至会感到快乐。然而我又告诉她，我不太确定使用这些方法是个好主意。

她很惊讶地问我原因。我解释道，虽然她的消极想法和情绪确实给她带来了很多痛苦，但我怀疑，她的想法和情绪也带来了一些实实在在的好处。我还说，她的消极想法和情绪很可能反映了她身上最美好、最了不起的特质，也许她应该在试图改变现状之前理解这一点。

我建议玛丽亚在按下魔法按钮之前，就每一个消极想法或情绪提出以下问题。

- 这个消极想法或情绪能带来什么好处？它可能对你和你的宝宝有什么帮助？
- 这个消极想法或情绪能体现出你和你的核心价值中哪些积极的、了不起的特质和观念？

玛丽亚和我一起列出了以下这个正向重构清单（表1-3）。有些条目是我想到的，有些是她加上的。在利用该清单进行"正向重构"时，很重要的一点是，清单上的每一条都必须是针对你的某一个具体的消极想法或情绪的分析。正向重构与许多人采取的"啦啦队"法 [①]（Cheerleading Statements）完全不同，对感到抑郁和焦虑的人来说，"啦啦队"法令人非常不适。

### 表1-3　玛丽亚的正向重构清单

| |
|---|
| 1. 我的焦虑促使我不辞辛苦地把母乳泵出来，这样我的女儿就可以喝到母乳。我不想让她生病，想用最好的方式喂养她。我对喂养女儿的担忧和在意显示了我对女儿的爱。 |
| 2. 我的焦虑让我时刻保持高度警觉，努力保护我的女儿。对前来看望她的人，我都要确定他们已经打过流感疫苗。我想保护她，尽我所能做个好妈妈。 |
| 3. "我是一个坏妈妈"的想法体现了我在用高标准要求自己，想为女儿提供最好的一切。这么想表明我非常爱她。 |
| 4. 我的抑郁说明我很失落，因为有了孩子，之前生活里很多我喜欢做的事情现在都不能去做了。我的难过体现了我非常热爱每日的工作，以及在工作中获得的成就感。然而现在我正在休产假，我好怀念那种成就感！ |
| 5. 我说"我并不享受和宝宝在一起的时光"，表明我能诚实地面对自己和自己的真实感受。没有规定说新手妈妈必须享受育儿的每一刻。在很多时候，育儿确实很艰难，我受了很多苦。 |
| 6. 我说"我应该感到快乐"，表明我想让我的孩子有安全感。在我自己的成长历程中，我总是无法感到安全、快乐和被爱，所以我下定决心要确保我的宝贝女儿感到安全、快乐和被爱。 |
| 7. 我的内疚和自责也体现了我对女儿的爱。这些情绪激励着我学习做一个更快乐、更好的妈妈。 |

---

① "啦啦队"法：辩证行为疗法（Dialectical Behavior Therapy，DBT）中的专业技能之一，通过鼓励、乐观的啦啦队式口号来激发患者的潜能，帮助患者建立信心、认同自我。辩证行为疗法以传统的认知行为疗法为基础，由美国华盛顿大学心理学教授马莎·莱恩汉（Marsha Linehan）博士于20世纪70年代创立。——译者注

续表

| |
|---|
| 8. 我的愤怒说明我有正义感，追求公平。我认为医生和护士有时需要被提醒：同情心可能是他们能给予患者的最有效和最重要的"药物"。 |
| 9. 我的愤怒也表明我想保护我的女儿。这个世界有时是相当残酷和不公平的。我觉得自己有点像正在保护自己幼崽的母狮。 |
| 10. 我的无望感让我的期望值很低，这样我就不会失望。一路走来，我已经承受了太多的失望和痛苦。怀孕过程已经很艰难了，分娩过程更是痛苦、复杂和恐怖。 |
| 11. 我的无能感会促使我向其他妈妈咨询或拨打护理热线寻求帮助。这表明我谦虚而诚实地面对自己的不足之处。 |
| 12. 我的孤独感说明我非常在乎人际关系，我不想成为他人的负担或累赘。我的孤独感也促使我与他人接触。 |
| 13. 我的沮丧和悲伤是合情合理的，因为这段时间的生活对我来说确实艰难。 |
| 14. 我认为我们的小家庭可能入不敷出。这表明我有责任感，想要好好地抚养女儿。 |

列出我俩能想到的所有积极因素后，我问玛丽亚，她是否认为这个清单是合乎事实的。她说，这份清单绝对合乎事实，但也令她非常惊讶，因为她从来没有想过自己的想法和情绪有哪怕一点点的积极之处。她一直认为自己感到抑郁和焦虑意味着她的心理出了问题，而非体现了她内心深处具有的美好特质。

我问玛丽亚，如果这些积极的特质都会随着她的消极想法和情绪一并消失，那么她是否还想按下那个魔法按钮。玛丽亚说，她还是想让情绪变好一点，因为她几乎无法继续承受痛苦了。

她现在非常矛盾：她想让情绪变好一点，又不想放弃正向重构清单上所有那些好的特质。作为她的心理治疗师，我没有试图说服她做出改变。恰恰相反，我试图说服她，她所有的消极想法和情绪都体现了她内心真正美好之处，她不应该摒弃它们。

为了帮玛丽亚脱离这个进退两难的困境，我让她想象她有一个魔法刻度盘（Magic Dial）而非一个魔法按钮。在魔法刻度盘上，她可以把每一组消极情绪都调到一个更受控的程度，这样她就能既不抛开她列出的所有闪光之处，又能让自己的情绪好转了。

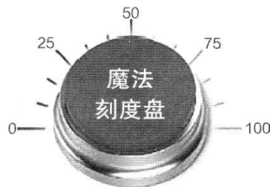

　　从包含抑郁的这组情绪开始，玛丽亚会把每一组情绪调节到哪种程度呢？到治疗结束时，她悲伤和抑郁的程度会是多少呢？她经历过那么多艰难时光，怎样的抑郁程度对她来说才合适呢？

　　玛丽亚说 15% 的抑郁就足够了，所以她把这个百分数记录在她的情绪日志的"目标程度（%）"栏里，正如你在表 1-4 看到的。她还决定把自己的焦虑程度从 80% 降到 20%，如此等等。

**表 1-4　玛丽亚治疗过程中的消极情绪**

| 消极情绪 | 最初的程度（%） | 目标程度（%） | 治疗后的程度（%） |
|---|---|---|---|
| 悲伤、忧郁、抑郁、情绪低落、不快乐 | 70 | 15 | |
| 焦虑、担忧、惊慌、紧张、害怕 | 80 | 20 | |
| 内疚、懊悔、遗憾、羞愧 | 90 | 20 | |
| 低人一等、没有价值、不胜任、有缺陷、无能 | 90 | 10 | |
| 孤独、不被爱、不受欢迎、不被接受、无依无靠、被抛弃 | 70 | 15 | |
| 尴尬、愚蠢、耻辱、难为情 | 0 | — | |
| 无望、泄气、悲观、绝望 | 60 | 10 | |
| 受挫、无力自拔、受阻、被击败 | 70 | 25 | |
| 生气、抓狂、怨恨、恼火、激愤、不高兴、暴怒 | 80 | 30 | |
| 其他 | — | — | |

　　我引导玛丽亚使用魔法刻度盘时，实际上是在和她潜意识中的阻抗"讨价还价"。如果我不这么做，那么当我试图帮助她改变她的想法和情绪时，她可能与我产生争执，也可能心生抗拒。

　　你知道这是为什么吗？她可能因为抑郁和焦虑带来的好处而抗拒做出改变。她可能觉得克服抑郁和焦虑会一并抹除母亲对孩子的爱——没有哪个心怀无限爱意的妈妈会这么做。

　　这就是为什么人们——包括正在阅读本书的你——会抗拒接受治疗。因为你的消极想法和情绪可能真的有益且正确，它们都是你作为人的核心价值的反映。

这个理论是不是很酷？

通过使用魔法刻度盘，我让玛丽亚处于掌控地位，并向她保证，我会帮助她把她的消极情绪降到她所选择的程度，不会再得寸进尺。这意味着我在为她工作，而她才是说了算的人。我不再是那个试图治疗一个"有问题"的人的"专家"。

## 顿悟（认知触发）

我和玛丽亚一起找出她的想法中的认知歪曲，以及她的消极想法和情绪中的积极因素后，她就可以着手挑战和战胜那些令她痛苦的歪曲想法了。

我发明了超过 100 种好用的方法来帮助人们挑战和战胜消极想法，其中最简单的一种方法叫作"双标法"。如果你还记得前言里的故事，你就知道这种方法是教你与一个假想的、和你有同样问题的好朋友说话。

我对玛丽亚也使用了这种方法。我问玛丽亚，她会对另一位遇到同样困难的新手妈妈说些什么。她会说"哦，你想放弃母乳喂养，真是个糟糕的母亲！"吗？

玛丽亚立即回答，她永远不会对其他妈妈说这样的话。我问她为什么不会。她说这么说很残忍，既不公平，也不合乎事实。

我问玛丽亚她会怎么说，她回答：

> "我会告诉她，很多女性都在母乳喂养时遇到了困难，这既不罕见也不可怕，而且这件事并不完全在妈妈们的掌控范围之内。我还会告诉她，'好妈妈'的定义可不仅仅在于能否母乳喂养。"

我问玛丽亚她说的是不是真心话，她说这绝对是真心话。

奇迹发生了：我问玛丽亚，她是否愿意像对另一个新手妈妈说话一样，以一种合乎事实的、富有同情心的方式对自己说话？玛丽亚豁然开朗，明白了我的意思。

玛丽亚在她的情绪日志中记下了这个积极的新想法——一个她会如此回应好朋友的想法，并评估了对这个想法的相信程度——她百分之百相信这个新想法（表 1-5）。然后我让她重新评估自己对原来消极想法的相信程度，结果最初的相信程度一下子降到了 0。

表 1-5　玛丽亚的转变

| 消极想法 | 最初的相信程度（%） | 治疗后的相信程度（%） | 认知歪曲类型 | 积极想法 | 相信程度（%） |
|---|---|---|---|---|---|
| 我是一个坏妈妈，因为我想放弃母乳喂养。 | 90 | 0 | • 全或无思维<br>• 过度概括<br>• 精神过滤<br>• 正面折扣<br>• 妄下结论（读心术）<br>• 夸大<br>• 情绪推理<br>• "应该"陈述<br>• 贴标签<br>• 自责 | 很多女性都在母乳喂养时遇到了困难，这既不罕见也不可怕，而且这件事并不完全在我的掌控范围之内。"好妈妈"的定义不仅仅在于能否母乳喂养。 | 100 |

这太让人兴奋了，所以我又用同样的方法，问玛丽亚她是否会告诉那个朋友，因为对方曾经非常渴望拥有一个孩子，所以对方在产后"应该"高兴。玛丽亚回答：

"当然不会！我会告诉她，渴望拥有一个孩子并不意味着育儿时不会有困难，她和其他人一样有权利产生消极情绪！"

到此时，玛丽亚已经能轻松挑战其他消极想法了，她对所有消极想法的相信程度都下降到了 0 或接近 0。

还记得我曾告诉过你，你只要改变了自己的想法，就能改变消极情绪吗？事实果真如此。玛丽亚在治疗结束后重新评估了自己的消极情绪（表 1-6），每一项都达到或超出了她的目标。

表 1-6　玛丽亚接受治疗后的消极情绪

| 消极情绪 | 最初的程度（%） | 目标程度（%） | 治疗后的程度（%） |
|---|---|---|---|
| 悲伤、忧郁、抑郁、情绪低落、不快乐 | 70 | 15 | 5 |
| 焦虑、担忧、惊慌、紧张、害怕 | 80 | 20 | 20 |

续表

| 消极情绪 | 最初的程度（%） | 目标程度（%） | 治疗后的程度（%） |
|---|---|---|---|
| 内疚、懊悔、遗憾、羞愧 | 90 | 20 | 10 |
| 低人一等、没有价值、不胜任、有缺陷、无能 | 90 | 10 | 0 |
| 孤独、不被爱、不受欢迎、不被接受、无依无靠、被抛弃 | 70 | 15 | 15 |
| 尴尬、愚蠢、耻辱、难为情 | 0 | — | — |
| 无望、泄气、悲观、绝望 | 60 | 10 | 10 |
| 受挫、无力自拔、受阻、被击败 | 70 | 25 | 20 |
| 生气、抓狂、怨恨、恼火、激愤、不高兴、暴怒 | 80 | 30 | 30 |
| 其他 | — | — | — |

在上表中，你会注意到玛丽亚把有关愤怒的消极情绪的目标程度定得相对较高，为 30%。玛丽亚解释说，考虑到她在医院里遭受的缺乏同情心的待遇，以及女性时不时就在社会中获得的关于她们"应该"感觉如何、"应该"做什么和"不应该"做什么的信息，保持一定的愤怒是合理的。

整个治疗过程花了不到 1 小时，非常愉快。看到玛丽亚的情绪终于提升起来，我感到非常欣慰。事实上，最后一部分治疗——用双标法挑战消极想法——只花了不到 10 分钟。因此，你的消极情绪是能够被你改变的，而且这种改变可以迅速发生！

免责声明：虽然我写出来的过程看似简单（有时确实很简单），但是你的消极想法有时需要更强大的"火力"才能被消灭。当你认为自己是一个失败者或一个毫无希望的"废柴"时，这类消极想法可能看起来就像脚下的大地那样明显和真实，你可能觉得你突然发现了一些关于自己的可怕真相。

我就有过这种感觉。

可是，不要感到无望！我发明了很多十分有效的方法来帮你将抑郁和焦虑转化为快乐。我希望你能振作起来。我很高兴能教给你所有的方法。让我帮助你改变消极情绪吧！

# 第 2 章
# 评估你当下的情绪

---

本书致力于帮助你改变消极情绪，所以先让我们看看你当下的情绪。认真评估了自己的情绪后，请把抑郁和焦虑的严重程度的总分分别填写在表 2-1 和表 2-2 最下方的空格中。在本书的末尾，我会让你再做一遍这些测评，这样你就可以比较一下自己的分数，看看读完本书后你改变了多少。

## 情绪测评 [①]

请阅读表 2-1 和表 2-2，并完成情绪测评。

**表 2-1　抑郁程度测评表**

说明：请阅读各项表述，在符合你当下感受的空格中画"√"。0 分表示"完全不"，1 分表示"轻度"，2 分表示"中度"，3 分表示"重度"，4 分表示"极重度"。

| 你的感受 | 抑郁程度 | | | | |
|---|---|---|---|---|---|
| | 0 | 1 | 2 | 3 | 4 |
| 我感觉悲伤或郁闷 | | | | | |
| 我感觉沮丧或无望 | | | | | |
| 我感觉自卑，自觉低人一等或没有价值 | | | | | |
| 我感觉做事无动力 | | | | | |
| 我感觉生活中的快乐感和满足感下降 | | | | | |
| 共计得分 | | | | | |

---

① Copyright © 1997 by David D. Burns, MD. Revised 2002, 2018.

**表 2-2　焦虑程度测评表**

说明：请阅读各项表述，在符合你当下感受的空格中画"√"。0 分表示"完全不"，1 分表示"轻度"，2 分表示"中度"，3 分表示"重度"，4 分表示"极重度"。

| 你的感受 | 焦虑程度 | | | | |
|---|---|---|---|---|---|
| | 0 | 1 | 2 | 3 | 4 |
| 我感觉焦虑 | | | | | |
| 我感觉害怕 | | | | | |
| 我感觉担忧 | | | | | |
| 我感觉紧张不安 | | | | | |
| 我感觉自己神经质 | | | | | |
| 共计得分 | | | | | |

这两个测评真的有效吗？它们会不会只是流行心理学[①]的把戏呢？

美国精神病学协会声称，只有具有资质的精神卫生专家方可给出精神障碍的诊断。从某种意义上来说确实如此，这主要是因为该协会推出的 *DSM-5* 给出的精神障碍诊断标准极其复杂和晦涩难懂，非专业人士无法据其做出准确的医学诊断。而我希望事情变得简单起来。

你内心的真实感受最重要——如果从这个角度看，你刚刚完成的这两个测评就是世界上最好的测评。统计数据分析显示，这两个测评的准确率在 95% 左右。你的得分意味着什么呢？请对照"抑郁程度与焦虑程度测评表得分说明"（表 2-3）找到答案。

**表 2-3　抑郁程度与焦虑程度测评表得分说明**

| 分数 | 严重程度 | 说明 |
|---|---|---|
| 0 | 完全不 | 棒极了！你看起来没有任何抑郁和焦虑障碍的症状。 |
| 1～2 | 轻微 | 抑郁程度和焦虑程度仍在正常范围内，但你可能需要稍微调整一下情绪。 |
| 3～5 | 轻度 | 虽然分数不是很高，但足以表明抑郁和焦虑正在取代你生活中的快乐。我们如果齐心协力，就可能将你的分数降到 0，那该多好啊！ |

---

① 流行心理学：指一些在大众中流行的心理学观念和理论。它们大多没有严密的科学依据，而基于大众的经验和想象，具有一定的误导性。——译者注

续表

| 分数 | 严重程度 | 说明 |
|---|---|---|
| 6~10 | 中度 | 你正处于一定程度的抑郁或焦虑中，虽然还没达到严重的程度，但这个分数说明你的不快乐到了需要被关注的程度。 |
| 11~15 | 严重 | 你的抑郁或焦虑相当强烈。这让我很难过。好消息是，本书提供的方法能帮你将消极情绪转化为积极情绪。 |
| 16~20 | 极度 | 分数处于这个范围内说明你的痛苦极其强烈。朋友或家人可能无法理解你有多痛苦。好消息是，抑郁和焦虑障碍的预后改善是非常乐观的。事实上，走出抑郁是一个人能体验到的最棒的感受之一。 |

　　你的消极情绪如果变来变去怎么办？这是常有的事。焦虑比抑郁更容易起起伏伏。例如，如果你是个害羞的人，那么当你需要在聚会上与人攀谈或在工作场合公开讲话时，你的焦虑程度就会急剧上升。如果你有恐惧症，比如害怕登高、害怕乘坐飞机或电梯、害怕蜘蛛或暴风雨，那么当你面对自己害怕的情境或事物时，你的焦虑程度也会飙升。

　　你可以在任何想评估自身情绪的时候做这些测评。事实上，这么做非常好，可以记录你在阅读本书过程中的进步历程。

　　现在，我们了解了你的情绪，让我们再看看你在人际关系中做得怎么样吧。请使用"愤怒程度测评表"和"人际关系满意度测评表"评估你现在的情绪。记得分别把每张表格中所有项目的分数相加，然后把总分填在对应表格最下方的空格中。

　　你对他人的感受也会随时间推移而不同，所以你可以在任何想评估自身情绪的时候做这些测评，但你要保证填表时心中所想的是同一个人。否则，你的分数会因为评估对象的不同而受到影响。

　　你的生气对象无须是你认识的其他人。例如，你既可以对自己生气，也可以对一些令人恼火的事情或一个你根本不认识的人生气。

## 人际关系测评 [1]

　　请阅读表 2-4 和表 2-5，并完成人际关系测评。

___

[1]　Copyright © 1997 by David D. Burns, MD. Revised 2002, 2018.

#### 表 2-4　愤怒程度测评表

说明：请阅读各项表述，在符合你当下感受的空格中画"√"。0 分表示"完全不"，1 分表示"轻度"，2 分表示"中度"，3 分表示"重度"，4 分表示"极重度"。

| 你的感受 | 愤怒程度 | | | | |
|---|---|---|---|---|---|
| | 0 | 1 | 2 | 3 | 4 |
| 挫败的 | | | | | |
| 恼火的 | | | | | |
| 怨恨的 | | | | | |
| 生气的 | | | | | |
| 激愤的 | | | | | |
| 共计得分 | | | | | |

#### 表 2-5　人际关系满意度测评表

说明：选择一段重要的人际关系（如你与伴侣、朋友、同事或家庭成员的关系）进行评估，在符合你当下感受的空格处画"√"。0 分表示"非常不满意"，1 分表示"比较不满意"，2 分表示"有点不满意"，3 分表示"中立"，4 分表示"有点满意"，5 分表示"比较满意"，6 分表示"非常满意"。

| 人际关系的各方面 | 满意度 | | | | | | |
|---|---|---|---|---|---|---|---|
| | 0 | 1 | 2 | 3 | 4 | 5 | 6 |
| 对坦诚沟通的满意度 | | | | | | | |
| 对解决矛盾的满意度 | | | | | | | |
| 对爱与关心的满意度 | | | | | | | |
| 对亲密程度的满意度 | | | | | | | |
| 整体满意度 | | | | | | | |
| 共计得分 | | | | | | | |

表 2-6 是愤怒程度测评表和人际关系满意度测评表得分说明。

#### 表 2-6　愤怒程度测评表和人际关系满意度测评表得分说明

| 愤怒程度测评表 | | 人际关系满意度测评表 | |
|---|---|---|---|
| 分数 | 程度 | 分数 | 程度 |
| 0 | 完全不生气 | 0 ~ 10 | 极为不满意 |
| 1 ~ 2 | 有点愤怒 | 11 ~ 15 | 非常不满意 |

续表

| 愤怒程度测评表 | | 人际关系满意度测评表 | |
|---|---|---|---|
| 分数 | 程度 | 分数 | 程度 |
| 3～5 | 有些愤怒 | 16～20 | 比较不满意 |
| 6～10 | 比较愤怒 | 21～25 | 有点不满意 |
| 11～15 | 相当愤怒 | 26～28 | 比较满意 |
| 16～20 | 极度愤怒 | 29～30 | 极为满意 |

你是否有愤怒程度得分很高而人际关系满意度得分很低的情况？如果是，那就和我一起加入"坏脾气俱乐部"吧。人们有时真的很容易对别人发火。我就是这样的！你如果想要拥有更友爱的、你更满意的人际关系，可以参考我在本书中跟你分享的一些非常棒的方法。然而，没有任何一条规定要求你必须努力与每个人和睦相处。

我们已经了解了你的情绪和你的人际关系。那么关于你的习惯与成瘾行为呢？你有酗酒或暴饮暴食等问题吗？你是否沉迷于网络购物、玩电子游戏、刷手机？你有拖延症吗？

你如果有这些情况，请继续测评成瘾程度。你会意识到这个测评调查的是你在过去一周里对事物的渴望和冲动。虽然测评表中只提到了饮酒，但是你在进行测评时考虑的对象也可以是食物、电子游戏等任何使你成瘾的东西。

这个测评的可信度非常高，大约为 97%。然而，人的渴望和冲动会随时间的推移发生巨大的变化。例如，某天早上你在宿醉中醒来时，下决心今后要少喝酒或开始戒酒。可在几小时后，你下班回到家中，对酒精的渴望可能又排山倒海般袭来。你如果有兴趣，可以多次做这个成瘾程度测评，记录自己一天内或多天内的欲望波动。

## 成瘾程度测评 ①

请阅读表 2-7，并完成成瘾程度测评。

———————

① Copyright © 1997 by David D. Burns, MD. Revised 2002, 2018.

**表 2-7　成瘾程度测评表**

说明：请阅读各项表述，在符合你过去一周（包括今天）感受的空格中画"√"。0 分表示"完全不符合"，1 分表示"有点符合"，2 分表示"比较符合"，3 分表示"非常符合"，4 分表示"完全符合"。

| 你过去一周的感受 | 成瘾程度 | | | | |
|---|---|---|---|---|---|
| | 0 | 1 | 2 | 3 | 4 |
| 有时我心里会产生对酒精的渴望 | | | | | |
| 有时我有饮酒的冲动 | | | | | |
| 有时我真的非常想饮酒 | | | | | |
| 有时我很难克制饮酒的强烈冲动 | | | | | |
| 有时我要与酒精的诱惑作斗争 | | | | | |
| 共计得分 | | | | | |

　　这个测评的得分代表什么呢？很显然，分数越高，你的成瘾程度就越强烈，你就越可能向诱惑屈服。这就是本测评的意义，并不复杂。

　　你的得分如果是 15 分及以上，就说明你对该事物的渴望非常强烈，我几乎可以肯定你终将屈服于诱惑。你如果正在接受心理治疗，或者正在参加"12 步戒疗"[①]，那么你可以将这个测评结果告诉你的心理治疗师。这个分数能让他更了解你在每次治疗后的状况。

　　我还想让你做以下两个测评。到目前为止，我们一直在谈论消极的一面——焦虑或抑郁的情绪、糟糕的人际关系和习惯。那积极的一面呢？让我们看看你现在有多快乐吧。

## 幸福程度测评 [②]

　　请阅读表 2-8，并完成幸福程度测评。

---

① "12 步戒疗"：一种采取团体分享、成员互助的方式，通过 12 个固定步骤，帮助参加者戒除各种类型的成瘾的疗法。这种治疗成瘾的方式在欧美颇为流行。——译者注

② Copyright © 1997 by David D. Burns, MD. Revised 2002, 2018.

### 表 2-8　幸福程度测评表

说明：请阅读各项表述，在符合你当下感受的空格中画"√"。0 分表示"完全不"，1 分表示"轻度"，2 分表示"中度"，3 分表示"重度"，4 分表示"极重度"。

| 你的感受 | 幸福程度 | | | | |
|---|---|---|---|---|---|
| | 0 | 1 | 2 | 3 | 4 |
| 感觉快乐和幸福 | | | | | |
| 感觉充满希望，乐观 | | | | | |
| 自我价值感高，自尊心强 | | | | | |
| 做事有动力、富有成效 | | | | | |
| 对生活感到满意 | | | | | |
| 共计得分 | | | | | |

这个测评所包含的内容与你在本章开头做的"抑郁程度测评表"正好相反，其结果能体现你现在有多幸福。然而，摆脱抑郁并不一定意味着你就会感到非常快乐或满足。除此之外，本书的目标也不仅仅是帮你摆脱消极情绪。本书还能帮你增强自尊心，找到生活中的喜悦。

在这一点上，我同意某位名人所说的，幸福是人生的目标。我不确定幸福是不是人生唯一的目标，但它肯定是一个重要的目标。同时我们也得承认，没有人能每分每秒都处于纯粹的快乐中，我甚至不认为那样的状态值得追求。有时候，另一些情绪，比如悲伤、恐惧，甚至愤怒，都是合理的情绪，因为我们知道，每个人的人生之路都有坎坷。

读到本书末尾时，我们会再评估一下你的幸福程度。这样你就能知道阅读本书让你的幸福感提升了多少。你也可以随时对自己进行评估，记录情绪随时间推移发生的波动。

如何理解本测评的得分呢？请看表 2-9 的"幸福程度测评表得分说明"。显而易见，分数越高，你越幸福。

### 表 2-9　幸福程度测评表得分说明

| 分数 | 程度 | 说明 |
|---|---|---|
| 0～1 | 不幸福 | 你此刻看起来完全没有积极情绪。这真令人难过，但好消息是，如果你愿意，我们可以共同努力解决这个问题。 |

续表

| 分数 | 程度 | 说明 |
|------|------|------|
| 2～3 | 有点幸福 | 幸福这个分数表明你的积极情绪极少，有很大的改善空间。 |
| 4～5 | 有一些幸福 | 你有一些积极情绪，并且改善的希望非常大。我们如果一起努力，一定能让情况好转很多。 |
| 6～10 | 比较幸福 | 你的情绪看起来比较积极，这很好！我很想看到你的分数再提高一些。 |
| 11～15 | 很幸福 | 你看起来非常积极，但还有改善空间，你可以变得更幸福。 |
| 16～19 | 非常幸福 | 分数位于这个区间是非常棒的事情。在测评的五个项目里，你至少有一项的感受是非常积极的。加油！你还有小小的改善空间，还能更快乐！ |
| 20 | 无与伦比的幸福 | 太棒了！ |

我希望无论是我的患者还是作为读者的你，分数都能尽可能地提高，最终提高到 20 分。你想变得更幸福吗？如果我答应带你摆脱消极情绪，建立更和谐友爱的人际关系，你愿意付出什么样的代价？

正如我在前言中提到的，有大约 65% 的抑郁者在阅读了我的书 ① 后，在没有接受其他任何治疗的情况下，情绪在 4 周内获得了显著改善。并不是读书这个行为本身改善了他们的情绪，而是书中具体的知识、方法和练习产生了抗抑郁的效果。

在面对面心理治疗中也存在同样的情况：在两次治疗之间坚持"做作业"的患者的病情得到了显著改善，而几乎所有拒绝"做作业"的患者的病情都没有得到改善，有些人甚至干脆放弃了进行面对面心理治疗。

你如果想改变你的想法和情绪，想感到更幸福，就必须在阅读本书的同时完成书中的练习。你愿意完成那些练习吗？让我们来看看你内心真实的答案！请完成以下意愿测评。

---

① 此指《伯恩斯新情绪疗法》（*Feeling Good*）。——编者注

## 意愿测评

请阅读表 2-10 中的各项表述，并完成意愿测评。

### 表 2-10　意愿测评表

说明：请阅读各项表述，在符合你认同程度的空格中画"√"。0 分表示"不认同"，1 分表示"有点认同"，2 分表示"比较认同"，3 分表示"非常认同"，4 分表示"完全认同"。

| 你的意愿 | 认同程度 | | | | |
|---|---|---|---|---|---|
| | 0 | 1 | 2 | 3 | 4 |
| 我愿意在阅读本书的同时进行这些书面练习 | | | | | |
| 我即使心情不佳，也愿意进行这些练习 | | | | | |
| 我即使觉得没有希望或没有动力，也愿意进行这些练习 | | | | | |
| 我即使觉得难以承受或筋疲力尽，也愿意进行这些练习 | | | | | |
| 即使起步很难，我也愿意进行这些练习 | | | | | |
| 共计得分 | | | | | |

意愿测评并非流行心理学的噱头。许多公开发表的研究显示，这个测评的得分与抑郁障碍患者康复的速度存在强烈的因果关系。你可能已经猜到了，得分高的人康复得快，得分低的人即使能够康复，其康复过程也要漫长得多 [1]。表 2-11 的"意愿测评表得分说明"可以帮助你了解你的分数代表了什么。

---

[1] Burns, D. D., & Nolen-Hoeksema, S. (1991). Coping styles, homework compliance and the effectiveness of cognitive-behavioral therapy. *Journal of Consulting and Clinical Psychology*, *59*(2), 305–311.

Burns, D. D., & Spangler, D. (2000). Does psychotherapy homework lead to changes in depression in cognitive behavioral therapy? Or does clinical improvement lead to homework compliance? *Journal of Consulting and Clinical Psychology*, *68*(1), 46–59.

Burns, D., Westra, H., Trockel, M., & Fisher, A. (2012). Motivation and changes in depression. *Cognitive Therapy and Research*, *37*(2), 368–379.

Burns, D. D. When helping doesn't help. *Psychotherapy Networker*, *41*(2),18–27, 60.

Reid, A. M., Garner, L. E., van Kirk, N., Gironda, C., Krompinger, J. W., Brennan, B. P., … Elias, J. A. (2017). How willing are you? Willingness as a predictor of change during treatment of adults with obsessive-compulsive disorder. *Depression and Anxiety*, *34*(11), 1057–1064.

表 2-11　意愿测评表得分说明

| 分数 | 意愿等级 | 说明 |
|---|---|---|
| 0 | 不愿意 | 此时此刻，你看起来并不愿意在阅读本书的同时完成书中的练习。对此我完全理解，也很感激你拿起了本书！阅读本身就是改变的第一步，它非常重要。可如果只是阅读，你就无法从书中那些强大的方法中收获最大的益处。 |
| 1~5 | 有一点愿意 | 你看上去并不是很想完成书中的练习，对此我完全能理解。我希望你试着做几个练习。如果你感觉不错，你就可能水到渠成地完成更多练习。 |
| 6~10 | 比较愿意 | 你有完成练习的意愿，但可能还有点犹豫不决。我很欣赏你对进行练习这件事持开放态度。 |
| 11~15 | 非常愿意 | 你相当愿意在阅读本书的同时完成书中的练习。这将提高你理解和使用书中那些强大方法的能力。 |
| 16~19 | 极为愿意 | 获得这个范围内的分数是相当棒的！你愿意付出额外的努力来学习改变你的想法和情绪。 |
| 20 | 完全愿意 | 太棒了！ |

在从抑郁或焦虑、人际关系问题、习惯与成瘾行为中解脱的过程中，一个人的意愿会起到超乎想象的重要作用。因此，我希望我能说服你在阅读本书时做练习。做与不做练习，可能关乎你最终是"了解了一些知识"，还是"与消极情绪迅速说再见"。

在做练习时，能否给出"正确的"答案并非特别重要，只要你付出了努力，你的世界就会变得完全不同。这也是我和吉尔·莱维特（Jill Levitt）博士在心理治疗培训工作坊（这个工作坊每周例行举办一次，是为我所在地区的心理治疗师免费举办的）上宣扬的观点。在工作坊中，我们传递了"快乐地失败"（Joyful Failure）的理念。我们之所以提出这样的理念，是因为我们要求心理治疗师们试着进行一些极具挑战性的练习，这些练习针对他们的盲区，旨在提高他们的治疗水平。其中一部分练习难度很大，大多数心理治疗师在一开始尝试时都失败了。有时他们必须失败数次才能掌握前沿方法。

我希望你也能接受这个理念，在阅读本书和做练习的时候允许自己"快乐地失败"，这样你的进步反而会更快。这和学弹钢琴是一样的：你第一次按下琴键时，琴声不会动听；但你如果坚持下去，随着时间的推移，你的琴技一定会进步。同样地,如果你多做本书中的练习,那么在你未来的生活里,你的消极情绪一定会减轻。因此,如果你愿意,请你秉持着"失败也快乐"的勇气,尝试做一下本书中的练习。

　　关于练习的最后一点说明:你如果在开车的时候听本书的音频,千万不要一边开车一边做练习。请专心驾驶,安全到家后再做练习!

　　以上就是 TEAM 认知行为疗法中关于 T(测评)的内容。现在,我们已经了解了你的情绪,让我们看看能做些什么来改变它!

# 第 3 章
# 为什么会陷入困境及如何摆脱？

每个人都有情绪低谷，在大多数情况下，人们很快就能摆脱坏心情。然而有时候，消极情绪会相当强烈，坏习惯会相当持久。

比如我刚收到了一封来自印度的电子邮件，发件人告诉我，他已经抑郁和绝望了 32 年。最近，他开始收听我每周一次的播客——《感觉良好》[①]（*Feeling Good*），情绪已经有所好转。我很开心听到他情绪好转的消息，但也为他承受了这么久的痛苦折磨才发现解脱之道而难过。

有些人的情况更糟。不久前有一个人告诉我，他一生中没有一分钟是快乐的。他说，从孩提时起，他每时每刻都在自我厌恶、无价值感和愤怒情绪中挣扎。

从弗洛伊德开始，许多心理学专业人士都试图解释为什么有些人在克服抑郁和焦虑方面极度困难，哪怕心理治疗师已经竭尽所能地帮助他们了。弗洛伊德称这个现象为"阻抗"，他认为他的许多患者在下意识地抗拒他对他们的帮助。如果你不喜欢"阻抗"这个词，你也可以叫它"僵局"（Stuckness）。

无论被称为"阻抗"还是"僵局"，其反映的问题都是相同的：为什么人们有时会困于消极情绪、人际关系冲突和坏习惯而无力自拔？人们能不能不必在心理治疗师的躺椅上花费多年的自由联想，而是迅速摆脱困境？

我在当心理治疗师时，见过许多抗拒康复的人。我刚开始执业时，治疗过一位名叫梅琳达的药剂师，她患有重度抑郁障碍，对生活、朋友，以及与她约会的男人抱怨多多，她说那些男人都是"废物"，对我发明的治疗抑郁障

---

[①] 《感觉良好》播客是免费的，你可以在网络上搜索并收听。——作者注

碍或改善人际关系的方法都不感兴趣，也从不做我布置的心理治疗作业。

那时，她对抱怨似乎比对康复更感兴趣。这让我感到非常挫败和困惑，因为我喜欢梅琳达这个人，她是一个很好的人，很乐于为他人付出。而且我坚信，她只要试一试，就知道我发明的方法能帮助她。她的抗拒让人看着难受。

一天，我对梅琳达强调说，如果她想改变自己的人生，至关重要的一点就是在两次治疗之间完成我布置的作业。梅琳达勃然大怒，告诉我，如果我再让她做任何"该死的"心理治疗作业，她就自杀。她一字一句地说，她清楚自己要怎么做——她会横尸在她工作的药房里，胸前摆着我的书，书上贴着一张便利贴，上面写着："这就是我的心理医生！"

她的话吓坏了我，我退缩了。我告诉自己，我把她逼得太紧了，如果我只是倾听，提供更多的温暖和支持，梅琳达的思维方式终究会改变。可 2 年后，梅琳达还是和初次见我时一样抑郁和痛苦。我很难过，知道自己没能帮到她。我哪里做得不对呢？我没有认清的问题是什么呢？

多年来，我接诊过无数患者，他们积极完成心理治疗作业，迅速康复，这令我无比欣慰。可我也接诊过不少像梅琳达这样的患者。他们为什么陷入困境不能自拔？是他们"想要"感到抑郁、焦虑和愤怒吗？

我想，如果我找到了这些问题的答案，可能就找到了更快、更有效地帮助他们的办法。如果这些问题有答案，那答案是什么呢？

## 梦的启示："结果阻抗"和"过程阻抗"

某天夜里，我从一个极逼真的梦中醒来。在梦中，我看到了一个表格，上面列出了心理治疗受阻的两个主要原因——"结果阻抗"（Outcome Resistance）和"过程阻抗"（Process Resistance），每个原因都对应着以下四个问题。

- 抑郁
- 焦虑

- 人际关系问题

- 习惯与成瘾行为

"阻抗表"（表 3-1）清楚地表明了结果阻抗和过程阻抗是完全不同的。那么，它们分别是什么意思呢？

结果阻抗指你对康复有着复杂甚至消极的态度。比如说，你感到抑郁，但你与所有试图帮助你好转的人（包括心理治疗师）抗争。换句话说，你似乎并不想让自己更好受，只想一直沉溺在抑郁情绪中。

过程阻抗则与结果阻抗完全不同。过程阻抗指的是你想要康复，并且必须做一些事情才能康复，而你并不想做这些事情。比如，你感到抑郁，但你不想在两次治疗之间完成心理治疗作业。再比如，你感到焦虑，但你并不想直面使你感到焦虑和恐惧的事情，因为它们看上去非常可怕。

表 3-1　阻抗表

| 待解决的问题 | 康复后的状况 | 结果阻抗：你为什么拒绝康复？ | 过程阻抗：康复需要付出什么代价？ |
| --- | --- | --- | --- |
| 抑郁 | 感到快乐和自尊心强。 | 你不得不接受一些关于自己或这个世界的、你本不想接受的东西。 | 你必须做心理治疗作业，但作业内容令你不愉快。 |
| 焦虑 | 焦虑和恐惧完全消失。 | 虽然焦虑令你痛苦，但是你可能下意识地认为焦虑能保护你，能避免发生更糟糕的事情。 | 你将不得不直面最令你焦虑和恐惧的事情，那可能相当可怕。 |
| 人际关系问题 | 与从前相处不好的人改善关系。 | 你想要把责任推到对方身上，坚信问题完全是对方造成的。 | 如果想要改善关系，你就不能再责怪对方，而要审视自己在问题中扮演的角色，这可能令你相当痛苦。 |
| 习惯与成瘾行为 | 停止暴饮暴食、酗酒等行为，改掉拖延的习惯。 | 你的习惯与成瘾行为可能是你获得满足感的最主要的"源泉"。当你屈服于大吃大喝、兴奋或拖延时，你会获得即时的满足感。 | 为了康复，你得放弃最主要的"快乐源泉"，这会使你产生被约束和被剥夺的感觉，这实在太糟糕了。 |

"阻抗表"中的信息令我深受启发、兴奋不已，因为它准确地描述了人为什么会"困于"抑郁、焦虑、人际关系问题、习惯与成瘾行为。

当然，这个梦并非凭空而来。我对"阻抗"的思考已经进行一段时间了，但一直没有任何进展。我的大脑经常这么工作：我被一个问题卡住时，就停止思考，转而去睡觉，而答案往往会在夜深人静时浮现在我的脑海里——出现这种情况相当令人兴奋。

## 困于抑郁僵局

人们为什么会深陷于抑郁无法自拔？人们为什么会抗拒改变？就像"阻抗表"告诉我们的那样，因为摆脱抑郁需要你不得不接受一些关于自己或世界的、你本不想接受的东西。2500 年前，一位智者曾说过："人们之所以痛苦，是因为人们告诉自己需要某些东西才能感到快乐和满足。"比如，你可能认为自己需要某种外部的认可，比如财富、事业成功、爱情、人气或名声，才能感到快乐。再比如，你可能认为，只有达到完美或获得一定高度的声望，快乐才能随之而来。

这位智者还说："没有这些东西，人们一样能感到非常快乐和满足。"然而，你拒绝接受这种观点，因为你不想接受自己的缺点或身处的现实，所以你终究还是会感到抑郁、羞愧或自卑。

告诉自己需要某些东西才能感到快乐和满足，这多像催眠——你被灌输了一个实际上并不正确的观点。不过，我要声明的是，在人生中想要拥有某些东西，比如孩子、爱人、朋友、金钱或事业成功，并没有错。然而，当你把"想要"升格成"必须拥有"时，你就把自己置于容易感到抑郁的境地了。

许多人，也许是所有人，对"认为自己是怎样的人"或"认为自己应该成为怎样的人"有深深的执念。而这些执念可能是人们获得快乐的拦路虎。

举个例子。一个名叫碧玉（Biyu，音译）的美国哈佛大学大一新生因为感到十分抑郁，所以前往学生健康中心求助。碧玉一直是一名优等生，原本坚信自己在哈佛大学里也能拿到全 A 的成绩，然后在美国麻省理工学院取得电子工程学博士学位。可在哈佛大学，碧玉尽管竭尽全力地学习，也只能拿到 B 和 C 等级的分数。她在交友方面也遇到了困难，感觉非常孤独。

**魔法按钮**

现在，假设你是接待碧玉的心理治疗师，你和碧玉面前有个魔法按钮。你告诉碧玉，如果她按下按钮，她的抑郁就

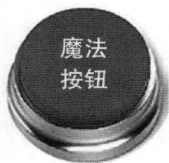

会不费吹灰之力地立刻被消除，她将开开心心、不卑不亢地走出心理辅导室。碧玉会按下魔法按钮吗？在继续阅读之前，请在表 3-2 中勾选出你的猜想。

表 3-2　碧玉会按下魔法按钮吗？

| 猜想 | 请在你的猜想后画 "√" |
|------|------------------------|
| 我认为她会按下魔法按钮。 | |
| 我认为她不会按下魔法按钮。 | |
| 我不确定。 | |

现在，请你就自己的猜想写下理由。写完后，请继续阅读，看看我的答案。

_____

_____

_____

_____

_____

## 我的答案

一开始，碧玉可能说她想要按下魔法按钮（几乎每个人在这时都会这么说！），但她一旦明白这么做意味着什么，就可能不按下它。原因如下：按下魔法按钮后，碧玉虽然会感到快乐，但她生活中的事实不会改变——本质上，她仍然是一个成绩平平的学生。被改变的只有她的情绪——她会感到快乐，而非十分抑郁和缺乏信心。

然而，不按下魔法按钮意味着她要放弃 "我必须拿到全 A" 的想法。要立刻康复，她就必须接受并爱上自己本来的样子，即使那不是她认为自己 "应该" 有的样子。碧玉不想接受自己的成绩仅仅处于一般水平，因为接受这个现实就像放弃和背叛自己的核心价值。如果不解决这个与 "自我接纳" 有关的问题，碧玉就可能抗拒你对她的帮助。

需要澄清的是，我并非让碧玉不努力，不再追求学业进步。我只是让她不再苛责自己，不再痛苦——这就是自我接纳。你如果觉得自己没有成为"应该"成为的那个人，就很难接纳自己。

在传统心理学中，心理治疗师认为患者的阻抗出自患者的"错误"心理。例如，一些心理治疗师认为，患者深陷于抑郁情绪是因为他们喜欢抱怨（比如梅琳达），或者是因为他们想要获得关注——获得"继发获益"[①]（Secondary Gain）。还有一些心理治疗师认为，阻抗型患者害怕做出改变，或者只想沉湎于自怨自艾。

这些观点的问题在于，它们很负面，令患者不自信，丑化了患者，把他们描绘为哭闹的孩童。更重要的是，它们起不到什么作用。

碧玉并没有试图吸引人们的注意，她从不抱怨，也不想自怨自艾。她并不害怕改变。碧玉的抑郁反映出她身上有一些美好的、了不起的特质。

对那些诧异于"抑郁、焦虑、绝望、无价值感、孤独感可能是美好特质的反映"这个观点的人来说，正向重构是一个令人震惊的概念。

你能从碧玉的抑郁和焦虑中看到一些积极的或了不起的，可能解释她为什么深陷于抑郁而不能自拔的特质吗？在阅读我的答案之前，请花点时间写下你的想法。

_____

_____

_____

_____

_____

## 我的答案

碧玉的抑郁源于她有许多美好的特质。首先，她用很高的标准要求自己，不愿满足于平庸的表现。这些高标准曾激励过她并且真的奏效了——她可曾

---

[①] 继发获益：又译作"次级获益""二级获益"，指患者因为生病而获得种种好处，如他人关注、经济赔偿、免除责任义务等，从而在心理上不愿康复，机体上也表现出疾病久治不愈的现象。——译者注

是最优秀的高中毕业生之一。

其次，她的抑郁体现出她有让父母开心的强烈渴望，对家庭非常忠诚，所以她把刻苦努力和取得成就放在人生目标的首位。

再次，感到抑郁说明碧玉正直而诚实。她能承认自己表现得不够好，有些方面出了问题。仔细想想，这些都是非常了不起的特质。

最后，碧玉的抑郁反映出她深深的失落感——她打破了能成功完成任何挑战、在任何地方都能出类拔萃的自我形象。

这引出了 TEAM 认知行为疗法的一个核心观点：人们有时困于抑郁、抵制改变可能不是因为人们哪里是"错的"，而是因为人们是"对的"。心理治疗师能否利用这个观点减轻患者在治疗过程中的阻抗，大大提高患者的康复速度呢？这个观点如果成立，就可能为治疗抑郁障碍带来重大突破。

假设碧玉已经下定决心克服自己的抑郁、自卑、羞耻和绝望，那有什么事是她不想做但不得不做的？

正如你在"阻抗表"中看到的，答案是做心理治疗作业。你如果刚接触认知行为疗法，可能还不知道什么是心理治疗作业。它就是你在两次心理治疗的间隔时间里，自己在家做的练习，用来帮助你掌握刚学会的方法。比如，你可能被要求在情绪日志中记录你的消极想法，并找出其中存在哪些认知歪曲。再比如，你可能被要求面对令你恐惧的事情。

你可以这样理解布置作业的原因：假设你想提高自己的网球技术，找了一位网球教练上课，那么除了每周跟着教练训练一次之外，你还需要在课后反复练习，不练习的话，你的球技肯定不会提高。

心理治疗也是如此。我的科学研究和临床实践都证明了，完成作业是康复的关键。至少在我所在的医院里，坚持完成作业的患者的病情几乎都取得了明显的改善，而拒绝或"忘记"做作业的患者的病情几乎都没有得到改善。事实上，后者中的许多人情况变得更糟了，最终放弃了治疗。

为什么有些人拒绝做心理治疗作业呢？原因有很多，根本原因在于它需要"着手去做"。有些人，比如梅琳达，可能只想在心理治疗师这里发泄情绪和获得支持，这是完全可以理解的。获得他人的支持很重要，但你如果想康复，就需要卷起袖管，亲身实践！

也许你已经发现了，我已经给你布置过一些书面作业了——完成第 2 章的情绪测评和回答本章中关于碧玉的问题。你完成这些作业了吗？还是直接跳过了，只顾着继续往下读呢？

我不想让你感觉太糟，所以即使你跳过了作业，我也不会责备你。事实上，仅仅因为你正在阅读本书，我也要给你点"学分"。不过，如果你在阅读的同时还完成了书面练习，你就会在阅读过程中有更多的收获，甚至感到更快乐、自尊心更强。

如果你一直在与抑郁、自我怀疑或自卑感作斗争，那么你愿意在阅读的同时做一些书面练习以换取改变吗？康复——变得快乐、自尊心更强、与他人更加亲密——对你来说有多大价值？

## 困于焦虑僵局

我们已经讨论了抑郁，下面我们来谈谈焦虑。为什么人们会困于焦虑不能自拔？为什么人们抗拒改变？

焦虑者的阻抗与抑郁者的阻抗完全不同。对焦虑者来说，阻抗总是源于一种叫作"魔幻思维"的思维方式。这种思维方式指尽管焦虑令你痛苦，但是你可能下意识地认为它可以避免更糟糕的事情发生在你或你所爱的人身上。你可能是这么想的：感到焦虑是你为了保证安全、为了督促自己或为了让自己表现得更好而付出的代价。

焦虑障碍有许多常见类型，例如：

- 持续性担忧（Chronic Worrying）；
- 害羞（Shyness）；
- 公众演讲焦虑（Public Speaking Anxiety）；
- 操作表现焦虑（Performance Anxiety）；
- 惊恐发作（Panic Attacks）；
- 特定恐惧症（Specific Phobias，例如恐高，害怕暴风雨，害怕乘飞机，害怕蛇、蜘蛛，甚至害怕所有动物）；

- 场所恐惧症（Agoraphobia），或害怕独自离家；
- 强迫症（Obsessive-Compulsive Disorder, OCD）；
- 创伤后应激障碍（Post-Traumatic Stress Disorder, PTSD）；
- 疑病障碍（Hypochondriasis）。

治疗成功后会怎样呢？你的焦虑会突然消失，你会感到平静、自信，不再被害怕、担忧或恐慌折磨。这听起来很好，但这是你真正想要的结果吗？

**我的最有影响力的心理学发现之一就是，人的消极情绪总是反映着人身上一些美好乃至伟大的特质，而且这些消极情绪几乎总在重要的方面帮助你。**

举个例子。一位妇女名叫弗兰，她每天从早到晚忧心忡忡。她担心她的孩子，担心她的丈夫，还担心她的事业。具体来说，她一直担心她的孩子们死于酒驾，而罔顾他们都是非常有责任感的成年人这一事实。她还担心她丈夫的身体健康，尽管他的身体状况非常好，他最近还跑完了人生中第一个半程马拉松。最后，作为一名房地产经纪人，她也为自己的工作感到焦虑，总是担心自己可能得罪客户或失业，尽管她的销售业绩非常亮眼，客户们的反馈也总是很好。

现在，请你想象弗兰有一个魔法按钮，如果弗兰按下它，她就会瞬间被治愈。她的担忧会立马烟消云散，她会在结束今天的心理治疗时感到快乐、平静，并对未来感到乐观。她会按下这个魔法按钮吗？

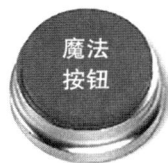

在继续阅读之前，请在表 3-3 中勾选出你对她的预测。

表 3-3　弗兰会按下魔法按钮吗？

| 猜想 | 请在你的猜想后画 "√" |
|---|---|
| 我认为她会按下魔法按钮。 | |
| 我认为她不会按下魔法按钮。 | |
| 我不确定。 | |

　　请就弗兰是否会按下魔法按钮的原因，在下面的横线上写下你的想法。写完后，请继续阅读，看看我的答案。

_____

_____

_____

_____

_____

### 我的答案

　　以下是我的想法。弗兰一开始可能说她想按下魔法按钮，但经过一番思考，她很可能改变主意，因为在她的潜意识里，她认为自己的焦虑会保护孩子和丈夫。她也相信，焦虑是自己为了工作表现出色所必须付出的代价。

　　弗兰的焦虑好像真的管用！她的孩子和丈夫都平平安安、各方面都很好，她的工作也业绩斐然。

　　弗兰的焦虑和碧玉的抑郁有共同之处：在这两个案例中，她们的症状，以及她们对改变的阻拒，都源于她们身上那些积极的、了不起的、美好的特质。这是不是很神奇？弗兰的焦虑显然也源于她对家庭的爱，以及她对在工作中做到最好的渴望。

　　她之所以抗拒心理治疗，拒绝接受朋友对她说"不要再焦虑"的劝告，是因为她想遵从自己的核心价值——保护家庭，而非因为她固执己见或有"继发获益"。

　　焦虑者都有"魔幻思维"。我在表 3-4 列出了几种常见的焦虑类型，看看你能否理解为什么焦虑者可能不想按下魔法按钮。小提示：所有类型的焦虑者都认为焦虑能保护自己远离危险。

　　完成下表后，你可以翻到本章末尾看看答案（表 3-6）。

表 3-4　魔幻思维小测验

| 焦虑类型 | 魔幻思维：这种焦虑是如何帮助你或保护你的？ |
|---|---|
| **操作表现焦虑**：你总是担心自己在考试、工作面试或公开表演时出丑。 | |
| **特定恐惧症**：你害怕猫、狗、蜘蛛、蛇、高处、封闭空间（如电梯）、暴风雨或开车、坐飞机。 | |
| **强迫症**：你一遍又一遍地洗手，强迫性地数东西，反复检查门锁或炉灶，或者以特定的方式摆放物品。 | |
| **创伤后应激障碍**：一些事物会激起你对创伤性事件的痛苦回忆，使你陷入可怕的闪回。 | |
| **害羞**：你对周围的人感到极度焦虑，害怕邀请别人约会，或者害怕当众说话。 | |
| **疑病症**：你有一点点头疼脑热就去看医生，但医生从来没有发现你有什么严重的健康问题。 | |

假设你有魔幻思维，但依然想克服焦虑，那你必须做（但你可能并不想做）什么事才能克服你的恐惧呢？在继续阅读之前，请在这里详细写下你的想法。

_____

_____

_____

_____

你还能回忆起前文的"阻抗表"吗？那里面说，克服任何类型的焦虑都需要你面对自己最害怕的事物，你必须将自己暴露在令你恐惧的情境中。这个过程非常可怕，几乎所有人都会竭力逃避。这种逃避冲动几乎总在瞬间产生，并且极其强烈，因为大脑就是这么运转的。人们天生就会逃避所有自己觉得极度危险的事物，从而保护自己免受伤害。

我有很多种治疗焦虑障碍的方法，你如果来向我求助，就会发现大多数方法对你来说很有趣。然而，这些方法都包含"暴露"。"暴露"并不有趣，但我用我的临床经验和个人经历担保，治疗焦虑障碍绕不开这一步。我这辈子曾不得不克服过 17 种不同的令我恐惧的事物，从童年起，我就在与恐惧作斗争，所以，我对你的恐惧感同身受。

例如，高中时，我想成为校园舞台剧《蓬岛仙舞》(*Brigadoon*) 的工作人员，但这需要我克服恐高症，因为这份工作需要我爬上梯子，在靠近天花板的地方调整灯光和帷幕。我的戏剧老师克里沙克先生帮助我克服了这种恐惧症，他使用的正是暴露技术。他把我带到剧场，在舞台中央放了一个高高的梯子，梯子附近没有任何扶手。他告诉我，我要做的就是站在梯子顶上，直到恐惧感消失。他向我保证，他会一直站在梯子旁等我。

我一步一步爬上梯子，恐惧感越来越强烈。到达梯子顶端时，我吓坏了。我的眼睛离地面差不多有 5.5 米，因为梯子至少有 3.6 米高，我当时的身高超过了 1.8 米。我告诉克里沙克先生我非常恐慌，问他我该怎么办，我应当说点什么，做点什么，或者想点什么来克服我的焦虑。他摇摇头，告诉我站在那里就行，直到我不再害怕。

我继续胆战心惊地站在梯子顶上，又过了十多分钟。我告诉克里沙克先生我还是很恐慌，他劝我，说我已经做得很好了，只需要再坚持几分钟，直到焦虑消失。几分钟后，我的焦虑突然无影无踪。我简直不敢相信！

我告诉克里沙克先生："嘿，克里沙克先生，我好了！"

他说："太好了，从梯子上下来吧，你可以成为《蓬岛仙舞》的工作人员了！"

我在这个岗位上干得无比开心。我非常喜欢爬上梯子去调整天花板附近的灯和帷幕，甚至不记得自己为什么或曾经有多么恐高。

我称这个结果为"200% 痊愈"。"100% 痊愈"指你的焦虑完全消失了。"200% 痊愈"则指你发现自己爱上了那些曾经令自己恐惧的事物。

我希望我的例子能说明"暴露"在克服焦虑的过程中至关重要。它是必需的一步。你如果勇敢地直面恐惧，那么成功摆脱焦虑的可能性就极高；但你如果拒绝直面恐惧，那么康复的可能性就几乎为 0。虽然你肯定不愿意直面恐惧和忍受焦虑，但这是你战胜恐惧所必须付出的代价。

尽管暴露技术非常有效，但只有 25%～30% 的心理治疗师在治疗焦虑障碍时使用这种方法。这个比例实在令人吃惊，因为暴露技术是世界上最有效的心理疗法之一。

为什么心理治疗师和他们的患者都不愿意使用暴露技术呢？我认为原因在于一种被我称为"反向催眠"的现象。你可能知道一些心理治疗师将催眠作为治疗手段，但你可能不知道患者也会对心理治疗师"进行催眠"。也就是说，焦虑障碍患者可能使自己的心理治疗师认为，患者非常脆弱，绝对不能使用暴露技术，如果强迫他们面对自己的恐惧，就会发生可怕的事情。许多心理治疗师都相信这个可能，所以不敢使用暴露技术。而这个错误将导致治疗失败。

当患者坚称他们无法或不应该面对自己的恐惧时，他们的态度可能非常强硬，理由则五花八门。举个例子，来自阿根廷的小伙子佩德罗给我发过一封电子邮件，就他遇到的问题向我求助。他说，自孩提时，他就一直在与抑郁障碍和强迫症作斗争。在他 14 岁时，有人送给他一本我写的书，他读完后醍醐灌顶，立刻康复了。

他心怀感激，决心长大后攻读博士学位，向全阿根廷的人传授认知行为疗法。他坚持不懈地执行自己的计划，现在已经是一名教育学博士研究生了。

然而，当他读完阿尔伯特·艾利斯博士的一本书后，他的症状突然复发了。艾利斯博士是一位备受争议的心理学家，也是认知疗法的先驱之一。在那本书中，艾利斯博士声称，大多数所谓"伟大"的精神导师都是骗子，并不具备任何特别的知识。艾利斯博士是无神论者，常在他的著作和工作坊中语出惊人。

艾利斯博士的话把可怜的佩德罗弄蒙了，因为佩德罗是有精神信仰的。他一下子焦虑起来，不由自主地在脑海中想象违背信仰的事情。他极度恐慌，担心自己正在失去理智，变成一个亵渎信仰的人。可他越是拼命抑制这些幻想，幻想就越强烈。

焦虑就是这样。你越试图控制它，情况往往就变得越糟糕。

佩德罗问我，他该怎么办？我能帮助他吗？

在我把之后我与佩德罗的交流内容分享给你之前，请你先回答一个问题。佩德罗必须做什么（他可能并不想做的）事才能战胜恐惧，摆脱强迫行为？

在继续阅读之前，请把你的想法写在这里。不要担心你的想法显得笨拙，尽管把它们写出来。

_____

_____

_____

_____

## 我的答案

我告诉佩德罗，他必须用一种叫作"认知淹没法"（Cognitive Flooding）的暴露技术来直面他的恐惧。不要试图控制想象，他需要故意想象违背信仰的事情，直到这种想象不再使他感到焦虑。暴露的过程可能需要持续几分钟，也可能需要持续 1 小时或更长时间。可这种想象迟早会变得无趣。

这就是**克服焦虑的方法之一：你如果直面自己害怕的那件事，它就会突然丧失对你的影响力。**

你觉得佩德罗想要练习这种暴露技术吗？你觉得我提出这个建议时他会说什么？把你的想法写在这里，然后继续往下读。

_____

_____

_____

_____

佩德罗是如何回答的呢？他告诉我，他不可能使用认知淹没法，因为它违背了他的精神信仰，他如果那么做，就会被"惩罚"。

这就是典型的焦虑者的阻抗。几乎每一个受焦虑（任何类型的焦虑）困扰的人都会像佩德罗一样产生强烈的阻抗。抗拒的理由因人而异，但阻抗几乎都无比强烈。

我告诉佩德罗，我不知道使用暴露技术是否会违背他的精神信仰，劝他去咨询他认识的同道中人，而我也会试着找到答案。于是我向一位朋友求助，他非常热心，主动帮我咨询了几位神学家——是否可以想象种种违背信仰之事？神学家们同意就这个话题展开探讨，最终得出了统一的结论：如果想象的目的是治疗而不是娱乐，那么采取认知淹没法是可以的。

得到这个信息后，我告诉佩德罗，如果他想康复，那么认知淹没法就是必须进行的步骤，没有商量的余地。我和他分享了我从神学家那里了解到的信息，并解释说，暴露技术肯定有效，如果不采取这种方法，那我也不知道该如何治疗他的焦虑。

仅仅练习了几分钟的暴露技术，佩德罗就惊讶地发现，他完全厌倦了那些禁忌的想象，他的想象完全消失了。虽然暴露技术不可能总是这么快见效，但它的成功率相当高。要注意的是，这种暴露必须是你主动的，你必须努力强化焦虑，而非试图控制焦虑。

## 困于人际关系问题僵局

现在，我们要关注的话题不是抑郁或焦虑，而是人际关系冲突。我猜你会对这个话题感兴趣，因为几乎每个人都有人际关系方面的问题。每个人都有自己憎恨的人、不太喜欢的人，以及虽然喜欢但好像无法避免与之产生冲突的人。

大多数心理治疗师会预先认定有人际关系问题的患者都想获得更多的爱和快乐，于是他们会不假思索地试图给予患者"帮助"。然而，某些患者强烈抗拒治疗师的帮助，随后治疗师会收到"是的……但是……"的反馈。患者们会抱怨自己尝试过心理治疗师建议的那些方法，或者坚持认为心理治疗师的建议无济于事。

这种阻抗究竟是怎么产生的？大多数人都相信，自己需要与他人建立充满爱和回报的关系，但这是真的吗？让我们来看看。

请你在脑海里想出一个你确实不喜欢或合不来的人，他可以是现在存在于你生活里的人，也可以是你以前认识的人。总之，想出一个你讨厌的人。

有合适的人选了？好！我也想好了！然后，想出一件那个人做过的使你十分反感的事，比如：

- 拒绝敞开心扉与你分享感受；
- 不愿和你说话；
- 板着脸或摔门而去，却坚称自己没有生气；
- 防御心理极强，从不倾听你说的话；
- 总与你争论，认为他的观点才是对的；
- 抱怨、卖惨，却对你的建设性提议充耳不闻；
- 固执，控制欲强；
- 什么事都要按他的方式做；
- 以自我为中心，从不考虑你的需求；
- 总是自吹自擂，优越感极强；
- 毫不留情地批评你；
- 试图利用你或占你便宜；
- 总是向你索取，却很少给予你感谢或回报；
- 充满敌意，刻薄；
- 缺乏同情心和温暖。

当你的脑海中出现了那个人的样子时，请想象魔法按钮出现在你面前。只要按下它，你深恶痛绝的那个人就会一下子变成你最好的朋友。你会按下按钮吗？

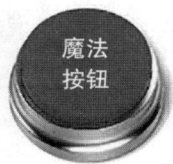

不会？这次你不想按下按钮吗？我对这个决定一点也不惊讶。超过 95% 的人在这时都是这么选择的！当我在工作坊中问谁会按下按钮时，现场响起一片尴尬的笑声，并且很少有人举手。看来几乎没人想按下魔法按钮。

然后我告诉参与者们："我刚刚让你们在一段充满敌意、烦恼、虐待的关系和一段充满爱、愉悦的关系之间做出选择，你们选择了什么？"又是一阵笑声，大家承认，他们选择了充满敌意、烦恼、虐待的关系。

这就是人们抗拒解决人际关系问题的原因：在关于"是否要与那些自己

相处不好的人拉近关系"这个问题上，人们的感受往往很复杂，甚至非常消极。

这并非说"抗拒解决人际关系问题"一定是错误的。有时与某些人保持距离很可能是明智之举，没有哪条规定要求人们必须与每一个人和睦相处。**在很多情况下，人们并不想要一段充满爱、和平和愉悦的人际关系。**

抗拒改善人际关系的程度可能非常强烈。你既能从两个愤怒的人发生的个体冲突中看到这一点，也能从各种群体冲突中看到这一点。纵观人类历史，放眼海内外，我们总能看到人类陷于冲突和敌意的泥潭不能自拔。

现在，假设你真心想和一个你相处不好的人（可以是你的家人、朋友或同事）建立更好的关系，那么你必须做（也许你并不想做）的一件事是什么？

在你回答之前，请思考以下问题，这些问题是我曾在工作坊中提出的问题。想想那个你相处不好的人，然后发自内心地回答：在你看来，你们俩谁更应该为你们之间的矛盾负责？是你还是他？在你看来，谁更浑蛋？是你还是他？

告诉我你的真实想法。我对"正确"的答案不感兴趣。

在工作坊中，绝大多数人会说"是他！"，只有极少数人说自己该负责任。

这不奇怪。指责他们很容易令人成瘾。这会让你觉得自己在道德上占据了制高点，让你觉得你完全有理由告诉朋友，和你发生人际关系冲突的对象是一个"失败者"或"讨厌鬼"。在大多数情况下，朋友会赞同你的观点，告诉你你是对的，你不需要进行任何改变。

可当你把人际关系问题归咎于对方时，你改善这段关系的可能性为 0。我不知道什么方法能强有力地帮助那些把人际关系问题归咎于他人的人。

**因此，你如果想与一个"敌人"改善关系，就必须做到以下三点。**

• 你不能再将你们之间的问题全部归咎于他。
• 你必须认清自己在问题中扮演的角色。
• 你必须尽力改变自己，而非试图改变对方。

做到这三点可能令人非常痛苦，所以大多数人选择抗拒改变也就不足为奇了。当你不得不审视自己，发现是自己做的事情引起了冲突、点燃了矛盾时，你可能感到震惊，甚至羞耻。放弃"对方才是罪魁祸首"的想法真的很难。然而，认清自己在人际关系冲突中扮演的角色是一种解脱，会让你获得不可思议的回报，因为它开启了亲密和信任的大门。可是，要做到这一点，你就要瓦解你的骄傲，放下你的自我。

在化解人际关系冲突时，我经常不得不放下自我。举个例子，我曾经治疗过一位名叫艾丽西亚的女士，她一生都在与重度抑郁障碍作斗争。她在新西兰长大，曾被她的亲哥哥们侵犯，还遭受过一位叔叔的性虐待。

艾丽西亚把发生的事情告诉了父母，但他们不相信她。几个月后，她叔叔搬去了悉尼，而来自哥哥们的侵犯仍在继续。她感到抑郁、羞耻和愤怒。

起初，我对艾丽西亚的治疗进展不明显。她似乎把她在生活中遇到的问题都归咎于其他人，包括我。无论我说什么或做什么，都不足以帮助她平复心情。我从来没有在哪个患者身上倾注过这么多心血。

在一次心理治疗中，艾丽西亚盯着我的眼睛，说："你知道吗，伯恩斯博士，这种治疗比我小时候遭受的侵犯和虐待还要糟糕。"我简直不敢相信自己的耳朵。我被激怒了。她的话听起来太忘恩负义和刻薄无情了。幸运的是，我控制住了自己的嘴，没有说太多话，忍到了这次治疗结束。

那个周末，我沿着小路一边慢跑，一边思索着艾丽西亚的情况，试图想出我该如何回应她。我知道在批评中找出客观事实非常重要，但我被难住了、被激怒了，我想不出她说的话有什么道理。为什么我非常努力地帮助她，她却报之以那么刻薄的评价？我能说些什么呢？

突然间，一个想法像闪电一样击中了我，我明白艾丽西亚想通过那番话传递给我的信息了。

我意识到，她可能觉得我一直在利用她，在她身上试验我发明的疗法，只为了满足我自己的成就感，而非真正倾听她的感受——那些伤痛、愤怒和不被信任。换句话说，我没有给予她她极度需要的支持、温暖和安全感。在某种意义上，这确实与她小时候遭受的被侵犯和被虐待的经历十分类似，因为她再一次被利用了，只是这次的敌人是我。作为她的心理治疗师，我并没有真正倾听她的心声，也没有发现隐藏在她情绪里的真相。我只听到了她说的那些听起来"错误的"和"不公平的"话。她是对的。我没有好好听她的故事，也没有深入地了解她，与她建立相互信任的关系。

在接下来的一次心理治疗中，我给艾丽西亚讲述了我的感悟。我告诉她，当我发现我确实像她所说的那样辜负了她时，我无比痛苦。我很羞愧，也想让她知道我对自己使她失望感到非常难过，尤其是，其实我一直无比尊重她。我鼓励她把自己全部的情绪——绝望、孤独和愤怒都表达出来。我放下我的自我，对她说："我准备好倾听了。"

艾丽西亚抽泣起来，将多年来一直封藏在她心底的消极情绪一泄而出。我们的关系突然转变，我们开始一起工作，迎战她的心魔。经过几个月的努力，她的抑郁消失了。

艾丽西亚后来告诉我，我承认我辜负她的那个时刻改变了她的人生。她说，那一刻的作用极其巨大，因为终于有人倾听并相信了她的心里话。我从她的激烈批评中发现了事实真相后，对她的心理治疗才终于得以进行下去。

**"有效沟通的五大秘诀"**之一就是从别人的批评中发现事实真相。在后文中，你会学到关于有效沟通的更多方法，其中最重要的方法就是我刚才在解决艾丽西亚的问题时使用的"敌意解除法"（Disarming Technique），即你要在批评中找到真正的事实，即使那些批评听起来非常不公平或不客观。如果使用得当，敌意解除法就会非常有效，有时效果甚至好到令人吃惊。

敌意解除法是建立在"对立定律"基础上的。

## 对立定律

　　当你面对错误的、不公平的或不客观的批评时，如果你为自己辩护，你就证明了那些批评是正确的，批评者会更坚信他的批评是正确的。

☹

这是一个悖论。

　　相反，当你从一个听起来完全不公平的、非常夸张的或错误的批评中发现某些客观事实时，不实批评立即就不攻自破了，批评者也就不再

> 相信自己的批评了!
>
> ☺
>
> 这也是一个悖论。

如果使用得当,敌意解除法就会有效地改善你的情绪。可如果你坚信自己受到的批评根本就是无稽之谈,那么使用这种方法就可能使你感到相当痛苦。停止责备他人,一心认清自己在问题中扮演的角色,做起来并不容易。可你如果愿意放下自我,就将获得丰厚的回报。

## 困于习惯与成瘾行为僵局

这是我想与你讨论的最后一种阻抗。我猜你也会对这个问题感兴趣。

你是否一直受某种习惯或成瘾行为困扰?大多数人都是。习惯或成瘾行为可能是暴饮暴食、吸烟或酗酒,也可能是拖延症、网络依赖或手机依赖。

为什么改掉这些习惯非常难呢?人们抗拒改变习惯和戒瘾是很好理解的。举个例子,假设你有每晚喝酒的习惯。你现在觉得自己喝酒太频繁了,而你面前正好有一个魔法按钮。只要按下它,你就再也不喝酒了——治疗过程相当快速而简单。

你会按下按钮吗?

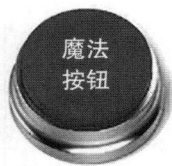

如果你深爱着每晚喝上一两杯酒的感觉,那么我想你不会按的。你不想按魔法按钮是因为晚上喝几杯酒可能是你在这个世界上最喜欢做的事情。酒精可能是你在漫长而深感挫败的一天后唯一的慰藉,也可能是你面对各种消极情绪,比如抑郁、社交焦虑、愤怒或孤独的自我疗愈手段。

其他成瘾行为也是这样,比如暴食自己喜欢的食物。按下魔法按钮,你将立刻且永久地克服美食(可能是一个美味的甜甜圈、一个热乎乎的肉桂卷或其他任何你深爱的食物)的诱惑。你再也不会向那些诱惑你的食物投降。取而代之的是,你会小份小份地吃那些真正健康的食物,如胡萝卜和芹菜。

你会按下按钮吗？

才不会！谁想吃胡萝卜和芹菜啊？你想随心所欲地吃美味的甜甜圈。我说得没错吧？

这就是人们抗拒改变习惯和戒瘾的原因：人们想要开心，人们想要被满足！

在工作坊中，我经常问观众："你们中有谁想要减肥，把身材变得棒棒的？"一般来说，在场 2/3 的人都会举起手来。这个数字比例体现了美国人暴饮暴食的程度。而后我会说：

> "其实，你们刚刚对自己有一个误判。事实上，你们并不想减肥，也不想保持好身材。知道为什么吗？因为只有两件事可以让你减掉体重、获得好身材，但你很讨厌这两件事：节食和运动。
>
> "如果你想减肥，你就必须舍弃心爱的食物而去慢跑，即使你的身体状况很糟糕，即使外面凄风苦雨。
>
> "这是一个没人能违背的物理学基本定律：要想减肥，你只能减少热量摄入或增加运动量，或者同时做到这两项。
>
> "你真想这么做吗？我不这么认为。反正我不想这么做！"

人们都希望自己有绝佳的身材、有魅力，但大多数人都不想节食和运动。吃自己喜欢的食物让人多么快乐啊！有些人声称在运动后感觉很美妙，还有些人会向你宣传"跑步者的快感"，但你知道吗？大多数跑步者压根儿就没有这种快感！这是一个骗局、一个神话、一个谎言——至少对大多数人来说是这样。

我一直努力想要获得跑步的快感。我曾经跑过 19 千米的上山路。你知道我最终到达山顶时的感觉吗？累死了！当然，有些人确实能获得跑步的快感，我女儿就是其中之一。你如果也能，那就加油！你是幸运的。

然而对大多数人来说，产生阻抗的根本原因是这样的：大多数人抗拒改变习惯和戒瘾，因为放弃那些事物意味着放弃巨大的"快乐源泉"和"满足源泉"，如果做出改变，就必须忍受被约束和被剥夺的感觉，甚至忍受某些戒断反应。

这听起来可不像一笔划算的买卖，也是人们改变习惯和戒瘾的失败率非常高的原因。研究表明，有些人确实能在短时间内成功减肥或改掉一些坏习惯，却难以长期保持健康的体重和完全没有坏习惯。

## 消解阻抗僵局

希望你现在已经对我在梦中发现的针对两类"阻抗"的四个问题有了更深的认识。接下来，让我们来复习一下，以确保你真的理解了目前为止所学的知识。

请在表 3-5 中简要描述一下你为什么会抗拒改变，困于抑郁、焦虑、人际关系问题、习惯与成瘾行为不能自拔；然后简要描述一下，如果你真的想改变，你必须做哪些（你可能并不想做的）事情。完成表格后，你可以看一下本章前文的"阻抗表"，将其与你的答案做比较。

表 3-5　属于你的阻抗表

| 待解决的问题 | 抗拒改变的原因 | 你如果真的想改变，就必须去做（但你可能并不想做）的事情 |
|---|---|---|
| 抑郁 | | |
| 焦虑 | | |
| 人际关系问题 | | |
| 习惯与成瘾行为 | | |

在你对自己很难消解阻抗感到灰心丧气之前，我有些好消息要告诉你。我有很多方法可以迅速减轻，甚至消解你对心理治疗的阻抗，加快你的康复速度。事实上，我在本书中传授的方法代表了心理治疗的下一次变革。这些方法非常有效，而且在大多数情况下，我相信你可以自行使用它们，无需接受心理治疗师的治疗。

在下一章，我要给你讲讲我是如何治疗一位名叫凯伦的妇女的。在她 12 岁的女儿经历了一次创伤性事件后，她一直在强烈的抑郁、焦虑、内疚、绝望和愤怒中挣扎。你会看到凯伦的很多抗拒改变的理由。然而，在我的治疗下，奇迹发生了（我将在第 7 章教你对自己使用我治疗凯伦的方法）。我们来接着读吧！

表 3-6　魔幻思维小测验答案

| 焦虑类型 | 魔幻思维：这种焦虑是如何帮助你或保护你的？ |
|---|---|
| **操作表现焦虑：**你总是担心自己在考试、工作面试或公开表演时出丑。 | 你可能认为焦虑能激励你，是你尽自己所能做到最好所必须付出的代价。 |
| **特定恐惧症：**你害怕猫、狗、蜘蛛、蛇、高处、封闭空间（如电梯）、暴风雨，或者开车、坐飞机。 | 你可能认为恐惧可以保护你免受危险事物的伤害。 |
| **强迫症：**你一遍又一遍地洗手，强迫性地数东西，反复检查门锁或炉灶，或者以特定的方式摆放物品。 | 你可能认为强迫性的仪式动作（如反复洗手）可以保护你，帮你远离一些可怕的事物，如被感染。如果你停止洗手，可怕的事情（如患上癌症）就会发生。 |
| **创伤后应激障碍：**一些事物会激起你对创伤性事件的痛苦回忆，使你陷入可怕的闪回。 | 你可能相信一直保持警惕能让你避免遭受另一次创伤性事件，如被性侵、被抢劫或更可怕的事情。 |
| **害羞：**你对周围的人感到极度焦虑，害怕邀请别人约会，或者害怕当众说话。 | 你可能害怕如果不再害羞，你在与人互动或当众讲话时就会出丑。害羞可以让你避免被拒绝或显得尴尬。 |
| **疑病障碍：**你有一点点头疼脑热就去看医生，但医生从来没有发现你有什么严重的健康问题。 | 你担心如果放弃"不舒服就去看医生"的原则，那么真的得了大病（如脑瘤）时，你可能疏于去看医生。 |

# 第4章

# 什么是情绪日志？

在这一章，我将介绍一个非常有用的工具——情绪日志。不论你身处怎样的环境，面对怎样的现实，它都能帮你改变消极情绪。

情绪日志的发明基于一个古老的观点：**是你的想法，而不是外界的事件，制造了你全部的情绪。**你只要改变思维方式，就能改变情绪！为了说明这个日志是怎样起作用的，我会给你举一个真实的例子，这是前去参加我在旧金山举办的一次暑期集训班的一位女士的故事。当时，她自愿参加了现场治疗演示。

## 凯伦的故事——"我是一个坏妈妈。"

这位女士名叫凯伦，在经历了9年前的一次创伤性事件后，她一直活在抑郁、内疚、焦虑和愤怒中。我在这次治疗中，邀请了吉尔·莱维特博士作为我的合作心理治疗师。TEAM认知行为疗法通常由一名心理治疗师完成，但在进行现场治疗演示时，我喜欢邀请一位合作心理治疗师，与他共同完成教学，这样可以提升整个过程中内容的深刻性和丰富性。我和莱维特博士非常感激凯伦，感激她在众多观众面前勇敢地讲述一段非常私密和痛苦的经历，也感激她允许我在本书中与你分享她的故事。

事情是这样的。9年前，凯伦12岁的女儿阿什利问凯伦，晚饭后她能不能到户外玩耍。当时天色渐晚，凯伦犹豫了一下后答应了，因为阿什利经常在那个时间段出去玩。

然而，不幸的事情发生了，邻居家的几个男孩拿着一把大威力的来福枪蹑手蹑脚地走到阿什利身边，开枪打中了她的脸。他们说他们以为枪没有上膛。不幸中的万幸是，这一枪没有杀死阿什利，但她的门牙连同牙根都被打掉了。阿什利哭叫着，满脸是血地跑回了家。

在接下来的 9 年里，为了修复损伤，阿什利经历了多次牙科手术，同时接受了大量针对创伤后应激障碍的心理治疗。这一悲剧也对凯伦造成了巨大的心理创伤，她因发生的一切无比自责。从那个晚上开始，凯伦再也没有感到过片刻的快乐和解脱。

我请凯伦填写了一份情绪日志（表 4-1），以准确了解她的想法和情绪。使用情绪日志的第一步是简要描述一件你需要解决的烦心事。凯伦写下了这样一句话：

"我坐在工作坊现场，想到阿什利就感到极度难过。"

接下来，凯伦圈出了她此刻全部的消极情绪，并在 0（完全没有）到 100%（最糟糕）之间对每组情绪的强烈程度进行打分。正如她在情绪日志的"消极情绪"一栏中画出的那样，凯伦感到悲伤、焦虑、羞愧、不胜任、无力自拔和怨恨——所有这些情绪都很强烈。

我喜欢情绪日志这个工具，因为它能准确呈现出患者的情绪。这些自我评分常常令人大吃一惊。如果你见过凯伦本人，你绝对想不到她内心如此灰暗、绝望。她气质出众、口才绝佳、态度亲切，外表看上去甚至可以用"神采飞扬"来形容。人们展示给外界的，往往是自己积极阳光的表面，背后有时却隐藏着巨大的痛苦。

表 4-1　凯伦接受治疗前的消极情绪 ①

| 消极情绪 | 最初的程度（%） | 目标程度（%） | 治疗后的程度（%） |
|---|---|---|---|
| 悲伤、忧郁、抑郁、情绪低落、不快乐 | 90 | | |
| 焦虑、担忧、惊慌、紧张、害怕 | 100 | | |
| 内疚、懊悔、遗憾、羞愧 | 100 | | |

---

① Copyright © 2015/2016 by David D. Burns, MD. Revised, 2018.

续表

| 消极情绪 | 最初的程度（%） | 目标程度（%） | 治疗后的程度（%） |
|---|---|---|---|
| 低人一等、没有价值、不胜任、有缺陷、无能 | 80 | | |
| 孤独、不被爱、不受欢迎、不被接受、无依无靠、被抛弃 | 0 | | |
| 尴尬、愚蠢、耻辱、难为情 | 0 | | |
| 无望、泄气、悲观、绝望 | 75 | | |
| 受挫、无力自拔、受阻、被击败 | 100 | | |
| 生气、抓狂、怨恨、恼火、激愤、不高兴、暴怒 | 90 | | |
| 其他 | — | | |

我告诉凯伦，我会在现场治疗结束时请她再次评估自己的情绪，看看是否有所改善。这个步骤极其重要，因为它能即时地——而非在未来某个不确定的时间——量化、描述患者和心理治疗师在这次现场治疗过程中共同创造的有意义的、可衡量的改变。

现在，我有一些问题要问你：凯伦为什么感到如此糟糕？是什么引起了她的消极情绪？是那个创伤性事件吗？是她大脑里的化学物质失去了平衡吗？是她的成长经历或基因造成的吗？

在继续阅读之前，请你认真思考，并在这里写下你认为最合理的猜测。

_____

_____

_____

_____

_____

### 我的答案

凯伦为什么感到如此糟糕？这个问题看起来很愚蠢，大多数人可能这么回答："答案不是显而易见吗？因为她女儿被枪击伤了面部！"

可这并非原因。引起凯伦强烈而持久的消极情绪的原因体现了古罗马斯多葛学派哲学家爱比克泰德（Epictetus）提出的一个观念的核心思想——2000多年前，爱比克泰德在他的经典著作《手册》（*The Enchiridion*）一书中写道，**困扰人们的不是事物本身，而是人们对事物的看法。**

换句话说，世界上发生的种种事件并不会令人们痛苦，是人们对事件的看法使人们产生了所有或消极或积极的情绪。这是一个简单而强有力的观点，可以改变你的人生；但它又非常基础，基础到你在初次听到时可能不会去深究其中的真谛，也很难相信。

在凯伦的案例中，那个创伤性事件虽然确实非常悲惨，但这并非她痛苦的原因。她的消极情绪源于她对这件事的看法。如果你读了凯伦在她的情绪日志中写下的消极想法（见表 4-2），我想你就会明白我的意思。

表 4-2　凯伦在情绪日志中写下的消极想法

| 消极想法 | 最初的相信程度（%） | 治疗后的相信程度（%） | 认知歪曲类型 | 积极想法 | 相信程度（%） |
|---|---|---|---|---|---|
| 我绝不应该让她出去玩。那样她就绝对不会得重度创伤后应激障碍和重度抑郁障碍了。 | 100 | | | | |
| 我如果对她限制得再严格些，让她待在屋里，她就不会中枪了。 | 100 | | | | |
| 我是一个坏妈妈。 | 75 | | | | |
| 我不该相信那些让她服用各种精神药物的医生，他们只会使情况更糟糕。 | 100 | | | | |
| 我的错误把她的童年毁了。 | 100 | | | | |
| 我必须用整个余生来尽力补偿她。 | 100 | | | | |
| 我永远都不会真正感到快乐了，因为我永远都不会知道她的状况能否稳定下来。 | 90 | | | | |

续表

| 消极想法 | 最初的相信程度（%） | 治疗后的相信程度（%） | 认知歪曲类型 | 积极想法 | 相信程度（%） |
|---|---|---|---|---|---|
| 在观摩的治疗师们会对我进行评判。 | 100 | | | | |
| 在观摩的治疗师们不会喜欢我。 | 100 | | | | |
| 在观摩的治疗师们会认为我是一个坏妈妈。 | 80 | | | | |

正如你所看到的，凯伦一直在告诉自己，她是个坏妈妈，她不应该让阿什利出去玩，她应该更严格地限制女儿出门，她毁掉了女儿的童年。这些消极想法就是使凯伦产生情绪困扰的原因。

我并非要轻描淡写地带过这件事的严重性。看到自己美丽无辜的女儿被人开枪击中面部是莫大的悲剧，而凯伦对这件事的看法引起了她强烈而持久的消极情绪也是一场悲剧。在事件发生后的 9 年里，她一直痛苦不堪，因为她的大脑中始终充斥着这些消极想法。

## 造成情绪困扰的必要条件和充分条件

现在，请你看一下凯伦情绪日志中每一个消极想法的右侧一格，你会看到她对每一个想法的相信程度都很高。这很正常，因为当你难过的时候，你总是坚信自己的消极想法是对的。

**这就引出了造成情绪困扰的必要条件和充分条件。一个人产生消极情绪困扰，需要具备两个条件。**

- **必要条件：你必须有一个消极想法。**
- **充分条件：你必须相信这个消极想法符合客观事实。**

你可能没有涉猎过逻辑学或哲学，下面我用一种更容易理解的方式来解释这个问题。如果你感到痛苦，你脑中就必须先存在一个消极想法——它是痛苦的根源和前提。然后，你必须相信这个消极想法是客观事实——你如果相信这个想法, 就会痛苦。

你如果有一个消极想法, 但不觉得它符合客观事实, 它就不会困扰到你。举个例子, 现在你想一下这个观点: "世界将在五秒钟后毁灭。" 这种想法会使你烦恼吗? 我想不会! 因为你大概率并不相信这句话, 所以它不会使你焦虑。

你明白我的意思了吗? 你只有相信那个消极想法, 它才会困扰到你; 你要是不相信它, 它就不会对你产生任何影响。**本书最重要的目标之一, 就是帮助你学会向自己的消极想法发起挑战、证明它们是错误的**。这个理念很重要, 所以, 我在本章设置了一些小测验, 看看你能否记住造成情绪困扰的两个条件。

话题回到凯伦身上。现在, 她可能还不明白她的情绪困扰是消极想法造成的。虽然她非常聪明, 但是就像几乎所有人一样, 她仍然相信自己的痛苦源于实际发生的事件 (她女儿的可怕遭遇)。这个想法完全可以理解, 也是现实中非常普遍的想法, 然而它会让人们成为自己无法控制的力量的牺牲品。

凯伦无法改变已经发生的事实。她女儿确确实实被枪击中了面部。然而, 她如果能改变对这个悲剧的看法, 就能改变自己的消极情绪。

在继续深入讨论之前, 我们先来简单回顾一下到目前为止所学的内容——是什么导致了抑郁、焦虑等消极情绪? 请进行以下测验 (表 4-3), 在右栏中勾选出你的答案。完成后, 请继续阅读, 找到正确答案。在完成测验前, 请不要看正确答案!

表 4-3　是什么导致了消极情绪?

| 选项 | 你的答案 |
| --- | --- |
| 大脑中的化学物质失衡 | |
| 糟糕的童年经历 | |
| 被压抑的情绪和矛盾 | |
| 身处的环境 (比如贫困或没有受教育的机会, 或者被你爱的人拒绝) | |
| 创伤性事件 | |
| 消极想法 | |

## 我的答案

正确答案是：消极想法。

你所有的情绪都源于你当下的想法。你时时刻刻都在创造自己的情绪现实（Emotional Reality）。

当你读到此处时，你就正在创造自己的情绪现实。你产生了一些关于本书的，也许还有一些关于我的或以上小测验的想法，这些想法使你产生了此时的情绪。比如，假如你告诉自己，本书中的理念和方法好得不真实，它们不可能对你起作用，因为你的问题实在太严重了，那么你此时可能正感到怀疑，甚至绝望。

假如你告诉自己，作者就是个骗子，那么你此时可能正感到愤怒。

假如你告诉自己，这些理念和方法令人振奋、大有践行的可能，可能对你有帮助，甚至能改变你的人生，那么你此时可能正感到激动和充满希望。

你明白我的意思了吗？虽然每个人都读到了同样的内容，但是由于每个人的思维方式或认知不同，所以每个人的感受也不同。我的话是影响不了你的——只有你自己的想法才能让你产生属于你自己的情绪。

"想法决定情绪"，这个观点非常不可思议，它让你有了主动选择的权力。40多年前，当我第一次了解到另一个不可思议的观点时，我几乎无法接受它，那个观点是：**令人们痛苦的消极想法大多是歪曲的、不合乎逻辑和事实的**，所以我们称之为"认知歪曲"。

在第1章中，你已经对认知歪曲有了一些了解。从根本上说，认知歪曲是对自己或对世界的、逻辑严重错误的思维方式——是一种自我愚弄的思维方式。表4-4列出了我总结出的10种认知歪曲。情绪日志也包含这个一览表，它能帮你轻松识别出存在于消极想法中的认知歪曲。

### 表4-4　认知歪曲一览表 [①]

| **全或无思维**：看待事物过于绝对，将事物划分成绝对对立的两大类别。 | **夸大或缩小**：对事情的重要性进行不合理的夸大或缩小。 |
| --- | --- |

---

① Copyright ©1984 by David D. Burns, MD. Revised 2003.

续表

| | |
|---|---|
| **过度概括**：将一个负面事件拓展成永无止境的失败："总是这样！" | **情绪推理**：从自己的情绪出发进行推理，比如认为"我觉得自己像个白痴，所以我一定是个白痴"。 |
| **精神过滤**：总是想着事物消极的一面，忽略其积极的一面。 | **"应该"陈述**：使用"应该""应当""必须"或"不应该"这类词来要求自己或他人。 |
| **正面折扣**：坚信自己的优点不值一提。 | **贴标签**：不说"我犯了一个错误"，而说"我是个浑蛋"或"我是个废物"。 |
| **妄下结论**：在没有事实根据的前提下直接得出结论。<br>• **读心术**：认为人们对你的言行必然有消极的评价。<br>• **算命式预测**：预测事情的结果必然是糟糕的。 | **自责和他责**：只挑错而不解决问题。<br>• **自责**：为一些责任并不完全在你的事情而责怪自己。<br>• **他责**：只责怪别人，却无视自己对问题的产生也负有责任。 |

　　现在让我们看看凯伦的想法里是否存在认知歪曲。请针对凯伦的第三个消极想法——"我是一个坏妈妈。"在"认知歪曲判定表"（表 4-5）中勾选出所有符合凯伦情况的选项。

　　请把答案写在纸上，而非记在脑子里，除非你在开车时听本书的音频。你如果在开车，就要专心驾驶呀！你可以稍后再进行这个测验。

　　请在完成测验后再看我的答案。这个测验对你来说应该很容易，你无须担心能否拿到"满分"。

### 表 4-5　认知歪曲判定表

| 10 种认知歪曲 | 你的答案 |
|---|---|
| **全或无思维**：用非黑即白、全或无的方式看待自己或世界，不认可灰色地带的存在。 | |
| **过度概括**：用"总是"或"从不"这类词把一个负面事件拓展成永无止境的失败。 | |
| **精神过滤**：总想着事物消极的一面，过滤掉或忽略掉其积极的一面，就像用一滴墨水染黑整杯清水。 | |
| **正面折扣**：这是一个更严重的心理错误。你告诉自己，你的优点都不值一提。你会因此对自己的各个方面都持有负面评价。 | |
| **妄下结论**：在没有事实依据的前提下草率得出结论。<br>• **读心术**：你认为别人对你持有消极想法和感受。<br>• **算命式预测**：对未来做出坏的预测。 | |

续表

| 10 种认知歪曲 | 你的答案 |
| --- | --- |
| **夸大或缩小**：错误地夸大或缩小事情的重要性。我称这种心理为"双筒望远镜错觉"——分别从双筒望远镜的两端望出去，物体看起来要么比实际大得多，要么小得多。 | |
| **情绪推理**：从情绪出发进行推理。比如，你感到挫败，所以你就认为自己真的是一个失败者。再比如，你感到绝望，于是你断定自己真的没有希望了。 | |
| **"应该"陈述**：你用"应该""必须"或"应当"令自己（或他人）痛苦不堪。指向自我的"应该"令你感到内疚、羞耻、抑郁和无价值；指向他人的"应该"令你感到愤怒，引发人际关系问题；指向世界的"应该"令你感到挫败或有特权。 | |
| **贴标签**：你给自己或他人贴标签，而非着眼于具体的问题。贴标签是过度概括的极端形式，你认为你整个自我或他人不好或有缺陷。 | |
| **自责和他责**：挑自己的错（自责）或别人的错（他责）。 | |

## 我的答案

可以说，凯伦这个消极想法里存在多种认知歪曲，甚至可以说10种全中。

- **全或无思维**：她告诉自己，她要么是"好妈妈"，要么是"坏妈妈"。可是没有哪个母亲处于这两个极端上，父母们都处于两者之间。
- **过度概括**：凯伦把一次负面事件的发生（她的女儿被枪击中面部）扩及对整个自我的否定。
- **精神过滤**：她用几乎所有的时间来回忆这场悲剧，而忽略了悲剧发生前后她为女儿做过的所有充满爱意的事情。
- **正面折扣**：凯伦告诉自己，因为这场悲剧，她所有充满爱意的举动都不值一提。
- **妄下结论**："我是一个坏妈妈。"不属于读心术，因为这时凯伦没有设想别人在评判她。可她告诉自己"在观摩的治疗师们会对我进行评判"就属于读心术了。"我必须用整个余生来尽力补偿她。"则属于算命式预测。
- **夸大或缩小**：凯伦低估了她提供给女儿的强烈的爱和支持的价值。

- **情绪推理：**凯伦感到内疚，所以她得出结论，她是一个坏妈妈，她必须为枪击事件负责。
- **"应该"陈述：**"我是一个坏妈妈。"这句话不是明显的"应该"陈述，但其中隐藏着许多"应该"，比如"我绝不应该让她出去玩""只要我女儿受苦，我也应该受苦"。
- **贴标签：**凯伦的情况非常典型。她给自己贴上了"坏妈妈"的标签，好像这就是她的本质或全部身份。
- **自责：**很显然，凯伦在为悲剧的发生而责备自己，并且非常笃定地认为全都是她的错。

## 测验评分

想知道自己的测验分数？请先数一下你在表 4-5 的右栏中打了多少个钩，每打一个钩得 1 分，再查看以下的得分说明（表 4-6）。

表 4-6 认知歪曲判定表得分说明

| 得分 | 说明 |
| --- | --- |
| 0 | 你没有勾选任何项目，这意味着你可能没有完成这项任务，或者你不想在你的书里留下任何打钩的痕迹！ |
| 1 ~ 3 | 相当好！你发现了至少一种认知歪曲。这是个好的开始！你如果能在一个消极想法中发现一种认知歪曲，往往就能发现更多。 |
| 4 ~ 7 | 太棒了！干得好！ |
| 8 ~ 10 | 哇！你的表现太优异了！你可能在认知行为疗法领域非常有天赋！再接再厉！ |

当你发现自己的某个消极想法中存在某种认知歪曲时，你可以将其记录在情绪日志的"认知歪曲类型"一栏中。在表 4-7 中，你可以看到凯伦是怎么做的。

表 4-7　"我是一个坏妈妈。"对应的认知歪曲

| 消极想法 | 最初的相信程度（%） | 治疗后的相信程度（%） | 认知歪曲类型 | 积极想法 | 相信程度（%） |
|---|---|---|---|---|---|
| 我是一个坏妈妈。 | 75 | | • 全或无思维<br>• 过度概括<br>• 精神过滤<br>• 正面折扣<br>• 夸大或缩小<br>• 情绪推理<br>• 贴标签<br>• "应该"陈述<br>• 自责 | | |

为什么我让凯伦在情绪日志里写下她的消极想法，也让你这么做？

把消极想法写在纸上能让你更清楚地了解你到底在告诉自己什么，也能让你更容易发现在每一个消极想法中的认知歪曲。你如果只是努力地思来想去，而不把它们摆在纸面上，就可能只在一个又一个消极想法中痛苦地打转，不会取得任何进步。可你如果把它们写下来，就能挑战它们，用更客观、更积极的想法取代它们，而你的消极情绪也将因此发生改变。

## 改变消极情绪的必要条件和充分条件

在讨论改变消极情绪的必要条件和充分条件之前，让我们先回顾一下造成情绪困扰的必要条件和充分条件。你还记得它们是什么吗？请把它们写在表 4-8 中。

表 4-8　造成情绪困扰的必要条件和充分条件是什么？

| 造成情绪困扰的必要条件 | 造成情绪困扰的充分条件 |
|---|---|
|  |  |

在本章的前半部分，你已经了解到，产生情绪困扰的前提是你必须有一个消极想法（必要条件），并且你必须相信这个消极想法符合客观事实（充分条件）。如果你不认可这个消极想法，它就不会困扰到你。

现在让我们来看看改变消极情绪的前提是什么。我们从改变消极情绪所需的必要条件开始：**用来打败消极想法的积极想法必须符合客观事实。**

如果积极想法不完全符合客观事实，那么它即使存在也无济于事。当你不开心的时候，他人有时会试着用一些积极的、安抚性的，但没有说服力的话来鼓励你，比如"你是个好人"或"要看到光明的一面"。在大多数情况下，这些话甚至使你非常恼火！因为这些话要么真假掺半，要么是冷冰冰的大道理，不会帮到你。大多数人根本不会相信这一堆废话。

现在，我们来看一下改变消极情绪的充分条件——积极想法必须能够粉碎原来的消极想法。换句话说，积极想法必须能极大降低你对消极想法的相信程度。当你意识到消极想法是不正确的，你不再相信它们时，你的情绪困扰就会减轻或完全消失。

换句话说，你如果能改变自己的想法，就能改变自己的情绪。这种改变必须发生在心灵深处。积极想法必须是客观真实的，而不是一堆空话或"毒鸡汤"。

例如，凯伦告诉自己"我是一个好妈妈。"并不能挑战并战胜"我是一个坏妈妈。"的想法，因为她不相信这个积极想法。然而她在发现了这个消极想法中存在的认知歪曲之后，再挑战这个消极想法并战胜它就会容易得多。

---

### 要点总结

**改变消极情绪的必要条件：** 你如果想改变消极情绪，就必须用完全客观的、真实的积极想法挑战原来的消极想法。你可以把积极想法写在情绪日志中，并用 0（完全不相信）~100%（完全相信）的百分数评估你的相信程度。

**改变消极情绪的充分条件：** 积极想法必须能戳破消极想法的谎言。换句话说，积极想法必须能极大降低你对消极想法的相信程度。最理想的情况是，它能让你对消极想法的相信程度直接降到 0——不过，这个目标不是必须达到的。在你不再相信那个消极想法的瞬间，你的情绪会突然好转！

综上所述，对凯伦来说，改变消极情绪的要旨在于：只要她不再相信那些折磨她 9 年之久的歪曲的消极想法，她的消极情绪就会立即得到改善，甚至可能完全消失。对你来说也是如此。

然而，改变凯伦的消极想法并非易事，因为她冰雪聪明，并且已经与抑郁障碍苦苦抗争了 9 年，她根深蒂固地认为自己的消极想法是绝对符合客观事实的。也许，你对你的消极想法也有同样的感觉。

如果我和莱维特博士想在现场治疗当天帮助凯伦结束痛苦，我们就需要使用一些强效的方法。幸运的是，我那时已经发明了许多非常棒的方法，它们能极快地见效。此外，在我们着手试着"治疗"凯伦之前，我们还做了几件重要的事。

首先，我们与凯伦共情，给予凯伦温暖、接纳和支持。当凯伦泪流满面地讲述她的故事时，我和莱维特博士认真倾听，提供支持，因发生在她身上的事情与她一起悲伤。我们用温暖和接纳的态度理解她的消极想法和情绪。在整个过程中，我们遵循了以下几条治疗指南，以避免心理治疗师或亲朋好友在与抑郁障碍患者互动时常犯的错误。

- 我们没有试图给凯伦任何建议。
- 我们没有试图"帮助"或"挽救"她。
- 我们没有试图让她开心起来。
- 我们没有试图挑战或纠正她的任何一种歪曲的消极想法。
- 我们没有试图鼓励她。
- 我们没有试图帮她解决任何问题。
- 我们没有试图宽慰凯伦，也没有坚持说她是个好妈妈。

对抑郁障碍患者的亲朋好友来说，这些错误是很难避免的。许多人都会不由自主地为他人提供帮助或建议。遗憾的是，这么做通常只会惹火那个不开心的人。所谓的帮助和建议会使抑郁障碍患者感到提出建议的人居高临下。有人曾经说过，你如果总是试图修复世界，就意味着你认为世界已经支离破碎。"共情"意味着学会倾听，让他人讲出自己的故事。

我和莱维特博士诚恳地倾听着，给了凯伦充分的表达空间。凯伦将心中的痛苦和盘托出，倾诉持续了大约 30 分钟。然后我们问凯伦，我们的表现怎么样？我们是否准确地理解了她的感受？她有没有感受到我们的温暖、接纳和支持？凯伦说我们做得非常好，她觉得自己获得了理解。在共情表现方面，她给我们打了 A 等级的分数。

接下来，我们问凯伦是需要一些帮助，还是需要更多的时间倾诉，我们可以继续倾听她的心声。凯伦说她现在需要帮助，并且已经准备好接受我们的帮助了。于是，我问了她一个关于"治疗奇迹"的问题。

> "凯伦，假设今天将发生奇迹，你在治疗结束时会感觉好极了。那么，你想要什么样的奇迹？"

凯伦说，在遭受了整整 9 年的痛苦折磨之后，她想重新获得快乐和平静。然后我问了她那个你已经十分熟悉的，关于魔法按钮的问题。

> "凯伦，假设在你面前有一个魔法按钮，如果你按下它，你所有的消极想法和情绪都会不费吹灰之力地瞬间消失，你的内心将充满快乐和自信。你会按下这个按钮吗？"

与几乎所有我治疗过的患者一样，凯伦说她会按下按钮。

接下来的发展让凯伦感到惊讶，也会让你感到惊讶。我和莱维特博士没有帮助凯伦与困扰她的消极想法和情绪作斗争，而是反其道而行之。在帮助她之前，我们先努力减轻凯伦的阻抗，或者说减少心理治疗过程中的僵局。这样，我们才更可能在这次治疗过程中创造奇迹。

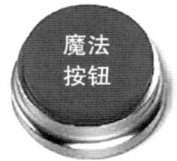

魔法
按钮

我说：

> "凯伦，正如你所知，魔法按钮是不存在的，但我们确实有一些很棒的方法能帮你改变你的想法和情绪。虽然我不能做出任何保证，但今天，在这里，完全可能发生一个小小的奇迹。我真的预感到今天会发生奇迹。不过首先，我认为你需要退后一步，问问自己是否确实想改变。我不太确定改变是不是个好主意。"

凯伦感到很困惑，问我为什么改变可能不是个好主意。

我和莱维特博士向她解释说，因为她的消极想法和情绪可能反映了她身上一些非常积极的、了不起的特质，可能带来一些重要的好处。我们又问凯伦，在她试图做任何改变之前，我们可否和她一起列出她的消极想法和情绪的好处，以及这些想法和情绪反映出的她身上积极的、了不起的特质。

你可以回想一下第 1 章，这种方法叫作"正向重构"。它是 TEAM 认知行为疗法的独门绝技之一，是抑郁和焦虑障碍治疗领域的革命性发明。在给你展示我们列出的关于凯伦的积极因素之前，我想让你试着给出答案。如果你愿意一试，我希望你做到"快乐地失败"。

首先，让我们讨论一下凯伦的内疚。你还记得凯伦告诉自己"我是一个坏妈妈。"和"我的错误把她的童年毁了。"吗？这两个想法引起了凯伦的内疚。现在，请你问自己以下两个问题。

- 凯伦的内疚能带来哪些好处？
- 凯伦的内疚说明她和她的核心价值具有哪些美好的、积极的，甚至可以说是了不起的特质？

认真思考，把你的想法写在凯伦的正向重构分析表（见表 4-9）中。记住，在完成这项任务时，你无须做到"完美"。你可能纠结于如何作答，因为正向重构是一个崭新的概念，即使是经验丰富的心理治疗师，在刚着手练习时可能也无从下手。

觉得这项任务很有挑战性、令你感到困惑或沮丧实际上是一件好事，因为当你看到答案时，你会突然明白一些非常重要的、可能对你有所帮助的道理，这也是本书的主要目标之一。让这种有效的方法起作用的最好路径（也许是唯一路径），就是勇敢尝试和努力奋斗。

进行正向重构时，你要谨记以下几件事。

- 正向重构分析表上的每一条好处都必须是积极的、振奋人心的。类似"凯伦可能想让自己觉得自己是个受害者"这样的负面评价帮不到她。这些话很伤人，而且往往并不正确。

- 你列出的每一条好处都必须是客观和真实的。记住，冷冰冰的大道理和半真半假的话不会对任何人产生帮助。
- 你列出的每一条好处都必须与凯伦的内疚存在直接的、明显的关联。泛泛的、模糊的恭维，比如"凯伦撑住了！"，既没有抓住要点，也不会起到帮助的作用。

列出若干条好处后，你可以继续阅读，看看我们的答案，但要确保你对凯伦的内疚写出至少一条好处、发现至少一种核心价值。

表 4-9　凯伦的正向重构分析表（你的答案）①

| 消极想法或情绪 | 好处 | 核心价值 |
|---|---|---|
| 内疚 | | |

你在以上表格里写出一些答案了吗？如果是的，那么你就开了一个好头！不过，交白卷也没关系。这个练习很有挑战性，因为大多数人都不习惯用这种积极的方式去描述自己的情绪和想法。

你如果看了我的答案（表 4-10）的第三行，就会发现内疚确实能带来一些好处、体现一些美好的特质。例如，她感到内疚说明她是一个非常有爱心和负责任的母亲。内疚实际上体现了凯伦对女儿强烈的爱，它激励凯伦竭尽全力地帮助女儿。

这些积极之处在你看来可能显而易见，但对凯伦来说是一个巨大的惊喜。她从来没有想过她的内疚有积极的一面，因为她一直感到非常糟糕。

---

① 本书作者在患者的正向重构分析表中把好处和核心价值分成了两栏，但你在填写自己的正向重构分析表时，并不一定要这么做。一般来说，将所有的积极因素填写在一栏中就足够了。——译者注

**表 4-10　凯伦的正向重构分析表（我的答案）**

| 消极想法或情绪 | 好处 | 核心价值 |
|---|---|---|
| 悲伤 | • 我的悲伤让我在与其他遭受痛苦的人交往时更具同情心。<br>• 我的悲伤让我更能体会女儿的感受，以及她经历的一切。 | • 女儿承受如此巨大的痛苦，我理所当然会感到悲伤。<br>• 如果我不感到悲伤，那可能说明我并非真正在乎女儿的痛苦！ |
| 焦虑、担忧、惊慌、紧张、害怕 | • 焦虑让我保持警惕，从而使我更小心地保护我的女儿。 | • 我的焦虑体现了我对女儿和对自己的爱，因为我俩都应该得到保护。 |
| 内疚、懊悔、遗憾 | • 在过去 9 年里，内疚促使我从身心两方面竭尽全力帮助我的女儿。<br>• 我的内疚可能会阻止我在未来犯类似的错误。 | • 我的内疚体现了我对女儿的强烈的爱。<br>• 我的内疚体现了我作为家长的责任感。<br>• 我的内疚说明我把"母亲"这一角色看得很重要。<br>• 我的内疚说明我心中有严格的道德准则，我用很高的标准要求自己。 |
| 不胜任、有缺陷、无能 | • 我的不胜任感驱使我努力工作，在母亲和职业女性这两个领域做到最好。 | • 我的不胜任感说明我诚实、实事求是，因为我确实有很多不足之处。 |
| 无望、泄气、悲观、绝望 | • 这些情绪可以避免我燃起希望后再失望。毕竟我与自己的抑郁障碍和女儿的创伤后应激障碍已经斗争了 9 年，仍然没有成功。 | • 我的绝望说明我是实事求是的人，愿意面对现实，而非生活在一个盲目乐观、否认问题存在、坚持认为一切都会好起来的世界里。<br>• 我的沮丧表明我正在面对现实——我女儿接受的创伤后应激障碍的治疗（服用无穷无尽的药物）没有效果。 |
| 无力自拔 | • 女儿没有得到有效治疗这件事使我产生的挫败感激励我继续奋斗！ | • 我的挫败感说明我对我和女儿目前的情绪状态不满意，说明我是一个不自暴自弃的斗士。 |
| 怨恨 | • 我的怨恨促使我对那些射伤我女儿的男孩们的家长采取行动。 | • 我的怨恨和坚持表明我是一个斗士。<br>• 我的愤怒是合理的——那些男孩们的父母不应该让孩子摆弄来福枪。 |

续表

| 消极想法或情绪 | 好处 | 核心价值 |
|---|---|---|
| 我是一个坏妈妈。 | • 我的自我批评说明我在用很高的标准要求自己。<br>• 我对自己的高标准激励我在事业上取得成功，并为家庭竭尽所能。 | • 我说"我是一个坏妈妈。"可能说明我其实是一个好妈妈，因为我真的很在乎我的女儿！<br>• 我的自我批评说明我是一个谦逊、不傲慢的人。<br>• 谦逊是一种高尚的品质，我想成为一个精神高尚的人。<br>• 我的自我批评说明我愿意承担责任，审视自己的错误，而非责怪他人。 |
| 在观摩的治疗师们会对我进行评判。 | • 我对被评判的担心可能避免我在他人面前说一些愚蠢的或不恰当的话。 | • 我害怕被他人评判，这表明我渴望与他人建立有意义的人际关系。 |

如果我们只试图减少或克服凯伦的内疚，而不考虑那些与内疚相伴相生的诸多积极因素，那么我们几乎可以肯定，凯伦会抗拒我们的帮助。她如果按下魔法按钮，内疚一下子消失，好像就表明了她其实并非真的在乎她的女儿。

你发现了吗？任何一种消极想法或情绪都可以被正向重构。

我们继续列举积极因素，凯伦很快就掌握了方法。于是，我们三人一起列出了一份超棒的正向重构清单，一共包括25条好处。我想，用"大为震撼"来形容凯伦的心情一点也不为过。她习惯于认为自己在某些方面是"错误"的，而实际上，她的痛苦正反映了她的"正确"！

你刚开始进行正向重构的时候会感到非常难，因为你已经习惯把消极情绪看作"精神障碍"的症状了。比如，你如果像凯伦那样，在 2 周或更长时间里有抑郁情绪，那么根据 DSM-5 给出的诊断标准，精神科医生就可能得出你患有重度抑郁障碍的结论。突然之间，你的"消极情绪"就变成了"精神障碍"。

这种看待事物的方式很奇怪。为什么呢？第一，为什么抑郁 2 周就能被诊断为精神障碍？为什么不是 1 周？这也太主观了！为什么不直接说这个人产生了抑郁情绪，程度是怎样的，持续了多久？

第二，当你被告知患有精神障碍时，你会想当然地得出结论：你在某些方面"不对劲"，你身上有必须被矫治的缺陷。这种说法其实是在贬低你，听起来好像医生具备某种你不具备的特殊诊断能力。我可不这么认为！

进行正向重构的目的就是扭转这种思维方式。我们要让凯伦为她的消极想法和情绪感到骄傲，而非羞耻！

凭什么要先入为主地认定悲伤是一种病呢？凯伦的痛苦反映了她对女儿深深的爱。事实上，凯伦所有的消极想法和情绪都是她美好特质的反映，都体现了她作为一个母亲、一个人的核心价值。

这就是为什么对凯伦来说，按下魔法按钮可能并非一个好主意——所有消极情绪瞬间消失的同时，所有积极因素也会一并消失。

凯伦真的希望这种情况发生吗？如果你是她，你愿意按下魔法按钮吗？

在过去的9年里，凯伦并没有积极地与抑郁和焦虑作斗争，她更愿意诉苦、抱怨。她也许还有其他害怕改变的消极动机。她的抑郁和焦虑既不是因为基因异常，也不是因为大脑中的化学物质失衡。她那些消极想法和情绪恰恰是她身上了不起的、美好的特质的反映。

你可能也是如此。在第7章里，你将学习剖析自己的内心，看看这种现象是不是同样发生在你的身上。

现在，我们处于一个很有意思的两难局面。凯伦不想在痛苦中度过下一个9年，但如果她按下魔法按钮，所有那些美好的特质也将烟消云散。

该如何破解这个两难局面？你能想到解决办法吗？

在继续阅读之前，请在这里写下你的办法。重申一下，你的目标不是找到"正确"答案，而是让你的大脑以全新的、与从前迥异的思维方式来思考问题。我本人也总是犯错，但我发现，犯错往往是学到新知识的第一步。

_____

_____

_____

_____

_____

## 我的答案

你可能还记得第 1 章提到的魔法刻度盘。我和莱维特博士让凯伦想象她有一个魔法刻度盘，而非一个魔法按钮，这样她就可以把每一组消极情绪都调节到最合理的程度，而非让这些情绪完全消失。这样她会好受很多，因为存在于消极想法和情绪中的所有积极因素就不会消失了。

举个例子，凯伦感到悲伤是再正常不过的事情，如果她按下魔法按钮，突然快乐起来，你能想象那有多奇怪吗？那好像意味着："哦，我的女儿因为被枪击中面部，在过去 9 年里承受了巨大的痛苦，但我还是尽我所能快乐地生活着！"

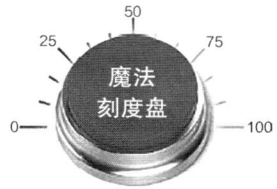

你能看出这有多奇怪吧？

凯伦为女儿发生了悲剧而感到悲伤和沮丧是完全合理的，甚至是可取的。可是她悲伤和抑郁的程度有必要达到 90% 吗？如果她有一个魔法刻度盘，她想把悲伤调节到什么程度呢？

凯伦认为 10% 的悲伤就足够了，所以她在情绪日志中"悲伤"的"目标程度（%）"一栏填了"10"，如表 4-11 所示。你也可以看到，她决定把焦虑程度从 100% 降到 20%，把绝望和泄气程度从 75% 降到 10%，把其他消极情绪的程度降到 0。

**表 4-11　凯伦在治疗过程中的情绪日志**

| 消极情绪 | 最初的程度（%） | 目标程度（%） | 治疗后的程度（%） |
|---|---|---|---|
| <u>悲伤</u>、忧郁、抑郁、情绪低落、不快乐 | 90 | 10 | |
| <u>焦虑</u>、担忧、惊慌、紧张、害怕 | 100 | 20 | |
| <u>内疚</u>、懊悔、遗憾、羞愧 | 100 | 0 | |
| 低人一等、没有价值、<u>不胜任</u>、有缺陷、无能 | 80 | 0 | |
| 孤独、不被爱、不受欢迎、不被接受、无依无靠、被抛弃 | 0 | — | |
| 尴尬、愚蠢、耻辱、难为情 | 0 | — | |

续表

| 消极情绪 | 最初的程度（%） | 目标程度（%） | 治疗后的程度（%） |
|---|---|---|---|
| 无望、泄气、悲观、绝望 | 75 | 10 | |
| 受挫、无力自拔、受阻、被击败 | 100 | 0 | |
| 生气、抓狂、怨恨、恼火、激愤、不高兴、暴怒 | 90 | 0 | |
| 其他 | — | — | |

我们在引导凯伦使用魔法刻度盘时，实际上也在和她潜意识中的阻抗"讨价还价"。我们是在问她，她能接受多大程度的消极情绪。这让凯伦掌握了主动权，让她能做自身情绪的掌舵人。我们无须向她灌输任何观点，她也无须抗拒！

魔法刻度盘给了凯伦潜意识中的阻抗以充分的尊重——我们尊重她的消极想法和情绪，把它们看作美好特质的反映，而非给它们贴上"精神障碍"的标签。

这就是正向重构的强大之处：它能帮你建立"自我共情"（Self-Empathy）。你发现自己有很多美好的特质后，就会为自己所有的消极情绪感到骄傲，而不再厌恶自己、为自己"残破"或"有缺陷"感到羞耻。这种发自内心的接纳，或者说"自我共情"，是康复的关键。它不是别人能给予你的东西，是只有你自己能给予自己的东西。

当我引导患者使用魔法按钮、正向重构和魔法刻度盘等工具和方法时，我的角色完全不同于传统的心理治疗师。在一般情况下，我们认为心理治疗师是鼓励患者做出改变的人。心理治疗师通常试图说服患者使用这种或那种疗法来战胜消极想法和情绪。这可能是你阅读本书的最初动机——你可能希望从本书中学到克服不安和自我怀疑的方法，从而感到更快乐、自尊心更强，在生活中效率更高，更能与他人建立良好的关系。

然而在使用上述工具和方法时，我不再灌输观点，不再试图说服患者做出改变。相反，我尊重所有不改变的理由。这实际上相当于一种角色转换——患者本人在争取做出改变，而我则作为患者潜意识中的阻抗的代言人。这与许多（甚至可以说大部分）心理治疗师所坚持的"帮助"或"拯救"的思路大相径庭。

然而，如果患者说"你说得对，伯恩斯博士。我不想改变！"，那该怎么办呢？

奇怪的是，这种情况几乎从未发生过，除非患者迫于外界压力才来寻求我的帮助。不过，患者无论出于什么原因不想改变，我都会尊重他的想法。而且我会让他知道，如果他改变主意了，我很乐于再次与他并肩战斗。我把这个技巧称为"开放接纳姿态"。

幸运的是，凯伦说，她填完正向重构分析表和使用了魔法刻度盘后，突然非常渴望接受治疗。

目前，我们已经完成了 TEAM 认知行为治疗流程中的 T（测评）、E（共情）、A（阻抗评估）三步。

- T（测评）：我们在治疗开始时对凯伦的消极情绪进行了测评，发现她处于严重的抑郁和焦虑中。查看她的情绪日志，我们发现除了抑郁和焦虑，她还有其他很多消极情绪。
- E（共情）：凯伦讲述她的故事时，我和莱维特博士只是倾听，并没有试图"帮助"她。我们时不时地回应她，附和她，对她的感受进行总结，从而证明我们在认真倾听并且真的听懂了。我们还试着向她传递我们的温暖、同情和接纳。
- A（阻抗评估）：我们找到了凯伦到底在哪些方面需要帮助，让她知道了她在抗拒什么，然后用魔法按钮、正向重构和魔法刻度盘消解阻抗。

接下来，我们将如何进行治疗过程的 M（方法）环节呢？

在对每一个抑郁障碍患者或焦虑障碍患者进行治疗前，我总是先让他从他的情绪日志中选择一个他最想要处理的消极想法。这一步非常重要。我无法泛泛地帮助你或任何人。我们必须从一些具体的想法或情绪入手！你会看到，这么做将引起巨大的影响。

凯伦选择了她在情绪日志中写下的第一个消极想法："我绝不应该让她出去玩。那样她就绝对不会得重度创伤后应激障碍和重度抑郁障碍了。"

刚才，你在识别"我是一个坏妈妈。"这个想法中的认知歪曲时做得很棒。现在，让我们来看看你如何处理凯伦的第一个消极想法。请在表 4-12 中勾选出你在"我不该让她出去玩。"这个想法中发现的所有认知歪曲。

### 表 4-12　认知歪曲判定表

| 10 种认知歪曲 | 你的答案 |
| --- | --- |
| **全或无思维**：用非黑即白、全或无的方式看待自己或世界，不认可灰色地带的存在。 | |
| **过度概括**：用"总是"或"从不"这类词把一个负面事件拓展成永无止境的失败。 | |
| **精神过滤**：总是想着事物消极的一面，过滤掉或忽略掉其积极的一面，就像用一滴墨水染黑整杯清水。 | |
| **正面折扣**：这是一个更严重的心理错误。你告诉自己，你的优点都不值一提。你会因此对自己的各个方面都持有负面评价。 | |
| **妄下结论**：在没有事实依据的前提下草率得出结论。<br>• **读心术**：你认为别人对你持有消极想法和感受。<br>• **算命式预测**：对未来做出坏的预测。 | |
| **夸大或缩小**：错误地夸大或缩小事情的重要性。我称这种心理为"双筒望远镜错觉"——分别从双筒望远镜的两端望出去，物体看起来要么比实际大得多，要么小得多。 | |
| **情绪推理**：从情绪出发进行推理。比如，你感到挫败，所以你就认为自己真的是一个失败者。再比如，你感到绝望，于是你断定自己真的没有希望了。 | |
| **"应该"陈述**：你用"应该""必须"或"应当"令自己（或他人）痛苦不堪。指向自我的"应该"令你感到内疚、羞耻、抑郁和没有价值；指向他人的"应该"令你感到愤怒，引发人际关系问题；指向世界的"应该"令你感到挫败或有特权。 | |
| **贴标签**：你给自己或他人贴标签，而非着眼于具体的问题。贴标签是过度概括的极端形式，你认为你整个自我或他人不好或有缺陷。 | |
| **自责和他责**：挑自己的错（自责）或别人的错（他责）。 | |

完成测验后，你可以继续阅读，查看我的答案。完成之前不要看！

## 我的答案

识别认知歪曲没有标准答案。以下是我在凯伦的想法——"我绝不应该让她出去玩。那样她就绝对不会得重度创伤后应激障碍和重度抑郁障碍了。"中发现的认知歪曲。

- **过度概括**：如果你勾选了这种认知歪曲，我会给你 1 分，因为她确实使用了"永远不"这个说法。然而，我认为这个消极想法并非过度概括的典型例子，因为凯伦的真正意思是她不应该让女儿在那个特定的晚上出去玩，不是自己"总"犯这样的错误，也不是自己"从来没有"做过正确的事情。

- **精神过滤**：凯伦一心想着在女儿身上发生的悲剧，忽略自己对女儿的爱，她通过这个单一事件判断自己是个坏妈妈。

- **正面折扣**：凯伦轻视了自己在悲剧发生前后为女儿做过的所有充满爱意的事情。她甚至认为，既然是她的决定导致了悲剧的发生，那么她做过的所有好事都"不值一提"。

- **妄下结论**：凯伦的行为正是我所说的算命式预测——她认为自己能预测未来，防止坏事发生。当我指出这一点时，她恍然大悟，意识到没有人能预测未来。

- **夸大或缩小**：起初，我没有发现凯伦存在这种认知歪曲，因为她的女儿的确承受了长达 9 年的痛苦折磨，整个事件的确是一个巨大的悲剧。然而，我的一个同事指出，凯伦夸大了自己在整个事件中的作用，缩小了肇事者及其父母的作用。这种（以及其他任何）认知歪曲一经指出，立刻就显得非常明显！

- **情绪推理**：凯伦应该意识到她的推理过程非常情绪化——她因为感到内疚，从而得出了"我绝不应该让她出去玩。那样她就绝对不会得重度创伤后应激障碍和重度抑郁障碍了。"的结论。

- **"应该"陈述**：这是非常清晰、非常典型的"应该"陈述。凯伦是在告诉她自己，她本"应该"知道她女儿会中枪。然而这是不可能的。

- **自责**：这个想法是与自责有关的典型例子。凯伦显然在为女儿中枪而责怪自己。

以下是我在她的这个消极想法中没有发现的认知歪曲。

- **全或无思维**：我没有在这个想法中发现这种认知歪曲，因为凯伦没有以要么"全"要么"无"的方式看待自己。她只是说她犯了一个具体的错误，后果很严重。然而，在她的其他消极想法（比如"我是一个坏妈妈。"）中，确实存在全或无思维。

- **贴标签**：在这个想法中，我没有发现任何标签。然而，正如我们之前讨论的，当她称自己为"坏妈妈"时，她无疑是在给自己贴标签。

你的测验做得怎么样？大多数认知歪曲都显而易见。例如，凯伦的这个消极想法是明显的"应该"陈述，因为她说："我绝不应该……"这也是自责的典型例子，因为她把悲剧发生的原因归于自己。然而，有一个很重要的认知歪曲很难察觉，你可能没有发现——一开始我也没有发现。

当我和莱维特博士问凯伦，她能从这一消极想法中找出哪些认知歪曲时，我们注意到她在"认知歪曲类型"一栏中填写了"算命式预测"，如表 4-13 所示。

**表 4-13 "我绝不应该让她出去玩。"对应的认知歪曲**

| 消极想法 | 最初的相信程度（%） | 治疗后的相信程度（%） | 认知歪曲类型 | 积极想法 | 相信程度（%） |
|---|---|---|---|---|---|
| 我绝不应该让她出去玩。那样她就绝对不会得重度创伤后应激障碍和重度抑郁障碍了。 | 100 | | • 精神过滤<br>• 正面折扣<br>• 妄下结论（算命式预测）<br>• 情绪推理<br>• "应该"陈述<br>• 自责 | | |

你发现这种认知歪曲了吗？我和莱维特博士都没有一眼看出它来！

一开始，凯伦的结论让我们感到困惑，因为我们通常认为算命式预测就是对未来将要发生的事情做出消极预言。比如，抑郁者有时会告诉自己情况永远不会改变，所以他们感到绝望。再比如，焦虑者告诉自己可怕的事情即将发生，所以他们感到恐惧。可凯伦并没有给出这样的消极预言。

突然，我脑子里灵光一现。我悟到凯伦的这个消极想法是算命式预测的一个不太寻常的例子：她在告诉自己，她本应能够预测未来，她本来能够防止坏事发生。

然而，没有人能预测未来。

当我提出这一点时，凯伦顿悟到她一直对自己持有不可能实现的期望。我能看出凯伦的痛苦几乎瞬间消失，整个人一下子放松了下来。我很高兴这次治疗过程以视频形式留存了下来，因为这实在是一个值得记录的非凡经历。

我请凯伦用她自己的话向我解释这种认知歪曲，她说：

> "我没有预测未来的能力。那天晚上女儿出门的时候，我是无法知道她会中枪的。"

在作为读者的你看来，这可能是个显而易见的道理，无须"顿悟"，这是因为你不是凯伦。当你也在自我批评或自我怀疑中苦苦挣扎时，你心中的消极想法将引起同样真实而强烈的消极情绪，你会与凯伦毫无二致。

以下是一个关于抑郁和焦虑的惊人事实：抑郁者和焦虑者坚信，自己那些极度歪曲的、并不公正客观的消极想法是正确的。如果你曾经深陷于抑郁或焦虑，那么我相信你知道我在说什么。你即使能看出凯伦的消极想法非常歪曲，也可能坚信自己的消极想法是正确的！

我和莱维特博士让凯伦把她的发现填入"积极想法"一栏，并告诉我们她对这个积极想法的相信程度。她说她完全相信。然后我们问她现在对那个消极想法的相信程度，她说她不再相信了，所以她在"治疗后的相信程度"一栏中填了 0。

表 4-14 是她当时填写的情绪日志。

### 表 4-14　凯伦的转变

| 消极想法 | 最初的相信程度（%） | 治疗后的相信程度（%） | 认知歪曲类型 | 积极想法 | 相信程度（%） |
|---|---|---|---|---|---|
| 我绝不应该让她出去玩。那样她就绝对不会得重度创伤后应激障碍和重度抑郁障碍了。 | 100 | 0 | • 精神过滤<br>• 正面折扣<br>• 妄下结论（算命式预测）<br>• 情绪推理<br>• "应该"陈述<br>• 自责 | 每天晚上让她出去玩是惯例，那个晚上也不例外。爱孩子的母亲都会让孩子出去玩。我那么做已经很多年了，我没法预知她会中枪。 | 100 |

我在从事认知行为疗法研究与实践的早期阶段，很少看到这种相当快速

的变化，但现在，我总能看到这样的情形上演。我相信这体现了正向重构的强大效力。你一旦发现了消极想法和情绪的积极之处，挑战和战胜消极想法和情绪就会变得易如反掌。

　　战胜了第一个消极想法后，我们又着手解决情绪日志中其他的消极想法。正如表 4-15 所示，凯伦轻松地战胜了大部分消极想法。在下一章，你将学习并掌握另一个粉碎消极想法的工具，我称之为"康复之轮"。不过，在凯伦的案例中，"顿悟时刻"才是她改变消极想法和情绪所需要的。

表 4-15　凯伦在情绪日志中写下的消极想法和积极想法

| 消极想法 | 最初的相信程度（%） | 治疗后的相信程度（%） | 认知歪曲类型 | 积极想法 | 相信程度（%） |
|---|---|---|---|---|---|
| 我绝不应该让她出去玩。那样她就绝对不会得重度创伤后应激障碍和重度抑郁障碍了。 | 100 | 0 | • 精神过滤<br>• 正面折扣<br>• 妄下结论（算命式预测）<br>• 情绪推理<br>• "应该"陈述<br>• 自责 | 每天晚上让她出去玩是惯例，那个晚上也不例外。爱孩子的母亲都会让孩子出去玩。我那么做已经很多年了，我没法预知她会中枪。 | 100 |
| 我如果对她限制得再严格些，让她待在屋里，她就不会中枪了。 | 100 | 0 | • 全或无思维<br>• 精神过滤<br>• 妄下结论（算命式预测）<br>• "应该"陈述<br>• 自责 | 发生这一切不是我的错，也无关我是否应该把女儿管得更严。让她每晚出去玩是多年的惯例。 | 100 |
| 我是一个坏妈妈。 | 75 | 0 | • 全或无思维<br>• 正面折扣<br>• 情绪推理<br>• "应该"陈述<br>• 贴标签<br>• 自责 | 好妈妈也不可能时时处处保护好自己的孩子。我虽然一直给予女儿满满的爱意、关怀和支持，但确实无法保护她免受一切伤害。可这并不意味着我是一个坏妈妈。 | 100 |
| 我不该相信那些让她服用各种精神药物的医生，他们只会使情况更糟糕。 | 100 | 0 | • 全或无思维<br>• 精神过滤<br>• "应该"陈述<br>• 自责 | 我已经尽我所能向有资质的专业人士寻求专业帮助了。我不知道一些治疗手段会使情况变得更糟。我不该为此责怪自己。 | 100 |

续表

| 消极想法 | 最初的相信程度（%） | 治疗后的相信程度（%） | 认知歪曲类型 | 积极想法 | 相信程度（%） |
|---|---|---|---|---|---|
| 我的错误把她的童年毁了。 | 100 | 0 | • 全或无思维<br>• 精神过滤<br>• 正面折扣<br>• 情绪推理<br>• 自责 | 她患上重度抑郁障碍和创伤后应激障碍、不得不花费大量时间看医生都并非我的错。我为她找了最好的牙科医生，让她没有被毁容，从这一点上说她是幸运的。事实上，这些年来，我一直支持她、爱她，尽我所能为她提供最好的帮助。 | 100 |
| 我必须用整个余生来尽力补偿她。 | 100 | 0 | • 全或无思维<br>• 正面折扣<br>• 妄下结论（算命式预测）<br>• 夸大<br>• "应该"陈述<br>• 自责 | 与其沉浸在内疚中，我更愿在余生里享受与女儿在一起的时光，为她仍然活着而开心。 | 100 |
| 我永远都不会真正感到快乐了，因为我永远都不会知道她的状况能否稳定下来。 | 90 | 0 | • 全或无思维<br>• 过度概括<br>• 精神过滤<br>• 情绪推理<br>• "应该"陈述<br>• 自责 | 我终于可以放下多年来一直背负的内疚，重新找回快乐了。我已经为内疚付出太多时光了！ | 100 |
| 在观摩的治疗师们会对我进行评判。 | 100 | | • 妄下结论（读心术） | | |
| 在观摩的治疗师们不会喜欢我。 | 100 | | • 妄下结论（读心术） | | |
| 在观摩的治疗师们会认为我是一个坏妈妈。 | 80 | | • 妄下结论（读心术） | | |

正如你所看到的，凯伦需要一些帮助来解决情绪日志中的最后三个消极想法。她在使用读心术，因为她坚信观众会评判她、讨厌她、认为她是个坏妈妈。

起初，她想用积极想法对抗这些消极想法："他们在评判我，那是他们的问题！"这个想法引起了现场观众的欢呼声和掌声，因为它听起来很霸气！

可是这个想法有一个问题。你能看出是什么问题吗？这个想法预设观众真的在评判凯伦。如果在观摩的心理治疗师并没有在评判她呢？

于是，我和莱维特博士问凯伦，我们能否用一种方法验证她的观点——"观众在评判她"。凯伦回答说："要不我去问问他们？"

我们问凯伦，这个主意是否使她焦虑。她说，这使她极度焦虑。事实上，她吓到几乎要晕厥。

你觉得这说明这个主意是好还是坏？既然这个主意令凯伦如此焦虑，我们是否应该鼓励凯伦直面她的恐惧，询问观众是否在评判她？

在阅读我的答案前，请在表4-16中勾选出你的答案。

**表4-16　凯伦是否应该直面恐惧？**

| 选项 | 你的答案 |
| --- | --- |
| 我认为凯伦直接询问观众是否在评判她是一个很好的主意。 | |
| 我不认为这是个好主意。这太冒险了，因为她可能发现观众真的在评判她。 | |
| 这是在浪费时间，因为观众不会对她说实话。他们只会哄她开心！ | |
| 我不确定。 | |

### 我的答案

这是个好主意！你可能还记得，"暴露"是克服恐惧的关键。当你发现怪兽没有牙齿时，你将体验到大彻大悟的快乐。

凯伦起初抗拒这个主意。她说这个主意太吓人了，而且观众可能不会对她说实话。

我告诉她，她可以盘问他们，问他们说的是实话还是只是想表现得友善一些。我还告诉她，她感到强烈焦虑说明这个步骤势在必行。

凯伦鼓足勇气问大家，是否有人愿意来到麦克风前，让她问问他们对她的看法。好多人涌到她面前，一个接一个地告诉她，这个晚上他们被她的勇气极大地感动和鼓舞着，她是他们心中的英雄。很多人都哭了。他们的评价实在让人惊喜。

凯伦几乎不敢相信她的耳朵，她对最后三个消极想法的相信程度也降到了 0。

为了确定这次治疗对她是否有帮助，我和莱维特博士让凯伦重新给情绪日志中的消极情绪打分，就像她在治疗开始时所做的那样。你可能还记得，T（测评）是 TEAM 认知行为疗法的关键步骤之一。每次治疗开始和结束时，我都会对患者进行测评，无一例外。

正如你在表 4-17 中"治疗后的程度（%）"一栏中看到的，这次现场治疗的效果令人震惊——凯伦的消极情绪全部消失了。事实上，其中两种消极情绪不仅仅是消失了：凯伦重新评估了她的内疚和羞愧程度，最终给出的程度是 -1 000%！而她的无力自拔感的程度是 -1 000 000%！

表 4-17　凯伦接受治疗后的情绪日志

| 消极情绪 | 最初的程度（%） | 目标程度（%） | 治疗后的程度（%） |
|---|---|---|---|
| 悲伤、忧郁、抑郁、情绪低落、不快乐 | 90 | 10 | 0 |
| 焦虑、担忧、惊慌、紧张、害怕 | 100 | 20 | 0 |
| 内疚、懊悔、遗憾、羞愧 | 100 | 0 | -1 000 |
| 低人一等、没有价值、不胜任、有缺陷、无能 | 80 | 0 | 0 |
| 孤独、不被爱、不受欢迎、不被接受、无依无靠、被抛弃 | 0 | — | — |
| 尴尬、愚蠢、耻辱、难为情 | 0 | — | — |
| 无望、泄气、悲观、绝望 | 75 | 10 | 0 |
| 受挫、无力自拔、受阻、被击败 | 100 | 0 | -1 000 000 |
| 生气、抓狂、怨恨、恼火、激愤、不高兴、暴怒 | 90 | 0 | 0 |
| 其他 | — | — | — |

我们问凯伦，这些变化究竟是真实的还是她只是为了在现场演示中"表现良好"。如果这些变化是真实的，那么这次现场治疗中最打动她的部分是什么？毕竟，9 年来，凯伦一直在与强烈的悲伤、内疚、焦虑和愤怒作斗争，

而今天，一次治疗就令她完全康复了。这可能吗？如果是真的，那么这一切是如何发生的，又为什么能发生呢？

　　凯伦说："我不知道刚才到底发生了什么！哇！太神奇了！这是个奇迹！"

　　来吧，正在阅读本书的你，我们来看看，我能否为你创造一个小小的奇迹！

# 第5章
# 哪些方法能粉碎认知歪曲？

在上一章中，你看到了 TEAM 认知行为疗法是如何迅速见效的，患者们往往只需要参加一次加长的心理治疗。TEAM 认知行为疗法带来的回报丰厚，突然的戏剧性转变令人惊喜。目睹患者的绝望和泪水转化为喜悦和笑容，我想我永远不会厌倦享受这份欣喜。借用凯伦的话来说，这是实实在在的"奇迹"！

读了凯伦的故事，你了解了几种前沿工具和方法——魔法按钮、正向重构和魔法刻度盘——是如何消解一个人的阻抗的。然而，这些工具和方法虽然相当重要，却不足以解决所有问题。你可能还需要一些强效的方法来挑战和战胜你的消极想法。

在过去数十年里，我发明了 50 多种方法来击碎那些导致抑郁、焦虑、人际关系问题、习惯与成瘾行为的消极想法。你可以在附录 1 "帮你摆脱认知歪曲的 50 种方法"看到这些方法。

那么你应该使用哪些方法呢？你应该如何选出那些对你个人来说最有效果的方法呢？

## 梅拉妮的故事——"她会把我的事告诉其他人，他们会对我说三道四！"

我会在本章讲解一个名叫梅拉妮的妇女的治疗过程，以此来回答上述问题。梅拉妮 10 年来一直觉得自己是有缺陷的，她感到羞耻，因为她认为自己没有达到自己设定的道德标准，并且害怕别人发现她曾经的失败而对她说三道四。

你也有过类似的感觉吗？你有没有担心过被别人议论或觉得自己不够好？我有过！我敢肯定，虽然你的生活与梅拉妮的或我的截然不同，但你也有过这种担心。

梅拉妮自愿让我拍下整个现场治疗过程，以便我制作教学视频，展示TEAM 认知行为疗法是如何起作用的。这次，我的合作心理治疗师是安吉拉·克鲁姆（Angela Krumm）博士。随着治疗的展开，梅拉妮流着眼泪讲述她的故事：前几天，她接到了一位朋友打来的电话，这个电话令她深受困扰——打电话来的女人为梅拉妮婆婆的去世向她表达哀悼。

梅拉妮解释说，她的眼泪并不是因为她婆婆去世而流的。令梅拉妮难受的是，她不得不告诉那个女人，去世的并不是她的现婆婆，而是她的前婆婆。

梅拉妮的眼泪簌簌而下，她坦白道，她已经结过三次婚了，有两个前婆婆。她为此感到非常羞耻，害怕来电者把她曾经有过失败婚姻的事情告诉别人，这样她的名声就毁了。

梅拉妮说，她现在这段婚姻已经持续 9 年了，非常成功，她和现任丈夫非常相爱，但她对身边几乎所有人都隐瞒了自己曾经有过两段失败婚姻的事实。她说，当他们夫妇和朋友出去玩的时候，她会有那么几小时感觉良好，因为她暂时"忘记了"曾经的失败婚姻。然而，她会突然想起这件事，心情随之跌入谷底，并且开始担心人们发现这件事并对她说三道四。她说，这种担心每天都在困扰她，使她没法感到自由、平静、喜悦，没法拥有强大的自尊心。

请看梅拉妮的情绪日志（表 5-1），你会看到她把那个来电定义为令她困扰的事件，她因此产生了很多强烈的消极想法和情绪。

你会看到她告诉自己，她是一个失败者、一个有缺陷的人，人们如果发现她曾经有过失败的婚姻，就会对她说三道四。她还担心人们会认为她没有能力维系良好的人际关系。她对这些消极想法深信不疑。

梅拉妮的第五个消极想法特别有意思，她害怕她的孩子在她的葬礼上蒙羞。尽管她眼下十分健康，但她仍会想象在她下葬时，人们会因她的生平交头接耳！

**表 5-1　梅拉妮接受治疗前的情绪日志**

**困扰事件：**前婆婆去世后，一位朋友打来电话表示哀悼。

| 消极情绪 | 最初的程度（％） | 目标程度（％） | 治疗后的程度（％） |
|---|---|---|---|
| 悲伤、忧郁、抑郁、情绪低落、不快乐 | 50 | | |
| 焦虑、担忧、惊慌、紧张、害怕 | 100 | | |
| 内疚、懊悔、遗憾、羞愧 | 100 | | |
| 低人一等、没有价值、不胜任、有缺陷、无能 | 95 | | |
| 孤独、不被爱、不受欢迎、不被接受、无依无靠、被抛弃 | 0 | | |
| 尴尬、愚蠢、耻辱、难为情 | 100 | | |
| 无望、泄气、悲观、绝望 | 25 | | |
| 受挫、无力自拔、受阻、被击败 | 80 | | |
| 生气、抓狂、怨恨、恼火、激愤、不高兴、暴怒 | 75 | | |
| 其他 | — | | |

| 消极想法 | 最初的相信程度（％） | 治疗后的相信程度（％） | 认知歪曲类型 | 积极想法 | 相信程度（％） |
|---|---|---|---|---|---|
| 我是一个失败者。 | 100 | | | | |
| 她会把我的事告诉其他人，他们会对我说三道四！ | 100 | | | | |
| 我是有缺陷的。 | 85 | | | | |
| 人们会认为我无法维系一段良好的人际关系。 | 95 | | | | |
| 我的孩子会在我的葬礼上蒙羞。 | 90 | | | | |
| 人们会认为我应该受到惩罚。 | 95 | | | | |
| 我可能被抛弃。 | 100 | | | | |
| 只有与其他有共同经历的人分享我有过失败的婚姻才是安全的。 | 100 | | | | |

　　我和克鲁姆博士还得知了一件事：由于为社区里的弱势群体做贡献，梅拉妮曾多次获得公民奖，某些颁奖典礼的规模甚至大到有数百名观众。

　　你认为她会如何处理那些奖杯和证书呢？可悲的是，她把它们藏在了办公室的壁橱里！

　　你觉得这是为什么呢？请在这里写下你认为最合理的猜测。

_____

_____

_____

_____

_____

### 我的答案

　　你的猜测可能是，梅拉妮觉得自己不配得到这些荣誉。几乎所有人都可能这么猜。

　　可这并非梅拉妮把奖杯和证书藏起来的真正原因。她把奖杯和证书藏起来，是因为得奖人的姓名栏里先后出现了三个姓氏。她担心她的同事和学生们看到后会问："哇，梅拉妮，你有这么多奖杯和证书，太厉害了！可为什么奖杯和证书上有三个姓氏呢？"这样一来，她就不得不暴露自己已经结过三次婚的"可怕"真相了。

　　这是不是很可悲？

　　梅拉妮还告诉我们，她曾积极参与朋友的婚姻调解，帮助那些感情出现问题的夫妻。可这只会使她感到更加焦虑和羞耻，让她觉得自己像一个骗子。我很同情梅拉妮，因为她是一位美好、谦逊、温柔、乐于为他人奉献的女士。

　　我们该如何帮助梅拉妮改变她的想法和情绪呢？我将一步步引导你完成这项任务。在这个过程中，你需要完成一些练习。你如果能完成这些练习，那么在第 7 章挑战自己的消极想法时，就更容易实现目标。

　　我和克鲁姆博士在现场治疗过程中做的第一件事，就是在前半个小时里耐心倾听梅拉妮分享她的消极想法和情绪，并给予她温暖的支持。同样地，我们并没有试图干预她或"帮助"她，只是对她的讲述加以聆听和复述，认同她所经历的痛苦。

然后我们问梅拉妮是否准备好接受一些帮助来减轻困扰着她的焦虑感、羞耻感和缺陷感，抑或她需要更多的时间来倾诉和获得支持。梅拉妮说她确定自己想要获得帮助，并且已经做好了接受治疗的准备。

我问梅拉妮，她想要什么样的帮助；如果在今天的治疗过程中发生了奇迹，她希望是什么样的奇迹？

梅拉妮说，她希望自己能摆脱折磨了她 9 年之久的焦虑感和羞耻感，不再担心人们发现她有两段失败的婚姻并对她说三道四；即使他们真的发现了真相并评判她，她也不再在乎或担心。

我让梅拉妮想象她有一个魔法按钮，如果按下它，她所有的消极想法和情绪就会立即烟消云散，她会高高兴兴地走出这间屋子，感到解脱和喜悦。

梅拉妮说她会按下魔法按钮，"反正又不麻烦"。

几乎每个人在此刻都会说自己想按下按钮，但你知道，人们常常因为意识的或潜意识的原因使自己深陷僵局并沉溺其中。这就是要获得有意义的改变，就要消解阻抗的重要原因。

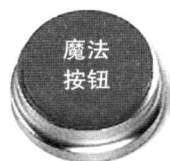

再看一下梅拉妮的情绪日志，你会看到她有很多消极想法和情绪。现在请你仔细阅读它们，针对每一个想法或情绪向自己提出以下两个问题。

- 这个消极想法或情绪能带来什么好处？
- 这个消极想法或情绪表明梅拉妮和她的核心价值有哪些积极的、了不起的特质？

请在梅拉妮的正向重构分析表（表 5-2）中列出你能想到的那些想法或情绪的全部积极之处。你可以选择梅拉妮的任何一个消极想法或情绪进行练习，但必须确保一次练习只分析一个想法或情绪。

记住，你无须将练习做得"完美"，只需要简单写下你的一些思考结果。完成后，你可以查看我的答案，看看梅拉妮和我想出了哪些积极之处。记住，你的答案与我们的如果有差别完全不要紧。你的一些见解很可能是我们未曾想到的。你觉得自己的某些答案看起来很不成熟，那更好。我希望你在做这个练习以及本书中所有的练习时，都能勇于"快乐地失败"！

表 5-2　梅拉妮的正向重构分析表（你的答案）

| 消极情绪或想法 | 好处以及核心价值 |
|---|---|
|  |  |
|  |  |
|  |  |
|  |  |
|  |  |
|  |  |
|  |  |
|  |  |

表 5-3 是我和梅拉妮总结出的部分消极情绪和想法的好处以及核心价值。

表 5-3　梅拉妮的正向重构分析表（我的答案）

| 消极情绪或想法 | 好处以及核心价值 |
|---|---|
| 情绪低落 | • 梅拉妮感到情绪低落是正常的，因为她的前婆婆刚刚离世。事实上，在离婚后，她与两位前婆婆仍然保持着密切的关系，所以她感到悲伤是正常的。<br>• 她对两段婚姻都失败了感到悲伤也是正常的，说明她很重视婚姻。 |
| 焦虑、担忧、惊慌、紧张、害怕 | • 梅拉妮的焦虑提醒她不要把自己失败的婚姻经历告诉别人。这既能保护梅拉妮，也能保护那些敬重她的朋友、家人和学生，让他们不会感到羞耻或对她失望。当然，在接受了现场治疗之后，梅拉妮可能改变她的这个看法；但到目前为止，她的主张仍是保守婚姻失败的秘密，而焦虑有助于她守口如瓶。 |
| 内疚、羞愧 | • 这些情绪说明梅拉妮心中有严格的道德准则，她把爱情和婚姻看得很重。 |
| 不胜任、有缺陷、无能 | • 梅拉妮给自己贴上了"有缺陷"的标签，这是实事求是的，因为她确实有很多缺点，正如很多人一样。<br>• 这些情绪体现了她的谦逊，这是一种可贵的品质。梅拉妮的确非常温暖和谦逊，这也是她讨人喜欢的部分原因。<br>• 这些情绪表明她用高标准要求自己，这些高标准激励她取得了很多成就。 |
| 无望、泄气、悲观、绝望 | • 梅拉妮只是感到有点无望，这是好事情。她的无望可以避免她燃起希望后再失望。 |

续表

| 消极情绪或想法 | 好处以及核心价值 |
|---|---|
| 抓狂、怨恨、恼火、激愤 | • 她的愤怒合情合理，这表明她能捍卫自己的尊严，因为很多人喜欢对别人评头品足。 |
| 我是一个失败者。 | • 这个消极想法说明梅拉妮用高标准要求自己。她的自我批评说明她愿意承担责任、审视自己的不足，而非像很多人那样只会指责他人。 |
| 人们会认为我应该受到惩罚。 | • 梅拉妮害怕被说三道四说明她重视与朋友、学生之间的有意义的、友爱的人际关系。她想接近他人，想获得重视。这是好事！ |

你如果能写出更多积极因素，那就更厉害了。这个练习是主观的，并没有标准答案。

完成正向重构分析表后，梅拉妮决定不按下魔法按钮了，因为她认为自己的消极想法和情绪有很多宝贵之处。她说她更愿意把自己的消极情绪调节到一个更低、更可控的程度。

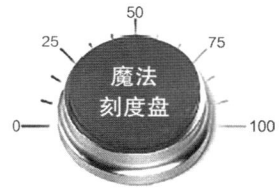

例如，她想把她的焦虑程度下调到 40%（表 5-4），这是一个健康的程度，因为焦虑能让她保持警惕、保护自己。她想把自己的抑郁程度调节到 0。她还想调低其他消极情绪的程度。

### 表 5-4　梅拉妮治疗过程中的消极情绪

| 消极情绪 | 最初的程度（%） | 目标程度（%） | 治疗后的程度（%） |
|---|---|---|---|
| 悲伤、忧郁、抑郁、情绪低落、不快乐 | 50 | 0 | |
| 焦虑、担忧、惊慌、紧张、害怕 | 100 | 40 | |
| 内疚、懊悔、遗憾、羞愧 | 100 | 30 | |
| 低人一等、没有价值、不胜任、有缺陷、无能 | 95 | 10 | |
| 孤独、不被爱、不受欢迎、不被接受、无依无靠、被抛弃 | 0 | — | |
| 尴尬、愚蠢、耻辱、难为情 | 100 | 30 | |
| 无望、泄气、悲观、绝望 | 25 | 0 | |
| 受挫、无力自拔、受阻、被击败 | 80 | 0 | |
| 生气、抓狂、怨恨、恼火、激愤、不高兴、暴怒 | 75 | 0 | |
| 其他 | — | — | |

不过，"目标程度"并非设定后就不可改变。在我们向梅拉妮展示了如何挑战和战胜她的消极想法后，由于她的一些思维方式突然发生改变，她可能决定进一步下调某些消极情绪的程度。

也许你仍然对我们的工作心存疑惑，所以在继续进行下一步工作之前，我想确保你已经了解了我们为梅拉妮所做的努力。我和克鲁姆博士在使用多种工具和方法（如魔法按钮、正向重构、魔法刻度盘）的过程中，并没有试图"帮助"梅拉妮改变她的想法和情绪，因为那样做极可能激起她的阻抗。你知道为什么试图帮助梅拉妮反而会激起她的阻抗吗？在继续阅读之前，请把你的想法写在这里。

_____

_____

_____

_____

### 我的答案

首先，梅拉妮对她所有的消极想法都十分笃信。大多数人都不会摒弃那些看上去绝对真实的想法或观点。对真理的追求指引和推动人类思考。

其次，大多数人都不喜欢被推销。如果有人试图把另一个人的思路推向某一方向，后者就会本能地产生反抗冲动。

再次，也是最重要的一点，梅拉妮的消极想法和情绪体现了她的核心价值，没有人愿意摒弃或违背自己的核心价值。

最后，梅拉妮的许多消极想法和情绪曾经帮助和保护过她。没有人愿意放弃被帮助或被保护的机会。

因此，我和克鲁姆博士没有试图"帮助"梅拉妮，而是反其道而行之。我们脱离自己作为心理治疗师、专家或帮助者的角色，通过指出梅拉妮不愿做出改变的全部理由来消解她潜意识中的阻抗。

像几乎所有患者一样，梅拉妮仍然说，尽管我们列出了消极想法和情绪所含的种种积极因素，她仍然想改变，但只想改变到她在"目标程度（%）"栏中设定的程度。

## 康复之轮

现在，我们已经完成了和梅拉妮潜意识中的阻抗"讨价还价"，成功消解了她的大部分阻抗，接下来我们该如何帮她改变她的想法和情绪呢？我又该如何帮你改变你的想法和情绪呢？

正如你在第 4 章中学到的，第一步是选择一个你想处理的消极想法。梅拉妮选择了情绪日志中第二个消极想法——"她会把我的事告诉其他人，他们会对我说三道四！"

第二步是把这个想法放在"康复之轮"的中心圆圈里，就像图 5-1 那样。

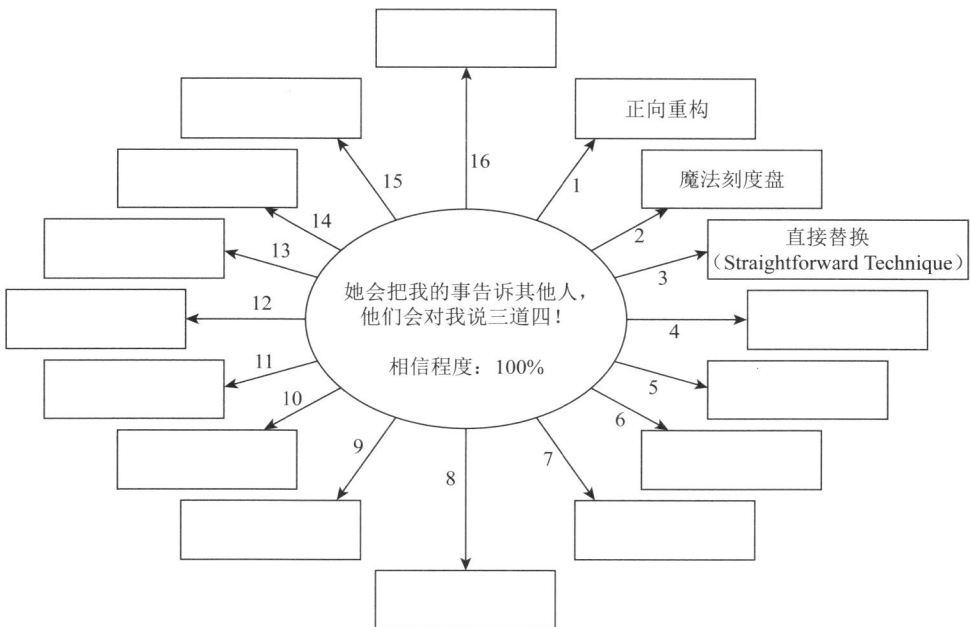

**图 5-1　梅拉妮的康复之轮** [①]

---

[①]　Copyright © 2017 by David D. Burns, MD.

康复之轮的中心圆圈代表你受情绪困扰时所处的一个由情绪构成的陷阱或牢笼，箭头则代表逃离这个陷阱或牢笼的途径。逃离的途径有很多，箭头指向了 16 个方框。每个方框都代表一种方法——参见附录 1 "帮你摆脱认知歪曲的 50 种方法"——你可以使用这些方法来战胜中心圆圈中的消极想法。

前三个方框已经填好了，因为以下 3 种方法和工具经常被用到。

- **正向重构**：你已经很熟悉这种方法了。问问自己，你的消极想法表明你的哪些方面是积极的、了不起的；也问一下自己，这些消极想法对你可能有哪些帮助，给自己传递这样的信息有什么益处？
- **魔法刻度盘**：想象你有一个魔法刻度盘，你可以通过它把每一组消极情绪下调到某种较低的程度，这样你就能保留与这组情绪相关的所有积极因素了。
- **直接替换**：直接替换很简单。你可以问问自己能否提出一个符合客观事实的、不歪曲的积极想法，并用它来挑战并驳倒康复之轮中心的那个歪曲的消极想法。

有时，仅凭这 3 种方法就能够极大地降低你对消极想法的相信程度（就像我们治疗凯伦那样），但不一定总能这样。不要担心，我还发明了很多很棒的方法！你的任务就是再选出一些可能对你有用的方法，并将它们一一填入康复之轮的方框中。

为什么要填写康复之轮？因为它是你用一个或多个积极想法挑战和战胜某个消极想法的指南。不过，为了让它真正生效，你还需要记住每一个积极想法都必须满足改变消极情绪的两个基本条件：

- 它必须是客观、真实的（必要条件）；
- 它必须能大大降低或完全清空你对那个消极想法的相信程度（充分条件）。

假设梅拉妮在使用直接替换时想到了以下这个积极想法："别人并不会因为我有过两段失败的婚姻而对我说三道四。"你认为这个想法能帮到梅拉妮吗？

请在表 5-5 中勾选出你的答案。以下几个答案中只有一个是正确的。在选出你的答案之前，请不要看我给出的正确答案。

**表 5-5　"别人并不会因为我有过两段失败的婚姻而对我说三道四。"
这个想法能帮到梅拉妮吗？**

| 猜想 | 你的答案 |
|------|---------|
| 我认为这个积极想法对她有帮助。 | |
| 我认为这个积极想法对她没有帮助。 | |
| 我不确定。 | |

### 我的答案

这个积极想法很可能帮不了梅拉妮，因为它不是客观、真实的——某些人很可能因为她有过两段失败的婚姻而对她说三道四。因此，试图使自己相信没有人会评判自己是无济于事的。虚假的谎言帮不了任何人！

然而，一个客观、真实的积极想法也可能无法帮助梅拉妮。客观、真实的积极想法是改变消极情绪的必要条件，但不是充分条件。积极想法要生效，还必须能够降低梅拉妮对消极想法的相信程度——这是改变消极情绪的充分条件，也是极其基础和关键的一点！

假设梅拉妮又产生了一个积极想法："很多人都经历过失败的婚姻。"这个想法是客观、真实的。那么，这个积极想法能帮到她吗？你的观点（见表 5-6）是什么？

**表 5-6　"很多人都经历过失败的婚姻。"这个想法能帮到梅拉妮吗？**

| 猜想 | 你的答案 |
|------|---------|
| 我认为这个积极想法对她有帮助。 | |
| 我认为这个积极想法对她没有帮助。 | |
| 我不确定。 | |

### 我的答案

这个想法很可能同样帮不了梅拉妮，因为她仍然会担心人们对她说三道四。也就是说，一个积极想法即使是客观、真实的，如果不能降低梅拉妮对消极想法的相信程度，它也是无效的。

那么梅拉妮该如何成功摆脱消极想法呢？

接下来，你需要进行一个重要的练习。它很有挑战性，可能令你感到挫败，因为你是第一次尝试这样的练习。你愿意试一试吗？我有时会教你一些比较容易理解的前沿知识和方法，有时也会布置给你一些乍做起来有点难的练习。做这样的练习时，你要对自己有耐心，不要担心做得不完美。我保证，即使你开始时遇到了一点挫折或困难，最终你也一定会受益良多。请努力争取进步，"快乐地失败"！

首先，请你阅读表 5-7 中的 4 种方法，思考一下哪种方法可以填写在梅拉妮的康复之轮里，帮助梅拉妮挑战她的消极想法——"她会把我的事告诉其他人，他们会对我说三道四！"

**表 5-7　哪种方法可以帮助梅拉妮挑战消极想法？**

| 方法 | 勾选出你的答案 |
| --- | --- |
| **证据检验**（Examine the Evidence）：梅拉妮可以问自己："有什么证据能证明这个消极想法是客观、真实的？有什么证据能证明这个消极想法可能不是客观、真实的？" | |
| **实验技术**（Experimental Technique）/ **调查技术**（Survey Technique）：梅拉妮可以直接询问别人的想法，而非妄下结论。如果别人说他们并没有评判她，她还可以问他们这么回答是出于真心还是只想显得友好。 | |
| **再归因**（Reattribution）：看起来，梅拉妮把婚姻失败的原因完全归于自己，而且如果有人评判她或说她的坏话，她也会怪在自己头上。她可以问问自己："这样对我是完全公平合理的吗？" | |
| **成本效益分析**（Cost-Benefit Analysis）：梅拉妮可以列出相信这个消极想法的好处和坏处，相信这个消极想法对她有哪些帮助、哪些伤害，是利大还是弊大？ | |

其实这 4 种方法都是有效的，所以你无论勾选了哪一种，都代表你选择

了正确的方法。原因如下。

- **证据检验**

这是一个非常好的方法。梅拉妮可以问自己：她认识其他有过一次或多次失败婚姻的人吗？她喜欢并尊重他们吗？或者，她认识一些喜欢并接受他们的人吗？

她也可以用另一种方式进行证据检验。在现场治疗开始时，梅拉妮提到，她曾将她有过两段失败婚姻的经历告诉过几个朋友。因此，她可以问自己："他们听后是什么反应？他们看起来在对我评头品足吗？我的自我揭发是否损害了我和他们的友谊？"事实上，当她敞开心扉时，朋友们看起来对她非常支持、包容和友爱。这些事实至少能成为她用来挑战消极想法的部分证据。

你如果选择了这种方法，就在这个练习中获得了优等成绩。你真棒！

- **实验技术 / 调查技术**

这 2 种方法相当大胆，也可能相当管用。梅拉妮可以主动向众多朋友、同事和学生宣布她现在处于第三段婚姻中，这段婚姻非常幸福，但她对自己曾有过两段失败的婚姻感到羞耻，所以一直向他们隐瞒这一信息。

她可以说："我厌倦了被羞耻感困扰，所以决定告诉你这件事。这就是我现在才告诉你的原因。我希望我们还能做朋友，因为我一直非常喜欢你。我想知道你对我的真实想法和情绪。你对我失望吗？"

如果你在康复之轮中填写了实验技术或调查技术，我会很高兴！你开了个好头，加油！

在这个案例中，实验技术和调查技术是一回事。不过，在有些案例中，它们是不同的。调查是进行实验的方式之一，你可以用调查来检验消极想法是否正确，也可以用调查以外的其他方式来进行实验。

- **再归因**

这种方法对纠正自责这种认知歪曲相当有用。梅拉妮至少在两个方面责备自己。首先，她认为如果有人评判她或说她的闲话，那都是她的错，说明她有问题。而我更想责备那些说三道四的人！

其次，她认为两次离婚完全是她的错。她愿意承担责任，愿意审视自己在问题中扮演的角色，这个行为绝对值得称赞，但我们不得不问，她的前夫们是否也在婚姻失败中负有一定的责任。你觉得呢？

再归因是一种复杂的方法，很少有人在康复之轮中填写它。如果你选了它，那么我告诉你这是一个正确的选择，是一个经过认真思考的选择，为你点赞！

### • 成本效益分析

这也是一种相当棒的方法。它需要梅拉妮列出相信这个消极想法的所有好处和坏处。比如，这个消极想法曾经在很多方面帮助过梅拉妮。她因为这个消极想法而对婚姻失败的经历守口如瓶，这能保护她免于受到任何可能与此有关的批评。这可能还有其他好处。与此同时，这个消极想法也会伤害她，因为保守秘密使她长年受到痛苦的折磨，她总是担心秘密被"揭露"。

在梅拉妮列出相信这个消极想法的好处和坏处后，她就可以用 0 ~ 100 给它们打分，看看好处和坏处哪个得分更高。

正如你看到的，为康复之轮填入方法并非一件非常难的事。既然这 4 种方法都适合梅拉妮的情况，你可以将它们填写到"梅拉妮的康复之轮"（见图 5-2）的方框中。现在请填写。

填好后，你就有了 7 种方法来挑战梅拉妮的消极想法——"她会把我的事告诉其他人，他们会对我说三道四！"

你能否根据附录 1 "帮你摆脱认知歪曲的 50 种方法"为梅拉妮的康复之轮填入更多方法呢？你可能还不是很了解每种方法的工作原理，但不要担心。我将在本书第二部分为你介绍其中大部分方法的内容、用法和原理。现在，你可以试着猜测一下——你如果觉得某一种方法从名称上听起来可能有效，就把它填在"梅拉妮的康复之轮"（图 5-2）的一个方框内。

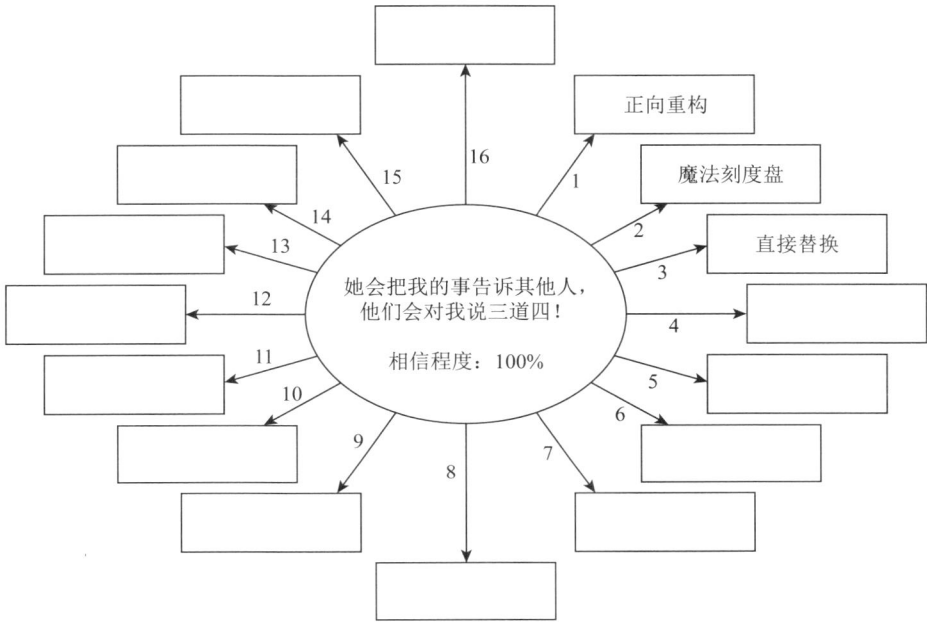

图 5-2　梅拉妮的康复之轮

即使你眼下选择了某种方法，可之后发现它不是很好的选择，你也会从中学到一些知识。这也是好事情。请放心，即使选错了，也不会有警察来抓你！

如果你仍然不敢进行这个练习，那么我就降低一下这项任务的难度吧。表 5-8 是我编写的"帮你摆脱认知歪曲的 50 种方法一览表"，它可以帮你开始进行这个练习。事实证明，不同的方法适用于不同的认知歪曲。该"一览表"的"认知歪曲类型"部分对应 10 种认知歪曲，"思维困局类型以及解决方法"对应着思维问题、方法类别和具体的 50 种方法。带"√"号的单元格分为两大类，一类以白色为底色，一类以灰色为底色。带"√"号的白色格子表示"这种方法可能有效"，带"√"号的灰色格子表示"这种方法可能相当有效"。

表 5-8　帮你摆脱认知歪曲的 50 种方法一览表

| 思维困局类型以及解决方法 | | 认知歪曲类型 | | | | | 妄下结论 | | | | | | 自责和他责 | |
|---|---|---|---|---|---|---|---|---|---|---|---|---|---|---|
| | | 全或无思维 | 过度概括 | 精神过滤 | 正面折扣 | 读心术 | 算命式预测 | 夸大或缩小 | 情绪推理 | 「应该」陈述 | 贴标签 | 自责 | 他责 |
| 基础技术 | 正向重构（Positive Reframing） | √ | √ | √ | √ | √ | √ | √ | √ | √ | √ | √ | √ |
| | 魔法刻度盘（Magic Dial） | √ | √ | √ | √ | √ | √ | √ | √ | √ | √ | √ | √ |
| 基于同情的技术 | 直接替换（Straightforward Technique） | √ | √ | √ | √ | √ | √ | √ | √ | √ | √ | √ | |
| | 双标法（Double Standard Technique） | √ | √ | | | √ | √ | √ | √ | √ | √ | √ | |
| | 证据检验（Examine the Evidence） | √ | √ | | | √ | √ | √ | √ | √ | √ | √ | |
| 基于事实的技术 | 实验技术（Experimental Technique） | | | | | √ | √ | | √ | | | | |
| | 调查技术（Survey Technique） | | √ | | | √ | √ | | √ | | | | |
| | 再归因（Reattribution） | | | | | | | | | | | | √ |
| 基于逻辑的技术 | 苏格拉底底式提问（Socratic Method） | √ | | | | √ | √ | | √ | √ | √ | √ | |
| | 灰度思维法（Thinking in Shades of Gray） | √ | | √ | √ | | | √ | | √ | √ | √ | |
| 基于语义的技术 | 语义重构（Semantic Method） | √ | √ | √ | | | | √ | √ | √ | √ | √ | |
| | 术语界定（Let's Define Terms） | √ | √ | √ | √ | | | | √ | | √ | √ | |
| | 具体化（Be Specific） | √ | √ | √ | | √ | √ | √ | √ | | | √ | |
| | 好、中、差评估法（Worst, Best, Average） | √ | √ | √ | | √ | √ | √ | √ | √ | √ | √ | |
| 量化的技术 | 自我监测（Self-Monitoring） | | | √ | | √ | √ | √ | √ | | √ | √ | |
| | 消极练习（担忧暂停法）（Negative Practice/Worry Breaks） | | | √ | | √ | √ | √ | √ | | √ | √ | |

行首分类：所有问题 / 抑郁和焦虑障碍　认知技术

续表

| 思维困局类型及解决方法 | | | 认知歪曲类型 | | | | | 妄下结论 | | | | | | 自责和他责 | |
| --- | --- | --- | --- | --- | --- | --- | --- | --- | --- | --- | --- | --- | --- | --- | --- |
| | | | 全或无思维 | 过度概括 | 精神过滤 | 正面折扣 | 读心术 | 算命式预测 | 夸大或缩小 | 情绪推理 | "应该"陈述 | 贴标签 | 自责 | 他责 |
| 抑郁和焦虑障碍 | 认知技术 | 基于幽默的技术 | 悖论式放大（Paradoxical Magnification） | | | | | √ | √ | √ | √ | | √ | √ | |
| | | 角色扮演技术 | 羞耻攻击练习（Shame-Attacking Exercises） | | √ | | | √ | √ | √ | | | √ | √ | √ |
| | | | 声音外化（Externalization of Voices） | √ | √ | √ | √ | | √ | √ | √ | √ | √ | √ | √ |
| | | | 恐惧性的幻想（Feared Fantasy） | | | √ | √ | | √ | | | | | | |
| | | 哲学/精神技术 | 接纳悖论（Acceptance Paradox） | √ | √ | √ | √ | | | √ | √ | √ | √ | √ | √ |
| | | | 时间投射（Time Projection） | | | | | √ | √ | √ | √ | √ | √ | √ | √ |
| | | 视觉想象技术 | 幽默想象（Humorous Imaging） | | | | √ | √ | | √ | | √ | √ | √ | √ |
| | | | 认知催眠（Cognitive Hypnosis） | | | √ | √ | √ | | √ | √ | √ | √ | √ | √ |
| 所有问题 | 揭露技术 | | 个人箭头向下法（Individual Downward Arrow） | √ | | √ | √ | √ | √ | √ | √ | √ | √ | √ | |
| | | | 人际关系箭头向下法（Interpersonal Downward Arrow） | √ | √ | | | √ | √ | | | √ | √ | √ | √ |
| | | | "假如……"技术（What-If Technique） | | | | | √ | √ | √ | | | | | |
| | | | 隐藏情绪技术（Hidden Emotion Technique） | | | | | √ | √ | | | | | | |

续表

| 习惯与成瘾问题 / 焦虑障碍 | | 思维困局类型以及解决方法 | 认知歪曲类型 | | | | | | | | | | 自责和他责 | |
|---|---|---|---|---|---|---|---|---|---|---|---|---|---|---|
| | | | 全或无思维 | 过度概括 | 精神过滤 | 正面折扣 | 妄下结论 | | 夸大或缩小 | 情绪推理 | 「应该」陈述 | 贴标签 | 自责 | 他责 |
| | | | | | | | 读心术 | 算命式预测 | | | | | | |
| 动机技术 | 有关动机的技术 | 成本效益分析（Cost-Benefit Analysis） | √ | √ | | √ | √ | √ | √ | √ | √ | √ | √ | √ |
| | | 魔鬼代言人法（Devil's Advocate Technique） | | | | | √ | √ | √ | √ | | √ | | |
| | | 刺激控制（Stimulus Control） | | | | | | | | √ | | | | |
| | | 决策工具（Decision-Making Tool） | | | | | | | | √ | √ | | | |
| | | 每日活动计划表（Daily Activity Schedule） | | | | | √ | √ | | √ | | | | |
| | | 快乐预测表（Pleasure-Predicting Sheet） | | | | | √ | √ | √ | √ | | | | |
| | | 抗拖延法（Anti-Procrastination Sheet） | | | | | √ | √ | √ | √ | | | | |
| 暴露技术 | 经典暴露技术 | 渐进式暴露和满灌法（Gradual Exposure and Flooding） | | | | | √ | √ | √ | √ | | | | |
| | | 反应阻止（Response Prevention） | | | | | √ | √ | √ | √ | | | | |
| | | 分散注意（Distraction） | | | | | √ | √ | | | | | | |
| | 认知暴露技术 | 认知淹没法（Cognitive Flooding） | | | | | √ | √ | √ | | | | | |
| | | 意象替换（Image Substitution） | | | | | √ | √ | √ | | | | | |
| | | 记忆重写（Memory Rescripting） | | | | | | | √ | | | | | |

续表

| | | | | 认知歪曲类型 | | | | | | | | | | 自责和他责 | |
| | | 思维困局类型以及解决方法 | 全或无思维 | 过度概括 | 精神过滤 | 正面折扣 | 妄下结论（读心术） | 妄下结论（算命式预测） | 夸大或缩小 | 情绪推理 | "应该"陈述 | 贴标签 | 自责 | 他责 |
|---|---|---|---|---|---|---|---|---|---|---|---|---|---|---|---|
| 焦虑障碍 | 暴露技术 | 人际关系暴露技术 | 微笑和打招呼练习（Smile and Hello Practice） | | | | | √ | √ | | | | | | |
| | | | 脱口秀主持人练习（Talk Show Host） | | | | | √ | √ | | | | | | |
| | | | 自我暴露（Self-Disclosure） | | | | | √ | √ | | √ | | | | |
| | | | 搭讪训练（Flirting Training） | | | | | √ | √ | | | | | | |
| | | | 拒绝练习（Rejection Practice） | | | | | √ | √ | | | | | | |
| 人际关系问题 | 人际关系技术 | 人际交往技术 | 指责／人际关系的成本效益分析（Blame/Relationship Cost-Benefit Analysis） | | | | | | | | | | | √ | √ |
| | | | 人际关系日志（Relationship Journal） | | | | | | | | | | | √ | √ |
| | | | 有效沟通的五大秘诀（Five Secrets of Effective Communication） | | | | | | | | | | | √ | √ |
| | | | 1 分钟练习（One-Minute Drill） | | | | | | | | | | | | √ |

识别出某个消极想法中的一种或多种认知歪曲后，你就可以在"一览表"中轻松地找出多种方法并填在康复之轮的方框内。

例如，梅拉妮的第一个消极想法（"我是一个失败者。"）就是典型的过度概括。而以下这些方法对纠正这种认知歪曲可能非常有效。

- 正向重构
- 双标法
- 证据检验
- 术语界定
- 具体化
- 好、中、差评估法
- 声音外化
- 接纳悖论
- 个人箭头向下法
- 成本效益分析

以下这些方法也可能起到一定的作用。

- 直接替换
- 调查技术

如果康复之轮中心圆圈里的消极想法涉及过度概括，那么你现在就可以把这些方法写进康复之轮的方框里。

梅拉妮的想法"她会把我的事告诉其他人，他们会对我说三道四！"属不属于过度概括的例子？在表 5-9 中勾选出你的答案！

**表 5-9  "她会把我的事告诉其他人，他们会对我说三道四！"属不属于过度概括的例子？**

| 猜想 | 你的答案 |
| --- | --- |
| 我认为这个想法属于过度概括的例子。 | |
| 我认为这个想法不属于过度概括的例子。 | |
| 我不确定。 | |

## 我的答案

这个问题并没有确定的答案，但我想你可能争辩说这个想法就是过度概括的典型例子，因为梅拉妮认为所有人都会因为她有两段失败的婚姻而对她说三道四，而这显然不符合事实。此外，她将自己在这一件事上的失败扩及整个自我，认为自己有缺陷，人们会因为她有两段失败的婚姻而将"她"判定为坏人。

将一些具体的失败经历过度概括为自我层面彻头彻尾的失败是许多情绪困扰的根源，因为过度概括会导致你觉得自己有缺陷。在治疗抑郁者或焦虑者时，我总会听到存在过度概括的消极想法。

你会陷于这类错误吗？大多数人都会！我所有的同事和学生几乎都曾陷于这类错误，我本人也是！

存在过度概括的消极想法可能同时含有其他认知歪曲，而"帮你摆脱认知歪曲的 50 种方法一览表"可以帮你找到更多可以写入康复之轮的方法。对梅拉妮的这个消极想法——"她会把我的事告诉其他人，他们会对我说三道四！"，你能否找出其中存在的更多认知歪曲？在表 5-10 中勾选出你在这个想法中发现的所有认知歪曲。

### 表 5-10　认知歪曲判定表

| 10 种认知歪曲 | 你的答案 |
|---|---|
| **全或无思维**：用非黑即白、全或无的方式看待自己或世界，不认可灰色地带的存在。 | |
| **过度概括**：用"总是"或"从不"这类词把一个负面事件拓展成永无止境的失败。 | |
| **精神过滤**：总是想着事物消极的一面，过滤掉或忽略掉其积极的一面，就像用一滴墨水染黑整杯清水。 | |
| **正面折扣**：这是一个更严重的心理错误。你告诉自己，你的优点都不值一提。你会因此对自己的各个方面都持有负面评价。 | |
| **妄下结论**：在没有事实依据的前提下草率得出结论。<br>• **读心术**：你认为别人对你持有消极想法和感受。<br>• **算命式预测**：对未来做出坏的预测。 | |
| **夸大或缩小**：错误地夸大或缩小事情的重要性。我称这种心理为"双筒望远镜错觉"——分别从双筒望远镜的两端望出去，物体看起来要么比实际大得多，要么小得多。 | |

续表

| 10 种认知歪曲 | 你的答案 |
|---|---|
| **情绪推理**：从情绪出发进行推理。比如，你感到挫败，所以你就认为自己真的是一个失败者。再比如，你感到绝望，于是你断定自己真的没有希望了。 | |
| **"应该"陈述**：你用"应该""必须"或"应当"令自己（或他人）痛苦不堪。指向自我的"应该"令你感到内疚、羞耻、抑郁和没有价值；指向他人的"应该"令你感到愤怒，引发人际关系问题；指向世界的"应该"令你感到挫败或有特权。 | |
| **贴标签**：你给自己或他人贴标签，而非着眼于具体的问题。贴标签是过度概括的极端形式，你认为你整个自我或他人不好或有缺陷。 | |
| **自责和他责**：挑自己的错（自责）或别人的错（他责）。 | |

请在完成上述表格后继续阅读下文！

## 我的答案

梅拉妮的这个想法是包含全部 10 种认知歪曲的典型例子。

- **全或无思维**：这种认知歪曲是绝对存在的，梅拉妮认为每个人都会因为她有两段失败的婚姻而对她持有十分负面的评价。
- **过度概括**：正如我们已经指出的，梅拉妮认为，每个人都会因为她有过两段失败的婚姻而对她评头品足。事实上，人与人是不同的，并非所有人都以同样的方式思考。有些人甚至会因为了解她的真实想法而更喜欢她，他们在了解到她的挣扎后，会感觉与她心灵的距离更近了。我和克鲁姆博士在治疗她的过程中就产生了这样的感觉！
- **精神过滤**：梅拉妮的注意力完全集中在她的缺点上，而忽略了她的优点。她过滤掉了很多积极的特质！
- **正面折扣**：她告诉自己，她现在拥有的美好婚姻、她为社区所做的志愿者工作、她获得的公民奖项、她对他人的温暖和慷慨都不值一提。
- **妄下结论**：她认为别人会对她评头品足（读心术），并且对未来异常悲观（算命式预测）。
- **夸大或缩小**：虽然大多数人都不愿经历两段失败的婚姻，但梅拉妮小题大做，好像她因此成了一个可怕的、卑劣的人。她还低估了自己内在的美好，以及那么多人对她的爱。

- **情绪推理：** 因为感到内疚和羞耻，所以梅拉妮得出结论——自己是有缺陷的。她还因为感到焦虑和恐惧，而认为自己处于巨大的危险中，将会受到他人的谴责和评判并被他人拒绝。
- **"应该"陈述：** 梅拉妮内心充满了隐蔽的"应该"，她认为自己不应该经历婚姻失败，应该比现在更好。
- **贴标签：** 当她使用"对我说三道四"这个短语时，她使用的是情绪化的语言，就好像她正站在审判连环杀手的法庭上一样。
- **自责和他责：** 梅拉妮极度自责。

现在，你有了很多有待分析的素材！你可以利用我提供的"一览表"，找到很多可以添加到"梅拉妮的康复之轮"中的方法。例如，因为这个消极想法包含全或无思维，所以你可能想用灰度思维法来战胜它；因为它包含隐蔽的"应该"，所以你可能想在康复之轮里加上接纳悖论和语义重构。

随着接下来的阅读，你会对这些方法的作用原理以及如何使用有更深刻的理解。记住，你才刚刚起步。不要给自己压力，不要认为自己眼下必须做到完美。你刚刚登船，船正在驶离码头，你即将驶向一个崭新的未来。

最后我想说，你在进行这个练习时可以不借助"一览表"。你可以快速浏览附录 1 "帮你摆脱认知歪曲的 50 种方法"，在康复之轮中添加任何你喜欢的方法——这是我更喜欢的方式。当然，借助"一览表"也是可以的。

现在，你来试一试吧。请找出可以用来粉碎梅拉妮的消极想法——"她会把我的事告诉其他人，他们会对我说三道四！"的全部方法。进行这个练习通常需要 15 ~ 20 分钟，但你如果花费了更长时间也无须担心，我认为它值得花时间好好完成。用 1 小时来思考哪些方法可能有用是非常值得称赞的事！

完成后，你可以看一下梅拉妮、我和克鲁姆博士填写的康复之轮（图 5-3 ）。虽然你会看到我们填写了两个康复之轮，但是你只需要完成一个，因为我不想让你有太大的压力。

矛盾成本效益分析
（Paradoxical Cost-Benefit Analysis）

直接成本效益分析
（Straightforward Cost-Benefit Analysis）

正向重构

人际关系箭头向下法

魔法刻度盘

个人箭头向下法

直接替换

证据检验

具体化

语义重构

双标法

调查技术

接纳悖论

人际关系暴露技术

声音外化

恐惧性的幻想

她会把我的事告诉其他人，他们会对我说三道四！

相信程度：100%

15　16　1　2　3　4　5　6　7　8　9　10　11　12　13　14

隐藏情绪技术

反应阻止

自我暴露

拒绝练习

有效沟通的五大秘诀

灰度思维法

羞耻攻击练习

自我监测

"假如……"技术

消极练习

认知淹没法

再归因

悖论式放大

苏格拉底式提问

她会把我的事告诉其他人，他们会对我说三道四！

相信程度：100%

17　18　19　20　21　22　23　24　25　26　27　28　29　30　31　32

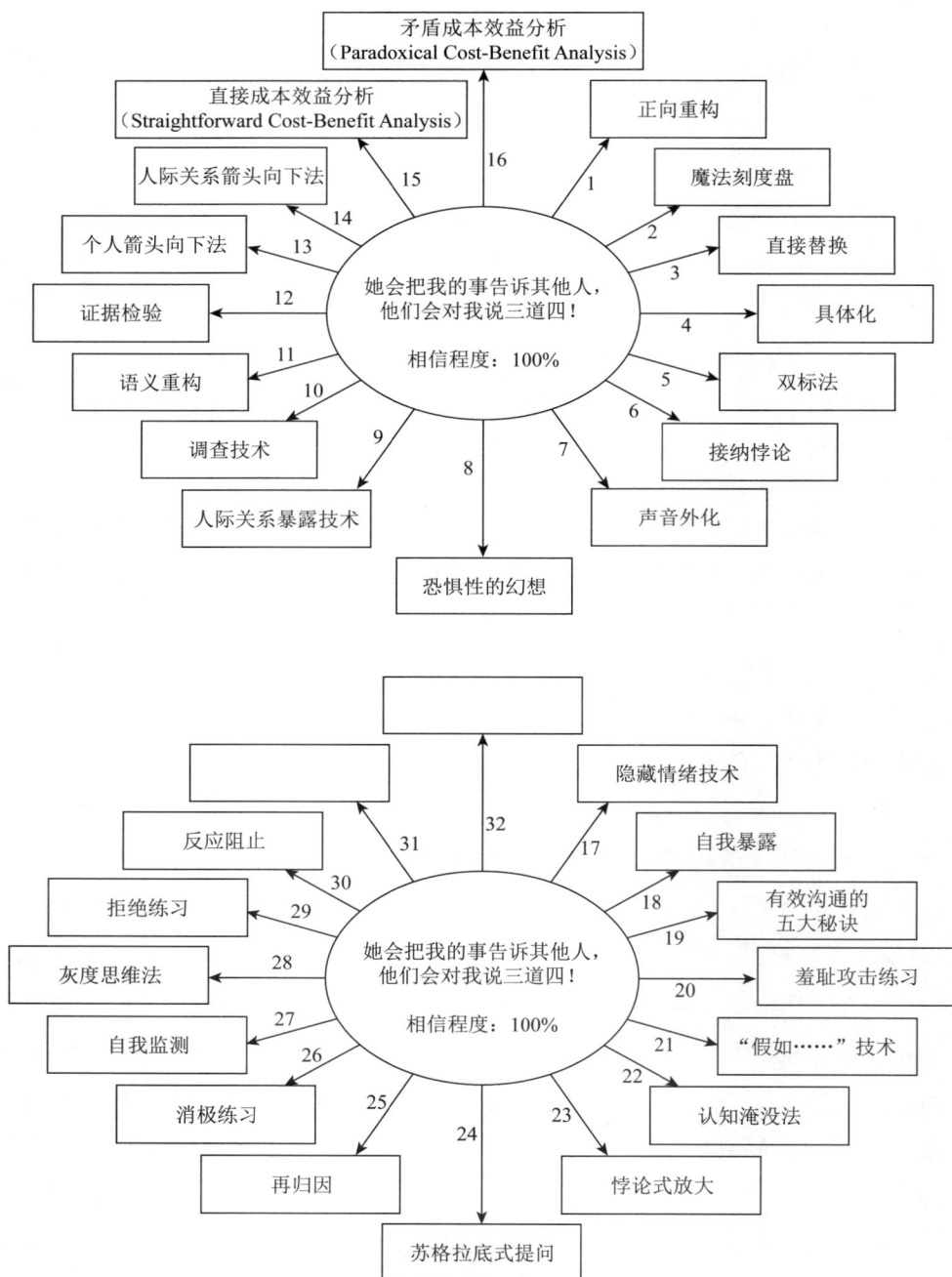

图 5-3　梅拉妮的两个康复之轮

110

正如你所看到的，我们找出了很多方法来帮助梅拉妮粉碎"她会把我的事告诉其他人，他们会对我说三道四！"的想法。

我为什么发明了如此多的方法？因为人和人是不一样的，你无法事先知道哪个方法能帮你康复。

此外，为某个消极想法建立了康复之轮后，要成功打败这个消极想法，你还要遵循一个被我称为"尽快失败"的原则。

为什么要尽快失败呢？

假设你发现康复之轮里的某种方法没能帮到你，你仍然感觉抑郁和焦虑。不要紧，立刻换一种方法！失败得越快，你就能越快接近那个对你真正有效的方法。

这个想法是不是很酷？我提供了这么多方法来帮助有需要的人，人们无须一遍又一遍地尝试同一种方法——想到这一点，我总是很欣慰。我认为"尽快失败"的原则会对你有效，因为你会发现即使某些方法没效果，你也有很多其他的选择。我们的目标是迅速地、真正地和持久地改变自己的想法和情绪——对你到底是用哪种方法改变的，我其实并不太在意。

这些方法虽然看上去五花八门，但都是为了改变你内心深处的消极情绪。改变需要通过两种方式证明。首先，你会做出反馈，比如发自内心地说："嘿，我现在感觉好多了。事实上，我感觉好极了！"其次，在情绪日志中，你的消极情绪的程度会显著下降。

填写完康复之轮后，你就要逐一尝试选出的方法。每使用一种方法都要试着提出一个积极想法，其必须满足情绪改变的以下两个要求。

- 它必须是客观、真实的。
- 它必须能极大降低你对消极想法的相信程度，而这个消极想法就是造成情绪困扰的根源。

在现场治疗过程中，我们三个人花了大约 15 分钟，通过讨论的方式填写了"梅拉妮的康复之轮"，所以现在有很多方法可供梅拉妮使用。梅拉妮说她想先尝试一种温和的方法，所以她尝试了双标法。就像我在前文介绍的，这种方法需要她问自己，她是否愿意对自己就像对一个与她有同样处境的好朋友那样说话。

我和克鲁姆博士用角色扮演的方式实施了双标法，因为是在进行现场治疗，所以我们增加了一点戏剧性和趣味性。

剧情是这样的：克鲁姆博士扮演梅拉妮的一位名叫安吉拉的好朋友，她就像梅拉妮失散多年的同卵双胞胎姐妹。我们预设安吉拉与梅拉妮年龄相仿，外貌相似，拥有梅拉妮的全部优点和缺点。然而，安吉拉不是梅拉妮，她只是梅拉妮的好朋友。而梅拉妮同意在练习中扮演自己。

克鲁姆博士首先解释说，安吉拉的问题与梅拉妮的问题极其相似。"安吉拉"说：

> "梅拉妮，我不知道你是否知道，我结婚9年了，但这是我的第三段婚姻。这段婚姻很美满，我终于找到了我的'真命天子'，但我一直在隐瞒我有过两段失败婚姻的事实，我为此感到十分羞耻和忧虑。我担心人们发现真相后会对我说三道四。你觉得他们会吗？"

梅拉妮立刻兴致勃勃地回答了这个问题。她说：

> "虽然可能有些人会对你说三道四，但大多数人会看到你品性中的美好。那些说闲话的人看起来无比可悲。"

梅拉妮说这句话的时候，显得十分笃定和自信。她的情绪和态度的突然变化令人吃惊。

克鲁姆博士继续扮演安吉拉的角色，她告诉梅拉妮，刚刚的那番话非常鼓舞人心，但她想知道梅拉妮是在说真话还是只是出于善意。这个询问过程非常重要，因为我们希望梅拉妮能用一个令人信服的回答证明她的消极想法是错误的。

梅拉妮说她说的是真心话，并解释说，虽然少数人可能说"安吉拉"的闲话，但大多数人不会。"安吉拉"继续以朋友的身份询问梅拉妮，她问：

> "可如果有些人真的对我说三道四呢？你说没关系，我就应该开心吗？"

梅拉妮想出了一个非常有力的回答。她说：

"我并非说即使有人对你说三道四你也应该开心。重点在于你找到了你爱的人，现在拥有一段美好的婚姻，你应当为这些感到实实在在地开心。如果有人说你的闲话，那就让他们说去吧。他们大可以回到家中，一边吃垃圾食品一边说你的坏话，然后健康出现问题！"

梅拉妮出色地完成了练习！"安吉拉"向她发起的每一个挑战，都被她成功战胜了。

她明显变了一个人，而这个变化几乎发生在她们开始进行角色扮演的一刹那。你可以看到她面部表情和肢体语言的变化。梅拉妮突然听到了一个来自内心深处的强大而充满爱的声音，她因此表现出了无比的坚定和自信，这与她几分钟前满脸泪痕的模样和传递出的消极情绪迥然不同。

我问梅拉妮，她有多相信她对"安吉拉"说的那些话，"安吉拉"和她的情况可是一模一样。她说："我完全相信。"我回答说："好吧，如果对安吉拉来说这些话是客观真实的，那么对你来说也是一样，因为安吉拉其实就相当于另一个你。"

梅拉妮同意这个说法，于是我让她把她的话写在情绪日志的"积极想法"一栏（表 5-11）。

你应该记得，改变情绪的必要条件是：这个想法必须是客观、真实的。你还记得改变情绪的充分条件是什么吗？充分条件是：积极想法必须能大大降低你对消极想法的相信程度。

我问梅拉妮，她现在对那个消极想法的相信程度是多少。她说那个想法显得不再那么可信了，她对它的相信程度已经下降到了 35%，所以她在情绪日志的"治疗后的相信程度（%）"一栏中记录下了这个数值（表 5-11）。

### 表 5-11　梅拉妮的转变

| 消极想法 | 最初的相信程度（％） | 治疗后的相信程度（％） | 认知歪曲类型 | 积极想法 | 相信程度（％） |
|---|---|---|---|---|---|
| 她会把我的事告诉其他人，他们会对我说三道四！ | 100 | 35 | • 全或无思维<br>• 过度概括<br>• 精神过滤<br>• 正面折扣<br>• 妄下结论（读心术和算命式预测）<br>• 夸大<br>• 情绪推理<br>• "应该"陈述<br>• 贴标签<br>• 自责 | 虽然有些人可能对我说三道四，但大多数人会看到我品性中的美好。那些说闲话的人看起来无比可悲。 | 100 |

　　梅拉妮说那个消极想法已经不再困扰她了。她相信大多数人不会对她说三道四，即使有那么几个人会说闲话，也不再对她构成威胁。

　　在大多数情况下，在你粉碎了一个消极想法的刹那，你的消极情绪就会发生改变，其他消极想法通常也会变得不堪一击。

　　梅拉妮就是这样。正如你在表 5-12 中看到的，她有能力击败她曾经所有的消极想法，她的情绪也发生了翻天覆地的变化。

### 表 5-12　梅拉妮接受治疗后的情绪日志 [1]

**困扰事件：** 前婆婆去世后，一位朋友打来电话表示哀悼。

| 消极情绪 | 最初的程度（％） | 目标程度（％） | 治疗后的程度（％） |
|---|---|---|---|
| 悲伤、忧郁、抑郁、情绪低落、不快乐 | 50 | 0 | 0 |
| 焦虑、担忧、惊慌、紧张、害怕 | 100 | 40 | 5 |
| 内疚、懊悔、遗憾、羞愧 | 100 | 30 | 10 |
| 低人一等、没有价值、不胜任、有缺陷、无能 | 95 | 10 | 5 |
| 孤独、不被爱、不受欢迎、不被接受、无依无靠、被抛弃 | 0 | — | — |
| 尴尬、愚蠢、耻辱、难为情 | 100 | 30 | 10 |

---

[1]　Copyright ©1984 by David D. Burns, MD. Revised 2003.

续表

| 消极情绪 | 最初的程度（%） | 目标程度（%） | 治疗后的程度（%） |
|---|---|---|---|
| 无望、泄气、悲观、绝望 | 25 | 0 | 0 |
| 受挫、无力自拔、受阻、被击败 | 80 | 0 | 0 |
| 生气、抓狂、怨恨、恼火、激愤、不高兴、暴怒 | 75 | 0 | 0 |
| 其他 | — | — | — |

| 消极想法 | 最初的相信程度（%） | 治疗后的相信程度（%） | 认知歪曲类型 | 积极想法 | 相信程度（%） |
|---|---|---|---|---|---|
| 我是一个失败者。 | 100 | 0 | • 全或无思维<br>• 过度概括<br>• 精神过滤<br>• 正面折扣<br>• 夸大<br>• "应该"陈述<br>• 贴标签<br>• 自责 | 我已经成功摆脱了过去由不明智的选择造成的错误。我成功维系了目前幸福的婚姻长达 9 年。另外，并没有人说我因为有过两段失败婚姻所以是一个失败者。 | 100 |
| 她会把我的事告诉其他人，他们会对我说三道四！ | 100 | 35 | • 全或无思维<br>• 过度概括<br>• 精神过滤<br>• 正面折扣<br>• 妄下结论（读心术和算命式预测）<br>• 夸大<br>• 情绪推理<br>• "应该"陈述<br>• 贴标签<br>• 自责 | 虽然有些人可能对我说三道四，但大多数人会看到我品性中的美好。那些说闲话的人看起来无比可悲。 | 100 |
| 我是有缺陷的。 | 85 | 10 | • 全或无思维<br>• 过度概括<br>• 精神过滤<br>• 正面折扣<br>• 夸大<br>• 情绪推理<br>• 贴标签<br>• 自责 | 没有人是完美的，所以我不完美是正常的。 | 95 |

续表

| 消极想法 | 最初的相信程度（%） | 治疗后的相信程度（%） | 认知歪曲类型 | 积极想法 | 相信程度（%） |
| --- | --- | --- | --- | --- | --- |
| 人们会认为我无法维系一段良好的人际关系。 | 95 | 0 | • 全或无思维<br>• 过度概括<br>• 精神过滤<br>• 正面折扣<br>• 夸大<br>• 自责 | 我在前两段婚姻的选择上犯了错误。维持一段不健康的关系也是错误的。我嫁给第三任丈夫已经9年了，我们非常和谐和快乐。我与前两任婆婆都保持着非常要好的关系。因此，我有能力维系一段良好的人际关系。 | 100 |
| 我的孩子会在我的葬礼上蒙羞。 | 90 | 5 | • 全或无思维<br>• 精神过滤<br>• 正面折扣<br>• 妄下结论（读心术和算命式预测）<br>• 情绪推理 | 孩子们会长大，会渐渐懂得人际关系的复杂性。悲伤会取代他们刹那间的羞耻感。他们爱我，会为我做过的许多事感到骄傲。他们与我的第三任丈夫关系密切，在很多方面受到过他的帮助。他们甚至可能说："妈妈做得很好！" | 100 |
| 人们会认为我应该受到惩罚。 | 95 | 0 | • 全或无思维<br>• 过度概括<br>• 正面折扣<br>• 妄下结论（读心术和算命式预测）<br>• 情绪推理 | 不幸福的婚姻就是对我的惩罚。我早就付出了代价。多年背负的羞耻感也是对我的惩罚。事实上，人们对离婚妇女的态度更多的是同情而不是苛责。 | 100 |
| 我可能被抛弃。 | 100 | 0 | • 全或无思维<br>• 精神过滤<br>• 妄下结论（读心术和算命式预测）<br>• 夸大<br>• 情绪推理<br>• 自责 | 迄今为止还没有人因为这件事疏远我。事实上，我现在还与在前两段婚姻中认识的老朋友保持着友谊，我也通过第三任丈夫结交了许多新朋友。与少数人失联可能是其他原因造成的。 | 100 |
| 只有与其他有共同经历的人分享我有过失败的婚姻才是安全的。 | 100 | 0 | • 全或无思维<br>• 精神过滤<br>• 妄下结论（读心术和算命式预测）<br>• 夸大<br>• 情绪推理 | 一些未结婚的单身朋友说我很幸运、很有福气。他们并没有谴责过我，尽管我总是感到很羞愧。事实上，那些结婚后没离婚的朋友也从未对我说过任何谴责我的话。 | 100 |

梅拉妮的康复非常具有戏剧性，与第 4 章中的凯伦一样，也只通过一次现场治疗就实现了。

我知道你此刻可能在想什么。

- 这不可能是真的。她们转变得太快了。梅拉妮只是想取悦伯恩斯博士和克鲁姆博士而已。她内心深处的消极情绪并没有真的改变。
- 现场治疗的效果好得不得不令人生疑。梅拉妮多年来都感到抑郁、焦虑、有缺陷感和羞耻感，不可能这么迅速地获得解脱。
- 梅拉妮进入了短暂的"飞行病愈"（Flight into Health，弗洛伊德对突然康复的表述）状态，无法保持积极情绪很久。

这些都是人们关心的重要问题。如果你有这样的疑问，我会非常高兴你具有怀疑精神。我曾对我在精神科住院医师培训期间学到的许多知识秉持怀疑精神，正是这些怀疑让我有了新的发现。如果你什么都不怀疑，那你未免太轻信他人了！

以下是我对你所关心的问题的回答。

- 梅拉妮的突然改变是真实的。在对患者进行心理治疗时，我时常看到这种戏剧性的、迅速的改变。我认为这主要是我发明的前沿方法（比如正向重构）产生了效果，它们很可能成为抑郁和焦虑障碍治疗领域的重大突破。阻抗一旦减轻或消失，奇迹就可能发生。
- 从多年的抑郁、焦虑和自我怀疑中迅速康复是可能的。事实上，当你认为你的消极想法并不符合客观事实时，当你不再相信它们的那一刻，你的消极情绪几乎会立刻改变。根据我的经验，康复几乎总是发生在一瞬间。不过，实现这个目标并不容易，因为你必须击败那些引起消极情绪的消极想法。对消极想法进行合理化[①]（Rationalization）、理智化[②]（Intellectualization）和部分真实化（Half-Truth）都不会帮你实现康复目

---

① 合理化：人的心理防御机制之一，指用一种自己能接受的、能原谅的理由来代替或掩饰真实的行为动机。——译者注
② 理智化：人的心理防御机制之一，指在思考问题时尽量剔除感性因素，以避免情感带来的痛苦和压力。——译者注

标。你必须真正领悟到你一直在用歪曲的、消极的想法愚弄自己。这就是为什么我在本书中给你提供了许多方法——这样你就知道你有足够的力量来实现康复目标。

- 迅速康复固然美好，但你的消极想法和情绪肯定会在未来的某个时刻卷土重来。没有人能够一直快乐。梅拉妮、你、我……人人都是这样。有消极想法和情绪是人日常状态的一部分。每个人都会时不时地坠入消极情绪的黑洞。只有当你困在黑洞里的时间长达几周、几个月，甚至几年时，它才能被称为问题。不过，如果你进行过复发预防训练（见本书第四部分），你就可以提前为情绪困扰的卷土重来做好准备。你会有一个小小的梯子，可以借助它从黑洞里爬出来，重新变得感觉良好——甚至感觉好极了！你还会发现，在第一次康复过程中对你有效的方法会永远对你有效——这是这些方法的有趣之处之一，也体现了人类思维运转的方式。

如果你仍然认为这种快速康复不可能发生在你身上，我也可以理解你的想法——尤其在你持续困于痛苦中时。在接下来的一章，我将向你展示你可以快速康复的证据——有时你甚至只需要一次心理治疗！为了演示快速康复究竟是如何实现的，我将再提供几个研究案例，这些案例都来自我接诊过的患者，他们有着被我称为"一次性治愈"的精彩经历。

好啦，让我们卷起袖子，看看我能为你做些什么！

# 第6章
## 快速康复可能实现吗？

---

很多人认为，摆脱抑郁和焦虑障碍应当是一个缓慢的、持续的过程，需要花上好几年。这的确是我作为精神科住院医师时被传授的经验。我本人的从医经历似乎也证实了这一点——无论我倾听了患者多少心声，为他们开了多少药，大部分人的康复进程还是十分缓慢（前提是他们的病情真的改善了）。

而我现在的体验则完全不同。事实上，我现在常能看到超快的康复进程。

患者发生深刻的转变往往只需要进行几次心理治疗，而这几次治疗都采取了本书介绍的方法。我的很多患者在接受了一次加长的心理治疗后消极情绪就显著减轻，甚至完全消失了！你已经在凯伦和梅拉妮身上看到了这类快速康复的例子。

然而，"人可以从抑郁和焦虑中迅速康复"这一观点饱受争议。对一些心理治疗师来说，这个观点可能是一种威胁。一些心理治疗师即使亲眼看见了快速治疗的全过程，也不相信快速康复是可能实现的！在我举办的某次一年一度、为期四天的强化培训班里，我在现场治疗了一位有严重创伤史的年轻女性，她在一个多小时里就获得了令人惊讶和欣喜的治疗成果。其实，我还刻意将治疗时间延长了，因为她的康复进程太迅速了。

在当天观众提交的评价表里，一些心理治疗师写下了相当不友好的评语，表达了他们的愤怒。他们认为这位患者是个演员，现场治疗是假的，是在演戏！

第二天早上，我在培训班里大声朗读了这些评语，并问患者本人是怎么想的。患者说，她的抑郁和创伤是实实在在的，她已经被痛苦折磨了很久。

她还说，她现在感到非常快乐，这种积极情绪同样强烈而真实。

观众纷纷站起身来，由衷地为她送上掌声。如果你对快速治疗也持有怀疑态度，可以在网络上查找《是真的吗？还是骗局？》（*Was It Real? Or a Hoax?*）视频，这是在现场治疗结束几个月后我们对她进行的一次简短的随访，你会看到这位女性的快速康复是真实发生的，千真万确。

至此，你可能仍然将信将疑，图 6-1 是我画出的一个柱状图，是对我最近治疗过的大约 40 位患者的数据分析，我保存了他们中大多数人在治疗前后的情绪评分。

正如图 6-1 所示，患者们在接受治疗后，抑郁、焦虑和愤怒这三种情绪减轻的幅度是巨大的。

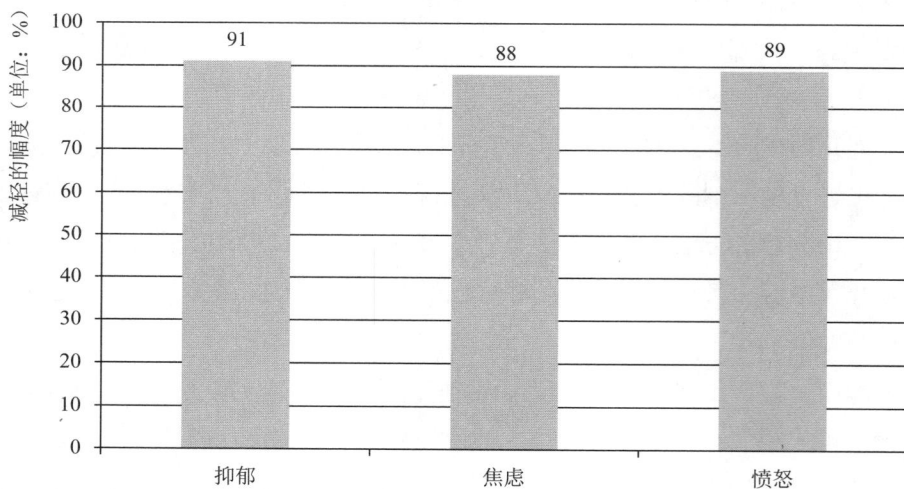

**图 6-1　治疗前后患者的消极情绪减轻的幅度**

当然，消极情绪减轻并不一定意味着积极情绪高涨，你可能只是相对来说不那么沮丧了，但仍然不快乐。不过，正如你在图 6-2 中看到的，从治疗开始到结束，患者们积极情绪增强的幅度同样是巨大的。

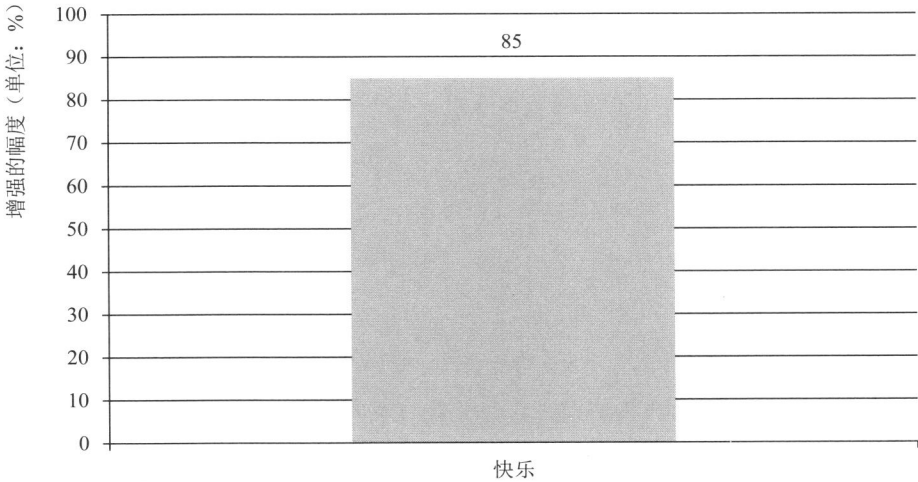

图 6-2 治疗前后患者的积极情绪增强的幅度

鉴于以下两个事实,你会发现一次治疗带来的改变非常惊人。

- 几乎所有患者在接受我的治疗之前都已经被抑郁或焦虑折磨了多年,甚至长达数十年。
- 目前所有公开发表的研究结果都显示,服用抗抑郁药和 / 或进行个体心理治疗的患者中,只有不到一半的患者能获得症状严重程度减轻 50% 的效果。

为什么我治疗过的患者康复得如此迅速?对这个问题,人们有很多不同的观点,我必须等更多关于 TEAM 认知行为疗法的研究结果出炉后才能得到确切答案。我认为以下因素可能有助于实现我看到的那类惊人的快速转变。

- 参加我的现场治疗的患者都有强烈的康复意愿。毕竟,他们需要在一群陌生人面前分享自己的情绪和问题,这需要极大的勇气和决心。
- 我在心理治疗领域已经具有一定的知名度,接受我的治疗可能令患者们情绪高涨,期待着出现奇迹。这样能产生强大的安慰剂效应,这种效应可能是出现奇迹的原因。
- 参与现场治疗的患者都是受过良好教育的患者。此外,他们中的一些人在接受现场治疗之前就对我的工作内容很熟悉。

- 在过去的 40 年里，我一直在收集我治疗过的每位患者的信息。有些反馈令我痛心，但它们也从根本上改变了我的治疗方式。我一直在努力提高我的专业水平。

- TEAM 认知行为疗法确实是一种很好的治疗手段。我发明的那些方法能够减轻或消解患者对治疗的阻抗，这可能是患者实现惊人的快速康复的主要原因。

- 我的治疗是免费的，所以我没有延长治疗时间的动机——反正我也不拿报酬！我唯一的报酬就是看到患者康复。大多数患者知道，他们只有一次接受我的治疗的机会，因为他们只能通过我在美国的全国巡回治疗会与我见面。我想这可能是对患者康复进程有很大影响的因素。我告诉患者们，我只会约见他们一次，我预计——但不能保证——他们能在这次治疗后康复。这么说可能起了自证预言①（Self-Fulfilling Prophecy）的作用。我的全国巡回治疗会与私人心理诊所的运作方式截然相反。在私人诊所里，心理治疗师治疗的时间越长，收费越高。心理治疗师可能告诉患者，治疗需要几周、几个月，甚至更长时间，这种说法也会产生自证预言的效果。

- 也许我在治疗时采取的方法特别有效。我每次观看自己的现场治疗视频，都会惊讶甚至震惊于幽默在治疗过程中起到的重要作用。即便在治疗那些经历过可怕的创伤性事件的患者时，现场也有大约四分之一的时间响起欢笑声，人们甚至开怀大笑。这种场面虽然可能显得不那么专业，但是我真心认为笑有不可思议的疗效，也能传递温情。

- 我从不试图在 50 分钟内完成对患者的治疗。50 分钟是一次传统心理治疗的时长。我一般采取大约 2 小时的加长治疗。这是我完成 TEAM 认知行为疗法全部四个环节所需的总时长。

- 我的很多患者在舞台上吐露了很多令人震撼的私事，这些故事曾伴随着深深的羞耻感埋藏在他们心底多年，甚至数十年。他们中的大多数人坚信观众中会有人对他们进行评判。我经常在治疗过程中使用调查技术来

---

① 自证预言：指人会不自觉地按照预言的方向行事，最终实现预言的心理学现象。——译者注

验证消极想法是否符合事实。我鼓励患者去询问观众是否在评判他。当患者惊讶地发现观众反馈给他的是温暖和钦佩的话而不是批评时，患者的（往往也包括观众的）心灵将受到震撼。

在我看来，上述因素都可能起到了一定的作用，但第三个因素除外。我对那些没有受过多少教育的患者实施 TEAM 认知行为疗法时，他们也与我合作得很好。我不信奉"受过良好教育的患者更易于被治疗"的说法。并非如此！当我治疗那些既没有受到良好教育，也没有提前了解过我的工作内容的患者时，他们的反应与那些读过我的书的人一样快。

在我看来，最重要的因素是第五个——我发明的正向重构几乎能让所有抑郁者和焦虑者发生快速转变。

当然，我还需要更多的调查研究才能知道经过我培训的心理治疗师使用 TEAM 认知行为疗法的效果如何。我用这个疗法取得了极好的效果并不意味着其他心理治疗师也能如此。**心理治疗一半是科学，一半是艺术。**我已经在这个领域深耕多年，我相信，这些年来我的专业水平已经取得了巨大的进步。

接下来，我将举一些简短而鼓舞人心的案例，讲述那些通过 TEAM 认知行为疗法实现了快速康复的患者们的故事。我还会提供一些练习，这些练习将帮助你掌握正向重构。这些练习既不困难也不费时，如果你能在书上写出一些答案，我相信你会收获颇丰！

百闻不如一见，你可以在网络上查找我主持的现场治疗的视频，亲眼看看现场发生的一切，自己判断治疗结果的真实性。我觉得这些视频值得你花点时间观看。当你亲眼看见别人的康复，看见别人从哭泣到欢笑的转变，也许你会深受鼓舞。

人们总说，有图有真相。让我们眼见为实！

## 使用 TEAM 认知行为疗法实现快速康复案例 1——马克的故事

2017 年 4 月，我在播客上发布过一个节目合集，是内科医生马克的现场治疗音频。马克的问题在于他觉得自己作为父亲很失败。在那次现场治疗中，我的合作心理治疗师是吉尔·莱维特博士。尽管现场治疗是一次完成的，但我把它分割成 8 期，并在每集加入了一些教学内容和评论，以此构成了一个合集。该合集已经被下载了数万次。下面这个故事就出自这次精彩的现场治疗。

马克在现场治疗中告诉大家，他与大儿子的关系问题已经困扰了他数十年，他的大儿子对他一直非常冷淡。虽然马克的问题可能与你的问题截然不同，但你可能理解那种失败感，或者那种认为自己"有缺陷"或"不够好"的感觉。

马克解释说，他年轻时为自己设定了两个人生目标——拥有一个充满爱的大家庭、成为一名仁心仁术的医生。现在，他觉得自己已经实现了第二个目标，但他仍然感到难过和愧疚，因为自己没能和与前妻生的大儿子建立一段充满爱的关系。他为此纠结了数十年。

你如果看了马克的情绪日志（表 6-1），就会发现他被一大串消极想法折磨着。例如，他认为自己是一个失败者，他的大脑存在缺陷。他还担心自己没有资格成为我和莱维特博士的治疗对象——他认为我们可能需要一个心理问题更严重的或更戏剧化的患者。

你还会注意到，马克因为他儿子的问题责怪他的前妻。这种情况并不罕见。当你和某人相处不好的时候，你可能时而认为都是自己的错，时而认为都是对方的错。

**表 6-1　马克接受治疗前的情绪日志** [1]

| 消极情绪 | 最初的程度（%） | 目标程度（%） | 治疗后的程度（%） |
|---|---|---|---|
| 悲伤、忧郁、抑郁、情绪低落、不快乐 | 60 | | |
| 焦虑、担忧、惊慌、紧张、害怕 | 30 | | |
| 内疚、懊悔、遗憾、羞愧 | 60 | | |
| 低人一等、没有价值、不胜任、有缺陷、无能 | 50 | | |

---

续表

| 消极情绪 | 最初的程度（%） | 目标程度（%） | 治疗后的程度（%） |
|---|---|---|---|
| 孤独、不被爱、不受欢迎、不被接受、无依无靠、被抛弃 | 40 | | |
| 尴尬、愚蠢、耻辱、难为情 | 60 | | |
| 无望、泄气、悲观、绝望 | 80 | | |
| 受挫、无力自拔、受阻、被击败 | 80 | | |
| 生气、抓狂、怨恨、恼火、激愤、不高兴、暴怒 | 30 | | |
| 其他 | — | | |

| 消极想法 | 最初的相信程度（%） | 治疗后的相信程度（%） | 认知歪曲类型 | 积极想法 | 相信程度（%） |
|---|---|---|---|---|---|
| 我是一个失败者。 | 70 | | | | |
| 我的大脑有缺陷，妨碍了我和儿子建立充满爱的关系。 | 90 | | | | |
| 换作别的患者，两位医生肯定能进行一次更精彩的现场治疗。 | 70 | | | | |
| 这种事不应该发生在我身上，因为我是个有爱心的人。 | 75 | | | | |
| 其他家庭成员（前妻）对我和儿子的矛盾也负有责任。 | 80 | | | | |

在我刚成为心理治疗师时，我会以为马克想要的是帮助——毕竟，他已经痛苦纠结了很长时间，来治疗就是为了获得帮助。因此，我会直接采取各种各样的方法帮他战胜他的消极想法。

那些方法可能有效，也极可能无效。马克可能对我说"你说得对，但是……"，然后坚持说自己是个彻头彻尾的失败者。

你知道这是为什么吗？在继续阅读之前，请把你的想法写在这里，不要担心"正确"与否。

_____

_____

_____

## 我的答案

现在你应该知道了，治疗失败的原因几乎都在于心理治疗师没有先处理患者对"改变"抱有的矛盾心情。马克虽然很痛苦，也确实想要得到帮助，但他对放弃消极想法和情绪这件事的感受可能有些复杂。

因为他坚信他的消极想法无比正确。你可能对自己的消极想法有同样的感受！大多数人都极度不情愿放弃那些自认为正确的想法或信念。

因此，在我们伸出双手试图帮助马克之前，让我们先看看能否消解他的阻抗。我问了马克那个关于魔法按钮的老问题——如果马克按下魔法按钮，他的全部消极情绪将瞬间消失，他不费吹灰之力就能获得真正的快乐，他会按下按钮吗？

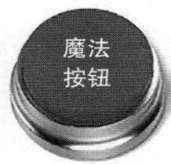

与大多数人的第一反应一样，马克说他肯定会按下按钮！

然后我和莱维特博士指出，虽然世界上不存在魔法按钮，但我们有很多强大的方法，这些方法可以令他的消极情绪在今天就减轻，甚至彻底消失。

我们告诉马克，在教他使用这些方法之前，他也许应该看看消极想法和情绪所体现出来的他身上那些积极的、了不起的特质，以及这些想法和情绪带给他的好处。进行这种正向重构是非常重要的，这样可以消解马克潜意识中的阻抗，帮助他开启快速转变的大门。

在给你看马克自己列出的正向重构清单之前，我想先请你为他列一份正向重构清单。这是练习和提高你的正向重构能力的宝贵机会，正向重构是本书介绍的最重要的方法之一。

请你再看一遍马克的情绪日志，针对他的每一个消极想法和情绪问自己以下两个问题。

• 这个消极想法或情绪能带来什么好处？
• 这个消极想法或情绪表明马克和他的核心价值有哪些美好的、积极的、了不起的特质？

你可以把你的想法写在空白的正向重构清单（表6-2）中。

记住，刚开始时，列出一份正向重构清单对你来说可能很难。只要尽力去做就好，不要担心是否"正确"或写得是否精彩。写下你想到的即可。

进行过几次练习以后，这项工作就会变得容易起来！你也会对这个不可思议的方法有全新的、更深刻的理解，无论你是一名心理治疗师，还是一个正在与自己的抑郁、焦虑和不胜任感作斗争的求助者，它都会帮到你。

表 6-2　马克的正向重构清单（你的答案）

|  |
| --- |
|  |
|  |
|  |
|  |
|  |
|  |
|  |
|  |
|  |
|  |
|  |
|  |
|  |
|  |
|  |
|  |
|  |
|  |
|  |
|  |
|  |
|  |
|  |
|  |

写完你的答案之后，请继续阅读，看看我和马克想出了些什么。

起初，马克甚至连一个好处也想不出来。和许多人一样，他习惯把自己的问题视为某种可耻的"缺陷"。在我们的帮助下，他最终列出了一份非常出色的清单（表6-3）。我相信你将来也能出色地完成这项任务！

### 表 6-3 马克的正向重构清单

| |
| --- |
| 1.我那些消极想法和情绪体现了我非常在乎与我的大儿子建立一段充满爱的关系。 |
| 2.我的消极想法和情绪激励着我不放弃，所以即使失败了数十年，我也会继续努力。 |
| 3.我的消极想法和情绪说明我是一个负责任的人，也愿意审视自己在这个问题中扮演的角色，而不是像我前妻那样只会责怪别人。 |
| 4.我的自我批评说明我能坦诚地面对自己的缺点。 |
| 5.我的不胜任感也许说明我很谦虚。谦虚是我的核心价值之一。 |
| 6.谦虚是一种优良的品质。 |
| 7.我的自我批评说明我在用高标准要求自己。 |
| 8.我对自己的高标准激励着我在生活和事业中取得成就。 |
| 9.我的痛苦和悲伤反映了我想让大儿子快乐的强烈愿望。我的痛苦和悲伤实际上表达了我对儿子的爱。 |
| 10.我的沮丧表明，我仍然没有放弃与大儿子建立更亲密的关系的目标。如果我不沮丧，那意味着我并非真的在乎他。 |
| 11.我的第三个消极想法说明我能欣赏他人，包括戴维和吉尔两位医生。 |
| 12.我的消极想法和情绪表明我想要学习新事物，我对学习新事物持开放态度。 |
| 13.我的无望感让我免于失望。我厌倦了燃起希望后一次又一次地失望。 |
| 14.我的愤怒表明我有公平心和正义感，我知道其他人对这个问题同样负有责任。 |

马克对这个清单感到惊讶，但他也同意其中所有积极因素都是绝对真实和无比重要的。这时，我和莱维特博士问马克，如果按下魔法按钮会让所有积极因素和消极情绪一起消失，那他还会按下魔法按钮吗？真实存在的问题是不会消失的，消失的只是他的消极想法和情绪。他将变得开心，但如果仍然无法和他的大儿子建立起充满爱的关系，他还会想要这份开心吗？

这个问题几乎总能让患者下定要做出改变的巨大决心，马克就是这样。他说他厌倦了沮丧和羞愧的感受，这些情绪对改进他和儿子的关系实在没有任何帮助。

于是,我们让马克想象他有一个魔法刻度盘而非一个魔法按钮,可以把每一组消极情绪下调到一个较低的程度,这样他就可以保持上述所有积极因素。不过,抑郁、羞愧或愤怒程度低就能解决问题吗?

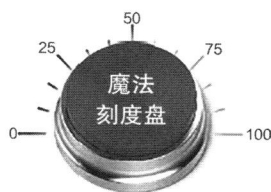

正如你在表 6-4 中看到的,马克决定把每一组消极情绪的程度下调到 10% 或更低。

### 表 6-4　马克治疗过程中的情绪日志

| 消极情绪 | 最初的程度 (%) | 目标程度 (%) | 治疗后的程度 (%) |
|---|---|---|---|
| 悲伤、忧郁、抑郁、情绪低落、不快乐 | 60 | 10 | |
| 焦虑、担忧、惊慌、紧张、害怕 | 30 | 0 ~ 5 | |
| 内疚、懊悔、遗憾、羞愧 | 60 | 5 | |
| 低人一等、没有价值、不胜任、有缺陷、无能 | 50 | 5 | |
| 孤独、不被爱、不受欢迎、不被接受、无依无靠、被抛弃 | 40 | 10 | |
| 尴尬、愚蠢、耻辱、难为情 | 60 | 5 | |
| 无望、泄气、悲观、绝望 | 80 | 5 ~ 10 | |
| 受挫、无力自拔、受阻、被击败 | 80 | 10 | |
| 生气、抓狂、怨恨、恼火、激愤、不高兴、暴怒 | 30 | 5 ~ 10 | |
| 其他 | — | — | |

现在我们已经消解了马克心中的阻抗,准备着手改变他的想法和情绪。马克决定先粉碎这个消极想法——"我的大脑有缺陷,妨碍了我和儿子建立充满爱的关系。"

你还记得吗,马克最初对这个想法的相信程度是 90%,我们该如何挑战这个想法呢?不要忘了,他已经被这个消极想法折磨了数十年。因此,我们不能只是告诉他要振作起来,鼓励他用更积极的思维方式想问题,或者安慰他说他的大脑没毛病。这些过于简单的方法不仅不会奏效,还可能惹恼马克,因为它们听起来非常不切实际,甚至可能传达出这样的隐含意思:我们认为马克很愚蠢,他竟然有如此荒谬的想法。

一般来说,从识别消极想法中的认知歪曲入手是个好主意。找出认知歪曲后,再挑战这个消极想法会容易得多。

看看表 6-5,你能在马克的消极想法——"我的大脑有缺陷,妨碍了我和儿子建立充满爱的关系。"——中找出多少种认知歪曲呢?

### 表 6-5 认知歪曲判定表

| 10 种认知歪曲 | 你的答案 |
|---|---|
| **全或无思维**:用非黑即白、全或无的方式看待自己或世界,不认可灰色地带的存在。 | |
| **过度概括**:用"总是"或"从不"这类词把一个负面事件拓展成永无止境的失败。 | |
| **精神过滤**:总是想着事物消极的一面,过滤掉或忽略掉其积极的一面,就像用一滴墨水染黑整杯清水。 | |
| **正面折扣**:这是一个更严重的心理错误。你告诉自己,你的优点都不值一提。你会因此对自己的各个方面都持有负面评价。 | |
| **妄下结论**:在没有事实依据的前提下草率得出结论。<br>• **读心术**:你认为别人对你持有消极想法和感受。<br>• **算命式预测**:对未来做出坏的预测。 | |
| **夸大或缩小**:错误地夸大或缩小事情的重要性。我称这种心理为"双筒望远镜错觉"——分别从双筒望远镜的两端望出去,物体看起来要么比实际大得多,要么小得多。 | |
| **情绪推理**:从情绪出发进行推理。比如,你感到挫败,所以你就认为自己真的是一个失败者。再比如,你感到绝望,于是你断定自己真的没有希望了。 | |
| **"应该"陈述**:你用"应该""必须"或"应当"令自己(或他人)痛苦不堪。指向自我的"应该"令你感到内疚、羞耻、抑郁和没有价值;指向他人的"应该"令你感到愤怒,引发人际关系问题;指向世界的"应该"令你感到挫败或有特权。 | |
| **贴标签**:你给自己或他人贴标签,而非着眼于具体的问题。贴标签是过度概括的极端形式,你认为你整个自我或他人不好或有缺陷。 | |
| **自责和他责**:挑自己的错(自责)或别人的错(他责)。 | |

完成上表后,请继续阅读,看看我的答案。

## 我的答案

可以说,马克的消极想法包含了全部 10 种认知歪曲。

- **全或无思维**：马克认为他的大脑以及他与儿子的关系都只能处于非黑即白的状态，要么完美，要么彻底破碎。
- **过度概括**：马克将他与大儿子的长期矛盾扩及他的"自我"或"大脑"有问题，认为自己有某种整体性的、不可修复的缺陷。
- **精神过滤**：马克只盯着自己试图与儿子建立良好的关系时所有的失败不放，而忽略了其他能够证明他的大脑没有缺陷的信息。
- **正面折扣**：马克不承认自己掌握极其出色的沟通技巧。事实上，他的同事们认为他是工作团队中唯一能与愤怒发狂的患者进行沟通的医生。
- **妄下结论**：马克觉得他的儿子根本不爱他（读心术），他预测他们的关系无法得到改善（算命式预测）。
- **夸大或缩小**：虽然马克与儿子的矛盾很深也很令他痛苦，但他可能夸大了自己在这段关系中的作用，"缩小"了他儿子在他试图亲近时一再拒绝他的事实。
- **情绪推理**：马克绝对是根据自己的情绪进行推理的。他从自己有不足之处推导出自己的大脑有缺陷。
- **"应该"陈述**：马克告诉自己，他"应该"和儿子建立更亲密的关系，或者他"应该"立即解决这个问题。
- **贴标签**：马克给自己以及自己的大脑贴上了"有缺陷"的标签。
- **自责和他责**：马克明显在责怪自己！

虽然马克的这个消极想法包含了全部 10 种认知歪曲，但以下 4 种在我看来最为突出。

- 过度概括
- 精神过滤
- 正面折扣
- 情绪推理

马克与儿子之间确实存在矛盾，但他认为与儿子有矛盾就意味着他的大脑有缺陷，这是过度概括的体现。此外，他只关注他与儿子的矛盾，而忽略了其他大量能够证明他的大脑功能完好的证据（精神过滤）！他显然是根据自己的情绪来推理的：他感觉自己有不足之处，所以他推断出自己有缺陷。

找出消极想法中的认知歪曲后，再从第 5 章的"帮你摆脱认知歪曲的 50 种方法一览表"中选一些方法来战胜这个想法就容易多了。在图 6-3 中，你可以看到我们写进马克的康复之轮的一些方法和工具。

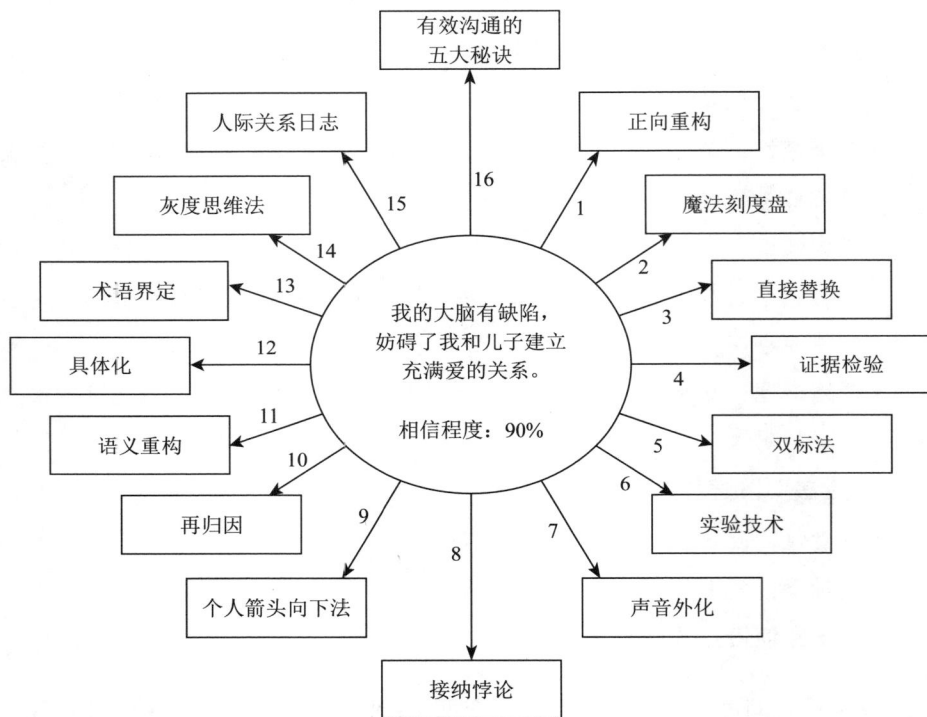

**图 6-3　马克的康复之轮**

我们虽然选出了很多对抗马克的消极想法的方法，但最终只用到了其中两种：证据检验和双标法。这种情况经常发生，我几乎可以肯定这是正向重构发挥的作用——它是快速康复的关键！

我们先使用了证据检验，因为这种方法对克服精神过滤和正面折扣非常有效。我们让马克列出证明他"大脑有缺陷"的证据，以及证明他"大脑没有缺陷"的证据。

这个方法非常管用，因为对前一种命题，马克能想到的唯一证据就是，他没能成功地与大儿子建立起良好的关系, 以及他感觉自己 "大脑有缺陷"。实际上与子女有矛盾的父母数不胜数, 感觉自己 "大脑有缺陷" 并不是大脑功能失调的证据, 它只是抑郁障碍的症状。

神经科医生在对脑肿瘤进行诊断时不会问你: "你是否有时感觉自己的大脑有缺陷或与家人相处有问题?" 马克承认, 他曾就这个问题咨询过几位神经科专家, 但没有人说他的大脑有缺陷。事实上, 同事们经常称赞他擅长与愤怒、难搞的患者及其家属沟通。

证据检验大大降低了马克对该消极想法的相信程度, 因为他不得不承认自己根本没有任何令人信服的证据来支持这个想法。

当然, 有些人的大脑确实存在功能缺陷。我的 "星期二培训小组" 的一个学生刚做了脑部肿瘤手术, 另一个学生则发生过外伤性脑出血。可他们都正常地生活着! 我母亲告诉我, 她生我时难产, 医生不得不用产钳把我拉出来, 这导致我的右侧颅骨被夹变形。我想这可能就是我从来分辨不出别人的脸和记不住别人的名字的原因。可这个小问题从未成为我生活中的巨大障碍。

使用完证据检验, 我们又尝试了双标法。我问马克, 如果他的好朋友和他有同样的遭遇, 他会对朋友说些什么, 会说他的朋友大脑有缺陷吗?

马克说他绝对不会这么说! 相反, 他会告诉他的朋友:

> "我完全不认为你的大脑有问题。你已经咨询过很多专家了, 没有人说你的大脑存在功能缺陷。另外, 你与儿子有矛盾也是常见现象, 那听上去不完全是你的错。你对此肯定负有一定的责任, 但把一切归咎于你的大脑是不公平的!"

马克说他完全相信这个想法, 所以我们让他把这个想法写在情绪日志的 "积极想法" 一栏里。他还重新评估了他对那个消极想法的相信程度, 结果相信程度直接降到了 0。

然后, 我们用其他几种方法帮马克粉碎了其余的消极想法, 整个过程并没有花很长时间。正如我说过的, 一旦你击败了一个消极想法, 你的思维方式就会突然改变, 剩下的消极想法往往会变得不堪一击。在本节末尾, 你可以看到马克的完整版情绪日志 (表 6-7)。

马克成功粉碎了他的消极想法后，他所有的消极情绪急剧减轻，其中大部分甚至完全消失了。

这时，我们告诉他，某些问题既需要从内部解决也需要从外部解决。我们已经解决了马克的内部问题——改变他的想法和情绪。而从外部解决问题需要他改变与儿子的沟通方式。

我们给马克布置了一项作业，让他使用有效沟通的五大秘诀（详见第 13章）再次尝试与儿子联系。在这次治疗中，我们和马克练习了这种方法，并告诉他，如果他需要进行更多练习，我们可以再安排一次治疗。

然而，马克没有预约第二次治疗。他的情绪在这次治疗时迅速发生了显著的变化。在治疗结束时，我曾问马克，"治疗后的程度（%）"一栏中的那些程度是真实的，还是像有些人怀疑的那样，是为了哄我和莱维特博士开心而违心填上的。马克的眼泪一下子涌了出来，吓了我们一跳。他说："这是一次改变了我的人生的经历！"

现在出现了一个重要的问题：这种改变的结果会持久吗？马克再次尝试联系大儿子会发生什么呢？

在马克接受第一次现场治疗的两周年之际，我有幸又能与他坐下来聊一聊。这次采访非常激动人心，非常感人。马克承认，他曾怀疑自己多年的痛苦能否通过一次治疗得到消除。当他回忆起在很长的时间里因为无法与大儿子进行良好沟通而感到失败时，他又一次流泪了。我问马克，他有没有试着使用有效沟通的五大秘诀与儿子接触。答案是"有"。那么这个方法的效果如何呢？

马克说，治疗结束后，他和儿子的关系很快发生了惊人的转变。他运用了有效沟通的五大秘诀，大儿子第一次对他敞开了心扉。马克说自己开心极了——简直是喜出望外，现在，他和所有子女、孙辈的关系都非常和谐。

在此，我想再次感谢马克愿意分享这样一个展现出巨大改变的、对我们有深刻启发的案例！

这个案例可能无法消除所有对快速康复的质疑，但我希望马克的故事能对你起到一定的鼓舞和帮助作用。我想对那些仍然对 TEAM 认知行为疗法持批评和怀疑态度的人说："无论是在评价 TEAM 认知行为疗法还是其他任何疗法时，请保持你的批判性思维和怀疑精神。正是基于我对我在住院医师培训和临床工作中学到的知识的怀疑，TEAM 认知行为疗法才能诞生。我不想捂住批评者的嘴巴——我想赞扬所有批评我的人！"

你如果想亲耳聆听马克的现场治疗过程，可以在《感觉良好》播客中搜索以下几期节目（表 6-6）。

**表 6-6　马克的现场治疗过程音频**

| 期数 | 标题 |
|------|------|
| 29 | 开场介绍及测评 |
| 30 | 共情 |
| 31 | 阻抗评估（上） |
| 32 | 阻抗评估（下） |
| 33 | 方法（上） |
| 34 | 方法（下） |
| 35 | 结束及测评 |
| 141 | 两年后的随访 |

**表 6-7　马克的完整版情绪日志 [①]**

**困扰事件**：数十年来都没能与大儿子建立一段充满爱的关系。

| 消极情绪 | 最初的程度（%） | 目标程度（%） | 治疗后的程度（%） |
|----------|------------|------------|------------|
| 悲伤、忧郁、抑郁、情绪低落、不快乐 | 60 | 10 | 0 |
| 焦虑、担忧、惊慌、紧张、害怕 | 30 | 0 ~ 5 | 0 |
| 内疚、懊悔、遗憾、羞愧 | 60 | 5 | 5 |
| 低人一等、没有价值、不胜任、有缺陷、无能 | 50 | 5 | 20 |
| 孤独、不被爱、不受欢迎、不被接受、无依无靠、被抛弃 | 40 | 10 | 0 |
| 尴尬、愚蠢、耻辱、难为情 | 60 | 5 | 0 |
| 无望、泄气、悲观、绝望 | 80 | 5 ~ 10 | 10 |
| 受挫、无力自拔、受阻、被击败 | 80 | 10 | 10 |
| 生气、抓狂、怨恨、恼火、激愤、不高兴、暴怒 | 30 | 5 ~ 10 | 0 |
| 其他 | — | — | — |

---

[①]　Copyright © 2016 by David D. Burns, MD.

续表

| 消极想法 | 最初的相信程度（%） | 治疗后的相信程度（%） | 认知歪曲类型 | 积极想法 | 相信程度（%） |
|---|---|---|---|---|---|
| 我是一个失败者。 | 70 | 0 | • 全或无思维<br>• 过度概括<br>• 精神过滤<br>• 正面折扣<br>• 妄下结论（读心术）<br>• 夸大或缩小<br>• "应该"陈述<br>• 情绪推理<br>• 贴标签<br>• 自责 | 我的人生并不失败。任何一段人际关系都至少由两个人构成，问题也是由至少两个人造成的。 | 100 |
| 我的大脑有缺陷，妨碍了我和儿子建立充满爱的关系。 | 90 | 0 | • 过度概括<br>• 精神过滤<br>• 正面折扣<br>• 妄下结论（读心术和算命式预测）<br>• 夸大或缩小<br>• "应该"陈述<br>• 情绪推理<br>• 贴标签<br>• 自责 | 完全没有证据证明我的大脑有缺陷，没有专家这样认为。的确，我没有像自己希望的那样与儿子亲密无间，但把一切都归咎于我的大脑是不公平的！ | 100 |
| 换作别的患者，两位医生肯定能进行一次更精彩的现场治疗。 | 70 | 0～5 | • 正面折扣<br>• 妄下结论（读心术和算命式预测）<br>• 情绪推理<br>• "应该"陈述<br>• 自责 | 其他许多现场治疗固然精彩，但我的现场治疗情况也不太糟！ | 100 |
| 这种事不应该发生在我身上，因为我是个有爱心的人。 | 75 | 0 | • 情绪推理<br>• "应该"陈述<br>• 他责 | 每个人身上既会发生好事也会发生坏事。 | 100 |
| 其他家庭成员（前妻）对我和儿子的矛盾也负有责任。 | 80 | 5～10 | • 过度概括<br>• 精神过滤<br>• 夸大或缩小<br>• 情绪推理<br>• 他责 | 这句话陈述了部分事实，但我的前妻已经去世多年，维持这段亲子关系现在完全是我的事，我是大儿子唯一的家长了。 | 100 |

## 使用 TEAM 认知行为疗法实现快速康复案例 2——玛丽莲的故事

2017 年，我在播客中发布了玛丽莲的现场治疗音频，共 6 期。玛丽莲是我的一位同事，当时刚被诊断出肺癌，并且是 Ⅳ 期（即晚期）。这一次，我的合作心理治疗师是马修·梅博士，他是一位极富同情心、水平高超的精神病学家，也是我的好朋友。8 周后，我又发布了一个随访报告音频，那时，玛丽莲的一根肋骨已经出现了转移性疼痛。虽然这一部分的话题异常严肃、令人心情沉重，但我相信，在你读完玛丽莲的故事后，当你面对自己生活中的损失、创伤和问题时，玛丽莲的故事会激励你、给你勇气。如果你想倾听这次现场治疗的过程，看看其他人的评论，请在本节末尾查找音频名称。

玛丽莲从不吸烟，当她毫无心理准备地得知自己患上了肺癌时，整个人都震惊和崩溃了。非常感谢玛丽莲的勇气和慷慨，让我得以与你分享这段极其私密的经历。

你已经知道，认知行为疗法的理念是，引起你全部情绪的是你的想法，而不是外部事件。

然而，很多人都不接受这个理念，尤其是发生了一些极为可怕的外部事件后，比如在你得知自己已经处在癌症晚期后。在这样的情况下，许多人都认为是外部事件，而非自己的想法，引起了自己的消极情绪。这些人坚信在可怕的事情发生后，感到抑郁和焦虑都是不可避免的。读了玛丽莲的故事后，你也许会得出你自己的结论。

在现场治疗开始时，你可能猜到了，玛丽莲仍处于震惊之中。看看她的情绪测评表的得分（表 6-8），你会发现她的消极情绪与你猜想的一样严重，而积极情绪几乎不存在。

这些情绪也反映在她的情绪日志（表 6-9）中。她对八组消极情绪给出了 100% 的评价，她感到糟糕得不能再糟糕了。

## 表 6-8　玛丽莲的情绪测评表 [1]

请阅读各项表述，在符合你当下感受的空格中画"√"。0 分表示"完全不"，1 分表示"轻度"，2 分表示"中度"，3 分表示"重度"，4 分表示"极重度"。

| 消极情绪测评 | | | | | | | | | | |
|---|---|---|---|---|---|---|---|---|---|---|
| 抑郁程度测评 | 治疗前 | | | | | 治疗后 | | | | |
| | 0 | 1 | 2 | 3 | 4 | 0 | 1 | 2 | 3 | 4 |
| 悲伤或郁闷 | | | | | √ | | | | | |
| 沮丧或无望 | | | | | √ | | | | | |
| 自卑，自觉低人一等或没有价值 | | | | √ | | | | | | |
| 做事无动力 | | | | √ | | | | | | |
| 生活中的快乐感和满足感下降 | | | | | √ | | | | | |
| 共计得分 | 17 | | | | | | | | | |
| 自杀倾向测评 | 治疗前 | | | | | 治疗后 | | | | |
| | 0 | 1 | 2 | 3 | 4 | 0 | 1 | 2 | 3 | 4 |
| 你有任何自杀的想法吗？ | √ | | | | | | | | | |
| 你想要结束你的生命吗？ | √ | | | | | | | | | |
| 共计得分 | 0 | | | | | | | | | |
| 焦虑程度测评 | 治疗前 | | | | | 治疗后 | | | | |
| | 0 | 1 | 2 | 3 | 4 | 0 | 1 | 2 | 3 | 4 |
| 焦虑 | | | | | √ | | | | | |
| 害怕 | | | | | √ | | | | | |
| 担忧 | | | | | √ | | | | | |
| 紧张不安 | | | | | √ | | | | | |
| 神经质 | | | | | √ | | | | | |
| 共计得分 | 20 | | | | | | | | | |
| 愤怒程度测评 | 治疗前 | | | | | 治疗后 | | | | |
| | 0 | 1 | 2 | 3 | 4 | 0 | 1 | 2 | 3 | 4 |
| 挫败 | | | | √ | | | | | | |
| 恼火 | | | | | √ | | | | | |
| 怨恨 | | | | √ | | | | | | |
| 生气 | | | | | √ | | | | | |
| 激愤 | | | | | √ | | | | | |
| 共计得分 | 18 | | | | | | | | | |

---

续表

| 积极情绪测评 | | | | | | | | | | |
|---|---|---|---|---|---|---|---|---|---|---|
| **积极程度测评** | **治疗前** | | | | | **治疗后** | | | | |
| | **0** | **1** | **2** | **3** | **4** | **0** | **1** | **2** | **3** | **4** |
| 我感觉自己有价值 | √ | | | | | | | | | |
| 我感觉良好 | | √ | | | | | | | | |
| 我感觉与他人很亲近 | | √ | | | | | | | | |
| 我有成就感 | | √ | | | | | | | | |
| 我感觉做事有动力 | | √ | | | | | | | | |
| 我感觉平静而放松 | √ | | | | | | | | | |
| 我感觉与他人有精神交流 | | √ | | | | | | | | |
| 我感觉充满希望 | | √ | | | | | | | | |
| 我感觉斗志昂扬、非常乐观 | | √ | | | | | | | | |
| 我对生活感到满意 | | √ | | | | | | | | |
| 共计得分 | 8 | | | | | | | | | |

### 表 6-9　玛丽莲接受治疗前的情绪日志 [1]

**困扰事件**:作为非吸烟者,最近被诊断为肺癌Ⅳ期,已无治愈可能。

| 消极情绪 | 最初的程度<br>(%) | 目标程度<br>(%) | 治疗后的程度<br>(%) |
|---|---|---|---|
| 悲伤、忧郁、抑郁、情绪低落、不快乐 | 100 | | |
| 焦虑、担忧、惊慌、紧张、害怕 | 100 | | |
| 内疚、懊悔、遗憾、羞愧 | 100 | | |
| 低人一等、没有价值、不胜任、有缺陷、无能 | 100 | | |
| 孤独、不被爱、不受欢迎、不被接受、无依无靠、被抛弃 | 100 | | |
| 尴尬、愚蠢、耻辱、难为情 | 0 | | |
| 无望、泄气、悲观、绝望 | 100 | | |
| 受挫、无力自拔、受阻、被击败 | 100 | | |
| 生气、抓狂、怨恨、恼火、激愤、不高兴、暴怒 | 100 | | |
| 其他 | — | | |

---

[1]　Copyright © 2016 by David D. Burns, MD.

续表

| 消极想法 | 最初的相信程度（%） | 治疗后的相信程度（%） | 认知歪曲类型 | 积极想法 | 相信程度（%） |
|---|---|---|---|---|---|
| 这不可能是真的，我从不吸烟。 | 100 | | | | |
| 我就要死了。 | 100 | | | | |
| 我怕死。 | 100 | | | | |
| 我不相信我得了癌症。 | 100 | | | | |
| 因为酗酒，我浪费了生命中太多时光。 | 100 | | | | |
| 我被自己的精神信仰欺骗了。 | 100 | | | | |
| 我不想得癌症。 | 100 | | | | |
| 我是有缺陷的，因为我从来没有过，也永远不会拥有一个生活伴侣。 | 100 | | | | |
| 我是罪人，对待信仰不像别人那么虔诚。 | 100 | | | | |
| 我可能成为别人的负担。 | 100 | | | | |
| 我会面临疼痛的折磨。 | 100 | | | | |
| 我不够虔诚。 | 100 | | | | |

认知歪曲一览表

| | |
|---|---|
| **全或无思维**：看待事物过于绝对，将事物划分成绝对对立的两大类别。 | **夸大或缩小**：对事情的重要性进行不合理的夸大或缩小。 |
| **过度概括**：将一个负面事件拓展成永无止境的失败："总是这样！" | **情绪推理**：从自己的情绪出发进行推理，比如认为"我觉得自己像个白痴，所以我一定是个白痴"。 |
| **精神过滤**：总是想着事物消极的一面，忽略其积极的一面。 | **"应该"陈述**：使用"应该""应当""必须"或"不应该"这类词语。 |
| **正面折扣**：坚信自己的优点不值一提。 | **贴标签**：不说"我犯了一个错误"，而说"我是个浑蛋"或"我是个废物"。 |
| **妄下结论**：在没有事实根据的前提下直接得出结论。<br>• **读心术**：认为人们对你的言行必然有消极的评价。<br>• **算命式预测**：预测事情的结果必然是糟糕的。 | **自责和他责**：只挑错而不解决问题。<br>• **自责**：为一些责任并不完全在你的事情而责怪自己。<br>• **他责**：只责怪别人，却无视自己对问题的产生也负有责任。 |

浏览玛丽莲的情绪日志，你会发现她的消极想法主要集中在以下几个方面。

- 对癌症、疼痛和死亡的恐惧。
- 认为自己对待精神信仰不够虔诚。
- 怀疑自己的精神信仰。
- 愤怒，觉得自己被信仰欺骗了。
- 因为没有找到生活伴侣而产生的不完整感和挫败感。
- 对自己长期酗酒的自责感。

在帮她改变消极情绪之前，我和梅博士必须先处理她对改变的抗拒。

玛丽莲的消极想法和情绪虽然难以处理、痛苦程度极大，但还是能反映出她和她的核心价值中一些积极的特质。

我和梅博士建议我们三人共同阅读玛丽莲的情绪日志，看看能否在她的消极情绪中找到一些积极因素。在我分享我们找到的积极因素之前，请你也试着找一找。我很希望你完成这个练习，尽管这可能很难，但它体现了本书的精髓之一。

记住，我们的基本理念是：

> **如果人们的痛苦不是源于自己的"错误"，而是源于自己的"正确"，那是不是很了不起？**

这个理念可以改变你的人生，但"开悟"并非易事。因此，我在书中为你提供了很多次进行练习的机会。反复进行练习将使你的大脑生成全新的、健康的神经网络！

因此，请行动起来吧。关于玛丽莲的消极情绪，你可以问自己以下两个老问题。

- 这种消极情绪表明玛丽莲和她的核心价值中有哪些积极的和了不起的特质？
- 这种消极情绪对玛丽莲有什么帮助？它可能带来哪些好处？

你可以把你的答案填写在表 6-10 正向重构分析表中，然后再查看玛丽莲、我和梅博士一起想出的答案。

表 6-10　玛丽莲的正向重构分析表（你的答案）

| 消极情绪 | 好处以及核心价值 |
|---|---|
| 悲伤、忧郁、抑郁、情绪低落、不快乐 | |
| 焦虑、担忧、惊慌、紧张、害怕 | |
| 内疚、懊悔、遗憾、羞愧 | |
| 低人一等、有缺陷 | |
| 孤独、无依无靠、被抛弃 | |
| 无望、泄气、悲观、绝望 | |
| 受挫、无力自拔、受阻、被击败 | |
| 生气、抓狂、怨恨、恼火、激愤、不高兴、暴怒 | |

表 6-11 列出了我们在现场治疗会上与玛丽莲一起想出的、隐藏在她的消极情绪中的积极因素。

表 6-11　玛丽莲的正向重构分析表（我的答案）

| 消极情绪 | 好处以及核心价值 |
|---|---|
| 悲伤、忧郁、抑郁、情绪低落、不快乐 | 这些情绪：<br>• 说明我很敏感；<br>• 体现了我对生命的敬畏、对生活的深深热爱，以及对生活中那些美好和宝贵的事物的珍视；<br>• 是合理的，因为我生病了；<br>• 让我觉得自己还活着。 |
| 焦虑、担忧、惊慌、紧张、害怕 | 这些情绪：<br>• 能保护我；<br>• 是爱自己的一种表现；<br>• 体现了我对自己的同情；<br>• 展现出我面对现实的智慧和勇气；<br>• 说明我正在面对疾病，而非每天坐在家里借酒消愁。 |

续表

| 消极情绪 | 好处以及核心价值 |
|---|---|
| 内疚、懊悔、遗憾、羞愧 | 这些情绪：<br>• 说明我在乎自己做过的事情，并愿意承认；<br>• 证明我有良好的价值体系；<br>• 激励我成为维护社会正义的一分子；<br>• 显示出我是个愿意承担责任的人。 |
| 低人一等、有缺陷 | 这些情绪：<br>• 说明我在用很高的标准要求自己，这些标准激励我取得了很多成就——我有一个博士学位和四个硕士学位；<br>• 让我对其他受苦的人产生同理心和同情心；<br>• 让我谦逊——谦逊是一种宝贵的品质；<br>• 提醒我需要学习和成长；<br>• 有助于我控制情绪，认清现实状况，避免我做力所不能及的事，从而使情绪更糟；<br>• 体现了我的诚实，因为我身上确实有很多缺点；<br>• 体现了我是一个勇于承担责任的人，而不是一味地指责他人的人。 |
| 孤独、无依无靠、被抛弃 | 这些情绪：<br>• 表明我有服务他人的愿望，并且渴望具有这个能力；<br>• 体现了我对身边的人怀有感激之情；<br>• 体现了我对与他人建立充满爱的关系的渴望。 |
| 无望、泄气、悲观、绝望 | 这些情绪：<br>• 具有激励作用；<br>• 可能是一种解脱；<br>• 可以避免我失望；<br>• 说明我实事求是，因为现在确实发生了一些非常糟糕的事情。 |
| 受挫、无力自拔、受阻、被击败 | 这些情绪：<br>• 说明我还没有放弃。 |
| 生气、抓狂、怨恨、恼火、激愤、不高兴、暴怒 | 这些情绪：<br>• 表明我真的很在乎自己的身体，希望情况有所不同；<br>• 是力量的源泉——我能感受到内心深处的力量；<br>• 给我战斗的勇气；<br>• 说明我有良好的价值观和严格的道德准则；<br>• 体现了我对那些被无良精神导师欺骗或利用的人的关心。 |

玛丽莲对我们在她的消极情绪中发现的全部积极因素表示非常惊讶。我们可以直接对她的消极想法进行正向重构，但那会产生过犹不及的效果。

只要你意识到所谓"症状"实际上源于你身上最美好和最积极的特质，你对改变的抗拒通常就会迅速消解。玛丽莲就是这样。

我们问玛丽莲，她如果有一个魔法刻度盘，那么想把自己的消极情绪下调到什么程度。正如你在表 6-12 中看到的，她想让自己的抑郁保持在较高的程度（45%），让自己的焦虑、内疚和愤怒保持在一个相对较高的程度（20%），但她觉得其他消极情绪可以下调到很低的程度（5%～15%）。

表 6-12　玛丽莲治疗过程中的情绪日志

| 消极情绪 | 最初的程度（%） | 目标程度（%） | 治疗后的程度（%） |
|---|---|---|---|
| 悲伤、忧郁、抑郁、情绪低落、不快乐 | 100 | 45 | |
| 焦虑、担忧、惊慌、紧张、害怕 | 100 | 20 | |
| 内疚、懊悔、遗憾、羞愧 | 100 | 20 | |
| 低人一等、没有价值、不胜任、有缺陷、无能 | 100 | 15 | |
| 孤独、不被爱、不受欢迎、不被接受、无依无靠、被抛弃 | 100 | 10 | |
| 尴尬、愚蠢、耻辱、难为情 | 0 | — | |
| 无望、泄气、悲观、绝望 | 100 | 5 | |
| 受挫、无力自拔、受阻、被击败 | 100 | 5 | |
| 生气、抓狂、怨恨、恼火、激愤、不高兴、暴怒 | 100 | 20 | |
| 其他 | — | — | |

记住，"目标程度"并非一成不变的。你开始改变时，你的目标程度也可能随之改变。我和梅博士所做的是让玛丽莲获得掌控感，我们与她的潜意识"讨价还价"，但由她自由地决定将消极情绪的程度下降到什么水平。

这一点非常重要，也基于一个常理——你如果告诉一个刚被诊断为肺癌晚期的人，你打算让他感到非常快乐，那么他只会直接把你当成怪人或冷血无情的人。情绪日志中的"目标程度"栏是 TEAM 认知行为疗法的众多创新之一，它能起到不可思议的帮助作用！

现在，我们已经减轻了玛丽莲心中的阻抗，是时候采取一些方法帮助她挑战和战胜那些令她痛苦至极的消极想法了。通常来说，第一步最好是找出这些想法中存在的认知歪曲。

玛丽莲说她想先战胜以下这个消极想法："我是罪人，对待信仰不像别人那么虔诚。"请你借助表 6-13，看看自己能发现这个想法中的哪些认知歪曲。完成小测验后，请继续阅读，看看我和玛丽莲找出的认知歪曲。这个测验并不难，我想你会享受答题的过程，并且获得启发。

表 6-13　认知歪曲判定表

| 10 种认知歪曲 | 你的答案 |
|---|---|
| **全或无思维**：用非黑即白、全或无的方式看待自己或世界，不认可灰色地带的存在。 | |
| **过度概括**：用"总是"或"从不"这类词把一个负面事件拓展成永无止境的失败。 | |
| **精神过滤**：总是想着事物消极的一面，过滤掉或忽略掉其积极的一面，就像用一滴墨水染黑整杯清水。 | |
| **正面折扣**：这是一个更严重的心理错误。你告诉自己，你的优点都不值一提。你会因此对自己的各个方面都持有负面评价。 | |
| **妄下结论**：在没有事实依据的前提下草率得出结论。<br>• **读心术**：你认为别人对你持有消极想法和感受。<br>• **算命式预测**：对未来做出坏的预测。 | |
| **夸大或缩小**：错误地夸大或缩小事情的重要性。我称这种心理为"双筒望远镜错觉"——分别从双筒望远镜的两端望出去，物体看起来么比实际大得多，要么小得多。 | |
| **情绪推理**：从情绪出发进行推理。比如，你感到挫败，所以你就认为自己真的是一个失败者。再比如，你感到绝望，于是你断定自己真的没有希望了。 | |
| **"应该"陈述**：你用"应该""必须"或"应当"令自己（或他人）痛苦不堪。指向自我的"应该"令你感到内疚、羞耻、抑郁和没有价值；指向他人的"应该"令你感到愤怒，引发人际关系问题；指向世界的"应该"令你感到挫败或有特权。 | |
| **贴标签**：你给自己或他人贴标签，而非着眼于具体的问题。贴标签是过度概括的极端形式，你认为你整个自我或他人不好或有缺陷。 | |
| **自责和他责**：挑自己的错（自责）或别人的错（他责）。 | |

## 我的答案

如下所示，玛丽莲的这个消极想法包含全部 10 种认知歪曲。

- **全或无思维**：玛丽莲用非黑即白的态度对待信仰。大多数人对待信仰的态度本就像情绪一样，会随着时间的改变而改变。
- **过度概括**：一开始，我并没有选择这一项，但是在深思熟虑后，我认为玛丽莲的想法涉及过度概括。玛丽莲认为她目前的信仰危机是永久的、不变的，将永远持续下去。另外，她认为她有一个不够虔诚的"自我"。

- **精神过滤：** 玛丽莲只关注她那些对信仰产生怀疑的时刻，包括现在。
- **正面折扣：** 玛丽莲忽略了很多她充分体验到精神力量的时刻，比如冥想时。她还把她一直忠于自己的信仰的事实都看得不值一提。此外，玛丽莲还低估了她所具有的批判性思维的重要性和价值，以及她在精神上突感"迷失"的重要性。
- **妄下结论：** 玛丽莲假设别人在质疑信仰乃至失去信仰时不会有犹疑时刻，这属于读心术。
- **夸大或缩小：** 虽然我认为玛丽莲的想法不属于这种认知歪曲的典型例子，但是玛丽莲肯定夸大了她暂时失去信仰的"可怕"，并低估（缩小）了她从孩提时到现在为守护信仰做出的努力。
- **情绪推理：** 玛丽莲肯定是根据自己的情绪来推理的。她感觉自己迷失了，所以认为自己是罪人。
- **"应该"陈述：** 很显然，玛丽莲告诉自己，她应该更坚定地对待自己的信仰，不应该怀疑它。
- **贴标签：** 在这个消极想法中，玛丽莲称自己为"罪人"，这就是在给自己贴标签。
- **自责：** 玛丽莲为怀疑信仰而责备自己。

正如你所看到的，我们在玛丽莲的这个想法中找到了多种认知歪曲。这是个好消息，因为这意味着我们可以用很多方法来挑战这个想法，也许能让玛丽莲得以解脱。

我们先用了双标法。我们问玛丽莲，她会对一个和她处境相同的好朋友说些什么——这个朋友刚刚被诊断出患了癌症，开始怀疑自己的信仰——是会说"你应该更虔诚一点"，还是会说"你还不够虔诚"。

玛丽莲说，她永远不会对一个亲爱的朋友说这么刺耳的话，因为这太刻薄了，并且不符合事实。与上面那些话相反，玛丽莲说她会对她的朋友这样说：

"你有过许多信仰方面的深刻体验。另外，对信仰产生怀疑表明你是一个正直的人，能批判性地进行思考。怀疑是信仰之路的一部分。"

我和梅博士问玛丽莲，她刚才说的是真心话，还是只是在试图进行理性地解释（即前文提到的"合理化"）。玛丽莲说她的话绝对是真心的。我们又问玛丽莲，她是否愿意以同样温和的方式对自己说话，带着同情心和包容心，而非对自己进行严厉的评判。玛丽莲是一位极富同情心的女性，所以这段话令她茅塞顿开，这个消极想法立刻被瓦解了。

接下来，我给玛丽莲讲了我自己怀疑信仰后又豁然开朗的趣事，逗得她爆发出一阵大笑。我喜欢我们在治疗过程中开怀大笑，即使我们要面对的是被诊断为癌症晚期这种可怕的事情。

就在那一刻，玛丽莲的情绪突然发生了改变。她成为我们在治疗过程中的强大同伴，拥有了轻松粉碎其他消极想法的能力，尽管在治疗开始时，这些想法看上去非常真实、具有很强的毁灭性、不可战胜。

表 6-14 记录了玛丽莲对她的某几个消极想法的回击。

### 表 6-14　玛丽莲的转变

| 消极想法 | 最初的相信程度（%） | 治疗后的相信程度（%） | 认知歪曲类型 | 积极想法 | 相信程度（%） |
|---|---|---|---|---|---|
| 我可能成为别人的负担。 | 100 | 5 | • 妄下结论（读心术和算命式预测）<br>• 夸大<br>• 情绪推理<br>• "应该"陈述<br>• 贴标签<br>• 自责 | 我应当允许别人帮助我，因为这对助人者来说可能是一种荣誉，就像我经常在帮助正在苦难中挣扎的人时所感受到的那样。大多数人都觉得我不是"负担"，而是他们深爱和关心的人。在生活中，大家会轮流成为他人的"负担"。 | 100 |
| 我会面临疼痛的折磨。 | 100 | 15 | • 全或无思维<br>• 精神过滤<br>• 正面折扣<br>• 妄下结论（算命式预测） | 我经历过身体上的疼痛，并且应付得很好。很幸运我现在拥有很好的医疗条件。 | 100 |

这次现场治疗看起来成效显著，但我说过，心理治疗师的感知常常并不准确，所以即使玛丽莲看上去发生了变化——相当戏剧性的变化——我们也不能确定治疗真的奏效了。直到治疗结束时，我们查看玛丽莲的情绪日志，看到了她的情绪改变，我们才相信治疗起了作用。

正如你在表6-15中看到的，玛丽莲轻松地降低了她所有消极情绪的程度，所有的消极情绪甚至都降到了我们难以置信的极低水平。

### 表6-15 玛丽莲接受治疗后的情绪日志

| 消极情绪 | 最初的程度（%） | 目标程度（%） | 治疗后的程度（%） |
| --- | --- | --- | --- |
| 悲伤、忧郁、抑郁、情绪低落、不快乐 | 100 | 45 | 5 |
| 焦虑、担忧、惊慌、紧张、害怕 | 100 | 20 | 2 |
| 内疚、懊悔、遗憾、羞愧 | 100 | 20 | 0 |
| 低人一等、没有价值、不胜任、有缺陷、无能 | 100 | 15 | 0 |
| 孤独、不被爱、不受欢迎、不被接受、无依无靠、被抛弃 | 100 | 10 | 0 |
| 尴尬、愚蠢、耻辱、难为情 | 0 | — | — |
| 无望、泄气、悲观、绝望 | 100 | 5 | 1 |
| 受挫、无力自拔、受阻、被击败 | 100 | 5 | 1 |
| 生气、抓狂、怨恨、恼火、激愤、不高兴、暴怒 | 100 | 20 | 1 |
| 其他 | — | — | — |

你可以把这次现场治疗看作一次成功的心理体验——玛丽莲形容它为"思想大爆炸"。你也可以把它看作一场深刻的心灵再生——玛丽莲在一瞬间打破了思维困局，实现了突然而深刻的改变。

从技术层面讲，玛丽莲做出改变的关键在于自我接纳。她的康复涉及"自我"解构。玛丽莲一直告诉自己，她"应该"比现在过得更好，这才是她痛苦的主要原因，而不是癌症。她接受"不完美的自己"的那一刻，奇迹就发生了。

在这次现场治疗结束8周后，玛丽莲的肋骨第一次出现了转移性疼痛，她十分恐慌，抑郁、愤怒和焦虑的情绪再次出现。人在脆弱和自我怀疑的时候, 消极情绪会悄悄地卷土重来, 这就是复发预防训练无比重要的原因。如果提前做好准备, 你很快就能摆脱情绪的困扰。玛丽莲就是这样: 她在我们这里又接受了一次"强化治疗", 想法和情绪再次实现了与上一次一样的巨大改变。

讲完玛丽莲的故事, 让我们回到本节开头提到的极具争议性的理念: 人们的情绪困扰来自人们内心的想法, 而非来自外界环境。我希望这个颇富戏剧性的治疗过程能加深你对这个理念的认识。你每天、每时、每刻都在创造自己的情绪现实。你如果真正改变了自己的思维方式, 就能真正改变自己的情绪!

你可以在《感觉良好》播客找到玛丽莲的现场治疗音频 (表 6-16)。我想你听完会深受鼓舞。尽管这个合集可能不如标题有"幸福"或"寻找生活的意义"等字样的音频那么受欢迎——我想这是因为人们在看到"应对癌症晚期"这样的严峻话题时会感到恐惧, 但是我们收到了很多听众发来的电子邮件, 他们表达了对玛丽莲由衷的感激和钦佩。说来奇怪, 很多人想让玛丽莲知道, 正是她的正直、真诚与脆弱, 让她成了他们心中的英雄! 我衷心希望玛丽莲的故事也能感动和鼓舞你。

**表 6-16  玛丽莲的现场治疗过程音频**

| 期数 | 标题 |
|------|------|
| 49 | 玛丽莲现场治疗音频 (一): 测评与共情 |
| 50 | 玛丽莲现场治疗音频 (二): 阻抗评估 |
| 51 | 玛丽莲现场治疗音频 (三): 方法与复发预防训练 |
| 52 | 玛丽莲现场治疗音频 (四): 治疗真的带来改变了吗? 疗效能持久吗? |
| 59 | 玛丽莲现场治疗音频 (五): 8 周后的情绪调整 |
| 159 | 玛丽莲现场治疗音频 (两年后随访): 我如果没有度过有意义的一生就死去, 那该怎么办? |

## 使用 TEAM 认知行为疗法实现快速康复案例 3 ——萨拉的故事

TEAM 认知行为疗法能够快速治愈严重的精神障碍吗？还是说，这种前沿疗法只对精神障碍病情较轻者有效？

一般来说，强迫症被认为是最严重和最难治愈的精神障碍之一。精神科医生常采用药物治疗和传统心理治疗结合的手段治疗患者，但效果往往有限，许多患者与他们的强迫观念或强迫行为斗争了数年乃至数十年。

强迫症是焦虑障碍的一种严重形式，以强迫观念和强迫行为为主要症状。强迫观念指患者对可能发生的糟糕事件有恐惧心理。例如，你躺在床上，总想着自己可能没关厨房的煤气灶，担心房子会被烧毁——这些是强迫观念。于是，你下床检查炉灶，只是为了确定你已经关掉了它——这就是强迫行为。下床检查令你的焦虑得到了暂时的缓解。可很快，那个想法又产生了，于是你再次下床检查炉灶……如此反复！这就是典型的强迫症，它会严重干扰你的生活和你的精神健康。

严重的强迫症可能导致精神残疾。在强迫观念和强迫行为严重时，你会在一天的绝大多数时间里担心和检查某些事情。一位名叫萨拉的女士就是这样。她很友善，同意参加我在美国斯坦福大学举办的"星期二培训小组"，让我能为我的学生和同事们现场演示 TEAM 认知行为疗法。

萨拉描述了她 20 多年来与细菌恐惧症（Bacillophobia）作斗争的痛苦经历。你可能知道，这个问题同样也困扰了已故亿万富翁、商业大亨霍华德·休斯（Howard Hughes）一生。休斯也患有细菌恐惧症，于是他住在拉斯维加斯一家酒店的顶楼套房里，几乎拒绝与所有人来往，并且定下了复杂的规矩，以防止自己被细菌感染。

萨拉说，她每天都要花 1 小时洗澡，并且必须遵循一套烦琐的清洁仪式；而且她每天要洗手无数次。她手上的皮肤因此开裂、疼痛难忍，但这样还是阻止不了她洗手的行为。她甚至在家开罐头时也要垫着纸巾。

由于有强迫症，萨拉对家人也有非常严格的卫生要求。比如，她要求女儿只要触碰了"恶心"的东西就必须洗手。她决不允许女儿在家、学校或聚会中席地而坐。

你可以在表 6-17 看到萨拉的情绪日志。她把"走到斯坦福大学心理学系大楼的前门时，不想与门接触"列为困扰事件。在开门时，她感到极度恐惧和厌恶。她觉得门把手又脏又恶心，所以她用纸巾包着门把手开门。萨拉尽量在没人注意的时候偷偷这么做，因为她觉得这种行为很丢脸。

强迫症患者常伴有羞愧感。例如，你觉得自己有严重的问题并且认为别人如果发现你的症状，就会对你评头品足。因此，你满心羞愧地努力掩饰症状，就像萨拉 20 年来所做的那样。

听完萨拉讲述她长久以来承受的痛苦折磨后，我非常难过。

### 表 6-17　萨拉的情绪日志 [①]

**困扰事件**：走到斯坦福大学心理学系大楼的前门时，不想与门接触。

| 消极情绪 | 最初的程度（%） | 目标程度（%） | 治疗后的程度（%） |
|---|---|---|---|
| 悲伤、忧郁、抑郁、情绪低落、不快乐 | 0 | | |
| 焦虑、担忧、惊慌、紧张、害怕 | 100 | | |
| 内疚、懊悔、遗憾、羞愧 | 100 | | |
| 低人一等、没有价值、不胜任、有缺陷、无能 | 40 | | |
| 孤独、不被爱、不受欢迎、不被接受、无依无靠、被抛弃 | 0 | | |
| 尴尬、愚蠢、耻辱、难为情 | 100 | | |
| 无望、泄气、悲观、绝望 | 50 | | |
| 受挫、无力自拔、受阻、被击败 | 30 | | |
| 生气、抓狂、怨恨、恼火、激愤、不高兴、暴怒 | 30 | | |
| 其他：厌恶 | 100 | | |

---

① Copyright © 2016 by David D. Burns, MD.

| 消极想法 | 最初的相信程度（%） | 治疗后的相信程度（%） | 认知歪曲类型 | 积极想法 | 相信程度（%） |
|---|---|---|---|---|---|
| 天知道门把手上有什么！ | 100 | | | | |
| 谁知道什么人碰过它？他们的手可能沾满了细菌！ | 100 | | | | |
| 如果接触门把手时不隔着纸巾，我就会生病。 | 100 | | | | |
| 我可不知道那上面有什么。 | 100 | | | | |
| 也许有人上完厕所后没洗手就去摸它。 | 100 | | | | |
| 门把手真恶心。 | 100 | | | | |
| 我如果碰了它，就被污染了。它看起来真的很脏！ | 100 | | | | |

　　在萨拉讲完她的故事后，我问她是否需要帮助。这个问题并没有一个显而易见的答案，几乎所有强迫症患者都对改变有强烈的矛盾心理，因为他们相信，他们正在努力避免的危险是实实在在存在的。

　　萨拉明确表示需要帮助，我对此很高兴。我问她希望在这次现场治疗会上得到什么样的帮助，以及虽然我不能保证一定会出现奇迹，但如果在治疗结束时奇迹出现了，她希望那是怎样的奇迹。

　　萨拉说，她想治好自己的强迫症，摆脱长久以来折磨她的焦虑感和羞耻感。我让萨拉想象她有一个魔法按钮，按下它，她对细菌的恐惧和所有强迫性的行为都会瞬间消失，她不费吹灰之力就能完全康复，带着喜悦的心情走出今天的治疗现场。

　　我问萨拉是否愿意按下魔法按钮。你猜她说了什么？

　　几乎每个人在这时都会说"愿意"，萨拉也不例外。

　　我又说，虽然她没有魔法按钮，但我确实有一些非常有效的方法能帮助她摆脱强迫症。不过，她在为此开心之前，也许应该看一看细菌恐惧症能带给她哪些好处，以及她的消极想法和情绪能

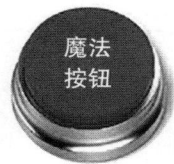

魔法
按钮

说明她和她的核心价值中有哪些积极的和了不起的特质。

萨拉说,她从未想过自己的细菌恐惧症能带来什么积极的或有益的东西。

为了给她打气,我指出,她那套烦琐的清洁仪式至少有一个巨大的好处:避免她生病。萨拉立即表示同意,于是她把这一点列为自己的正向重构清单中的第一项。

在继续阅读我的答案之前,请你想一想还有哪些积极因素。请设身处地地站在萨拉的角度思考,问自己以下两个问题。

- 萨拉的消极想法、消极情绪和强迫行为能带来什么好处?
- 这些消极想法、消极情绪和强迫行为说明她身上有哪些积极的和了不起的特质?

我强烈建议你在继续阅读之前先独立填写一份"萨拉的正向重构清单"(表 6-18)。这个练习能让你将来在处理自己的想法和情绪时,更加得心应手地使用正向重构这个强大的工具。

**表 6-18 萨拉的正向重构清单(你的答案)**

| |
|---|
| 1. 我的细菌恐惧症和清洁仪式能防止我生病——这是一件非常好的事情! |
| 2. _____ |
| 3. _____ |

完成后,请继续阅读,看看我和萨拉列出的清单(表 6-19)。

正如你看到的,萨拉的强迫症有很多好处!

**表 6-19 萨拉的正向重构清单**

| |
|---|
| 1. 我的细菌恐惧症和清洁仪式能防止我生病——这是一件非常好的事情! |
| 2. 我的清洁仪式能安抚我,令我内心平静。 |
| 3. 我的细菌恐惧症和清洁仪式表明我在努力保持健康。 |
| 4. 我不会生病,不会成为别人的负担。 |

续表

| 5. 我可以履行我的义务——保持健康，因而能更好地工作和生活。 |
| 6. 现在是流感季节，环境中确实有很多危险的病菌。 |
| 7. 我每天反复洗手和认真洗澡 1 小时的行为说明我很自律。 |
| 8. 我的细菌恐惧症体现了我对家人和朋友的爱，因为我不想让他们生病。 |
| 9. 我每天的强迫行为表明我是一个做事认真的人。 |
| 10. 我的细菌恐惧症和清洁仪式表明我用很高的标准要求自己。 |
| 11. 这些高标准激励我努力工作，并取得了不少成就。 |
| 12. 我的羞愧说明我很谦逊。 |
| 13. 我的羞愧说明我很诚实，愿意审视自己的缺点。 |
| 14. 我的悲观和绝望能避免我失望，不让我燃起过大的希望，毕竟我已经和这个问题斗争了 20 年。 |
| 15. 我的绝望也说明我实事求是，因为大多数专家都说强迫症是一种难以治愈的大脑功能障碍。 |

完成这个清单后，我问萨拉，她到底为什么想要按下魔法按钮。毕竟，她如果今晚痊愈了，就将接触到各种被污染的物品，谁知道会发生什么呢！

思考这个"支点问题"也是 TEAM 认知行为疗法的亮点之一。我不会试图说服患者改变，因为这往往会激起患者的阻抗。相反，我会扮演患者潜意识中的阻抗——在本案例中，就是萨拉对改变的恐惧——然后由患者说服我与他们合作。

一些心理治疗师拒绝使用这种方法，因为他们害怕患者说："说真的，我并不想改变！"大多数心理治疗师担心甚至恐惧这种情况的发生。几乎所有心理治疗师选择这份职业都是因为他们有帮助他人的强烈渴望。可在实际生活中，当助人成为心理治疗师的专业工作后，"患者可能并不想要他人帮助"的想法会威胁到这份工作的意义。

患者不想做出改变的情况偶有发生，但一般来说并不会发生。思考支点问题往往能起到相反的效果，它能突然激发患者下定改变的决心。

萨拉就是这样。她告诉我，只要我能在这次治疗中治好她的强迫症，她愿意做任何事情。她说，焦虑、孤独和羞愧感带来的压力远远超过了她一直努力避免的被细菌和污物感染（真实或想象）的危机感。

我很高兴听到这些话，于是我问她，她是否愿意为今晚的治疗付出一些代价。

萨拉问代价有多大。我告诉她，她必须面对她最恐惧的"怪兽"。具体来说，我和她将一起离开会议室，去触摸沾满细菌的各种物品，如厕所的马桶座圈和大楼的门把手，包括那个"非常可怕"的前门把手。

你如果还记得第 3 章中的内容，就知道这种方法叫作暴露技术，是治疗焦虑障碍的一个非常重要的方法。你如果敢于直面恐惧，康复的概率几乎能达到 100%，可你如果拒绝面对恐惧，那么康复的概率基本是 0。

一时兴起，我想给你讲一讲一部数十年前的电视剧《阴阳魔界》（*The Twilight Zone*）里我最喜欢的一集。这集的主角是一个名叫旺达的老妇人，她不敢离开她那间破旧的公寓，因为她害怕守在屋外的死神。别人看不见死神，但旺达从孩提时起就见过他好几次。旺达感到死神马上就要来找她了。据说，死神碰了谁，谁就会立刻死掉，可旺达不想死。

屋外响起喧闹声，旺达向外张望。她看到一位非常英俊的警官——哈罗德正躺在雪地里。哈罗德说他中了枪，请旺达帮帮他。旺达虽然心存疑虑，但还是出门小心地把哈罗德扶进了屋里，让他躺在自己的床上。触碰哈罗德后，旺达并没有死掉，她很惊喜。

旺达告诉哈罗德，她非常害怕死神的到来，而死神几个月来一直试图带走她。她说，死神来的时候会伪装成各种样子，如果一个人大限已至，身体被死神碰到，这个人就会死。她决心不让死神得逞。

旺达还说，今天早些时候，一个男人来到她门外，声称自己是建筑工头，并说这栋公寓楼已经被认定是危楼，她必须离开这栋楼。她非常确定这个人就是死神，所以没让他进自己的房间。

这时敲门声响起来了，旺达还是不想开门，但哈罗德劝她把门打开。旺达挂好防盗链，把门打开了一条小缝，她看到建筑工头又站在门外。工头说："对不起，女士，我有强制令。"他用力挤开门，弄断了防盗链，还不小心把旺达撞倒在地。

工头向旺达道了歉，坚持说公寓楼将在 1 小时内被推倒，旺达必须离开。旺达坚决不肯离开，说要帮助正躺在床上的受伤的警官哈罗德。工头反驳说，他可没看到她床上躺着人，并再次告诫旺达必须即刻离开公寓，然后就走了。

旺达疑惑地问哈罗德，工头强行闯进来的时候，他为什么不伸出援手。哈罗德让她看镜子。旺达看向镜子，发现镜子里没有哈罗德的身影。旺达恍然大悟——哈罗德就是死神！她愤怒地喊道："你骗了我！"

哈罗德耐心解释，死亡并不可怕，旺达害怕的是未知。他轻轻地牵起她的手，说："你看，没什么吧？"

旺达问哈罗德，她是否就要死了。哈罗德让她看看床上，旺达看到了床上自己的尸体。哈罗德温柔地说："你看，旺达，我们的旅程已经开始了。"然后，他们愉快地、充满爱意地、平静地携手走出大楼，踏上了奇幻的冒险之旅。

讲完这个故事，我让萨拉牵起我的手，我们带领"星期二培训小组"的其他所有成员，踏上了勇敢的冒险之旅——萨拉要面对她自己的"死神"了。

我和萨拉的冒险之旅从女士卫生间开始。二十多名心理治疗师挤在卫生间里，围观我和她用手摩挲一个马桶座圈。萨拉说她的焦虑程度已达125%（如果满分是100%的话）。

然而，她此时表现出了令人难以置信的勇敢！

她进一步把马桶座圈抬了起来，伸手去摸马桶。我真为她感到骄傲！

接下来，我们一路走，一路摸大楼里所有的门把手，一直走到"可怕的前门"前。萨拉眼下仍然对它无比恐惧。

我们走到门边，萨拉用手在门玻璃上摸了一圈——我们可以清晰地看到玻璃上有其他人留下的指印。这对萨拉来说简直恐怖至极。

然后我们走到室外，看到一个刚被清空的大垃圾桶。它非常肮脏，底部还粘着一些黏糊糊的残余垃圾。我让萨拉把手伸进去摸那些黏糊糊的东西。

萨拉起初是拒绝的，于是我先伸手摸了摸。看到我这么做，萨拉终于小心翼翼地伸手摸了摸，然后马上缩回手来，说这太过分了。

我告诉萨拉，她必须把手伸到垃圾桶底部，并且给她做了一次示范。她一边强迫自己照做，一边说她就要呕吐了。然而，她做到了！

然后我们两个用脏手抹了抹自己的脸！

有些旁观的人也焦虑了，问他们是否可以给萨拉一些消毒湿巾——门旁就有! 真有意思, 恐惧的传染力如此之大! 可我们无视这个建议, 回到了会议室。

我问萨拉现在感觉如何。萨拉一边哭一边说, 她感到如释重负和无比感激。她说, 如果用 0~100% 来评估焦虑程度, 她现在的焦虑程度只有 1% 或 2%。

我太开心了! "星期二培训小组"的成员们也是! 许多人都哭了。可是, 萨拉这非凡而神速的康复能持久吗? 如此迅速地产生结果让一些人难以置信, 而且成员中的很多心理治疗师都曾被教导——强迫症的治疗过程必将是漫长的, 而且最好对预后持谨慎态度。

本次现场治疗结束时, 我给萨拉布置了一些暴露任务作为作业, 这样她就可以在现场治疗结束后继续自行治疗。我让她在一两天后给我发邮件, 告诉我她的作业完成得怎么样。

这是我在现场治疗结束两天后收到的邮件:

"首先我要说, 在本周二, 我度过了一个神奇的夜晚, 做出了惊人的转变。真的! ! !

"我现在可以一整天让双手处于有菌状态, 只有在上洗手间时才洗手。我甚至可以在吃饭前不洗手。更神奇的是, 每次我触碰到'恶心'的东西时, 我都会笑, 要么微笑, 要么出声地笑。真快乐! !

"然而, 惊人之处不止于此。我想和你分享一下周二晚上的治疗给我的日常生活带来的深刻变化。

"今天, 我很早就开始了高效率的一天。我只提前了半小时起床, 用 20 分钟而非 1 小时洗完了澡(是的, 以前由于要进行那些荒唐的愚蠢的仪式——请原谅我的措辞——我每天都要花 1 小时洗澡, 这非常可悲)。

"最重要的是, 因为我没有按照强迫症的仪式行事, 所以我今天在起床后的 35 分钟内就走出了家门, 而以前这需要 2 小时甚至更长时间。我曾在强迫症这个折磨和打击我的'怪物'身上浪费了那么多时间, 真是不可思议。

"这两天还发生了一件美好的事情: 我去看望了住在养老院的婆婆,

并以一种更亲密、更温暖的方式和她的同伴们交流。我与他们握手，帮他们拿拐杖，同饮一壶茶，没有产生焦虑的感觉，也没感到自己需要洗手。如果在上周，我不可能毫不焦虑地做这些事，我必须跑去洗手间洗手。更美好、更快乐的是，我把双手搭在走廊栏杆上，从走廊的一头跑到另一头，无比开心，就像 4 岁的孩子一样。

"如果这些还不足以证明使用 TEAM 认知行为疗法只需要 1 次治疗就能产生强大的治愈效果，那么下面这件事怎么样？我把手放在肮脏的地板上抹了抹，然后舔了手——不止 1 次，而是 2 次——并且边舔边笑！在我的丈夫和女儿讨论我的愉快心情和我从'我的细菌'中得以解脱的现状时，我就是这么向他们证明我已经'痊愈'了的。

"发现丈夫和女儿注意到我的变化，我特别开心，深受鼓舞。当我向他们展示埃里克拍摄的那些精彩的视频和照片时，他们都惊呆了。我女儿完全不敢相信我曾把手伸到垃圾桶底部。埃里克，谢谢你为我记录下生命中如此重大的时刻。它的影响无比深远。

"总之，今天我对接触公共门把手、厕所、地板、垃圾桶、走廊栏杆、轮椅和拐杖都没有感到焦虑，只在上完厕所后才洗手，而且洗手只花了10 秒，而非像从前那样不停地洗三四分钟。我称之为'洗手池大解放'。

"我对感染细菌的焦虑从 90 年代中期就开始了，并且越来越严重。你们可以想象得到，这给我的生活和家人造成了非常沉重的负担。而现在，让我难以置信的是，那些脏手的照片和精彩视频在我脑中反复播放，竟然让我产生了巨大的解脱感、舒适感和愉悦感。这真是太神奇了！

"感谢你们无条件的支持，感谢这份改变我人生的礼物！我感觉自己像中了大奖！"

谢谢你，萨拉！你非常勇敢和了不起！你给予了所有人一份真正非凡的礼物！

我在第 162 期《感觉良好》播客中对萨拉进行了专题报道，尽管那时的她已经康复很久了，但是我仍然想看看疗效是否持久。这一期是我的播客开播以来最受欢迎的内容之一。

# 第 7 章
## 怎样改变消极情绪？

### 建立情绪日志

现在，请你就像前文介绍的那些患者一样与我携手合作，让我来教你改变你的想法和情绪。为了更容易达到这个目标，我要先一步步引导你写自己的情绪日志。

在这一章，我会要求你完成一些书面作业。如果你希望获得真正的改变，那么完成书面作业就很重要。即使你的抑郁或焦虑并不严重，完成书面作业也是有效果的。

完整版的情绪日志模板如表 7-1。

**表 7-1　情绪日志模板** [①]

困扰事件：_____

| 消极情绪 | 最初的程度（％） | 目标程度（％） | 治疗后的程度（％） |
|---|---|---|---|
| 悲伤、忧郁、抑郁、情绪低落、不快乐 | | | |
| 焦虑、担忧、惊慌、紧张、害怕 | | | |
| 内疚、懊悔、遗憾、羞愧 | | | |
| 低人一等、没有价值、不胜任、有缺陷、无能 | | | |
| 孤独、不被爱、不受欢迎、不被接受、无依无靠、被抛弃 | | | |
| 尴尬、愚蠢、耻辱、难为情 | | | |
| 无望、泄气、悲观、绝望 | | | |

---

① Copyright © 2015/2016 by David D. Burns, MD.

159

续表

| 消极情绪 | 最初的程度（%） | 目标程度（%） | 治疗后的程度（%） |
|---|---|---|---|
| 受挫、无力自拔、受阻、被击败 | | | |
| 生气、抓狂、怨恨、恼火、激愤、不高兴、暴怒 | | | |
| 其他 | | | |

| 消极想法 | 最初的相信程度（%） | 治疗后的相信程度（%） | 认知歪曲类型 | 积极想法 | 相信程度（%） |
|---|---|---|---|---|---|
| | | | | | |
| | | | | | |
| | | | | | |
| | | | | | |
| | | | | | |
| | | | | | |
| | | | | | |
| | | | | | |

### 认知歪曲一览表

| | |
|---|---|
| **全或无思维**：看待事物过于绝对，将事物划分成绝对对立的两大类别。 | **夸大或缩小**：对事情的重要性进行不合理的夸大或缩小。 |
| **过度概括**：将一个负面事件拓展成永无止境的失败："总是这样！" | **情绪推理**：从自己的情绪出发进行推理，比如认为"我觉得自己像个白痴，所以我一定是个白痴"。 |
| **精神过滤**：总是想着事物消极的一面，忽略其积极的一面。 | **"应该"陈述**：使用"应该""应当""必须"或"不应该"这类词语。 |
| **正面折扣**：坚信自己的优点不值一提。 | **贴标签**：不说"我犯了一个错误"，而说"我是个浑蛋"或"我是个废物"。 |
| **妄下结论**：在没有事实根据的前提下直接得出结论。<br>• **读心术**：认为人们对你的言行必然有消极的评价。<br>• **算命式预测**：预测事情的结果必然是糟糕的。 | **自责和他责**：只挑错而不解决问题。<br>• **自责**：为一些责任并不完全在你的事情而责怪自己。<br>• **他责**：只责怪别人，却无视自己对问题的产生也负有责任。 |

## 第一步　选择一个令你感到困扰的事件（或时刻）

请你在"困扰事件"处描述一件令你感到情绪低落的事。人们都会时不时地遇到挫折。你可以选择任何一件困扰你的事，对这个事做一个简短的描述，写在本章情绪日志模板顶端。

为什么我总是让你描述某个困扰你的特定事件？有以下两个原因。

- 你所有的问题都浓缩在那困扰事件发生的短短的一刻。所以，你如果明白了自己为什么在那一刻感到困扰，就会明白自己为什么在其他时刻感到困扰。不同时刻的困扰几乎总是同一问题的不同版本。
- 你如果学会了在某一特定时刻改变自己的想法和情绪，就能在任一时刻改变自己的想法和情绪。那些能在特定时刻帮到你的方法几乎在任何时候都行之有效。

令你困扰的事件可以是现在或过去使你感到抑郁或焦虑的任何事，比如失败、蒙受损失或被在意的人轻视；也可以是一些令你恐惧的场景，比如必须在工作场合当众讲话，或者明明极度害羞却必须与陌生人攀谈。

如果你感到内疚，那么困扰你的事件可能是你说的话或做的事伤害了你在意的人。如果你感到尴尬，那么困扰你的事件可能是你说错了话或做错了事。困扰你的事件也可能极不起眼，比如你此刻只是坐在这里读书，却感到抑郁、焦虑或气馁。

困扰你的事件可以是任何事，但这件事必须真实而具体。昨天，一个叫珍妮的 25 岁姑娘告诉我，她和一个叫理查德的帅哥在酒吧相识。珍妮对理查德动了真心，幻想与对方建立正式的恋爱关系，但她发现理查德并不是这么想的——理查德只是和她玩玩而已。珍妮的情绪一下子低落了。她在自己的情绪日志的"困扰事件"处写下了"被理查德拒绝"。这样的简短描述非常好。

然而，"生活糟透了"这句就不行，因为它太笼统和含糊了。感到"生活糟透了"并没有问题——生活有时候确实糟透了！你需要写下的是一个能体现出"生活糟透了"的具体时刻。

另外，你要确保选择的时刻是你感觉情绪低落并且想要情绪好转的时刻。

我这么说的原因是，虽然有时候人们感到困扰，但是他们并不是真的想要寻求帮助。没关系，我自己有时也这样。我承认，有好几次我只想好好地为自己难过一下！因此，在情绪日志中，请你选择你想要获得帮助的时刻或困扰事件。

另外，你要确保你需要帮助解决的问题是你的个人情绪问题，而不是人际关系问题。个人情绪问题包括有抑郁、焦虑等消极情绪，你的消极想法主要针对的是你自己（"我是一个失败者。"）而不是他人（"她是一个失败者。"）。解决人际关系问题的方法与改善抑郁、焦虑等消极情绪的方法大相径庭。我将在后文教你解决人际关系问题，这不是本章的重点。

此时的你可能感到有点困惑，因为珍妮和梅拉妮都纠结于人际关系问题：梅拉妮为自己曾有过两段失败的婚姻而感到羞耻，非常担心别人对她说三道四，而珍妮则因为被拒绝而感到沮丧。这些当然都属于人际关系问题，但她们的消极想法主要针对的是自己。她们都在自责（而不是在责备别人），在抑郁、羞耻、自卑和焦虑中挣扎。因此，如果你的消极想法和情绪主要针对的是自己，那么人际关系问题就可以作为困扰你的事件。

现在，你应该在情绪日志的"困扰事件"处简短描述一个困扰你的时刻或事件。写好了吗？又或者你跳过了这一步，选择继续阅读？

哦，你跳过了这一步？我预感到这种情况可能发生！嘿，我很高兴你买了本书，很高兴有机会与你分享一些前沿理念和方法。我希望我能说服你尝试进行练习——无论是现在还是以后——因为我想帮你改变消极情绪，那会给你和我带来很多快乐！

即使你只想阅读本书的内容，不想做书面作业，你也迈出了很棒的第一步。如果你是这么想的，那么我建议你把本书读两遍，在第二遍阅读时完成书面练习。

就算你是一位心理治疗师，阅读本书的主要目的是学习帮助患者的前沿方法，我也建议你完成书面练习，原因有二。

- 书面练习能极大加深你对前沿方法的理解，让你熟悉使用技巧。
- 如果你想成为一个疗愈者，而非一个单纯的技师，那么做好自己的功课至关重要。

当然，你可以一边开车一边听本书的音频，回家后再做书面作业。我可不希望你边开车边写作业！

## 第二步　找到符合你情绪的词语并评估其程度

写下困扰你的事件或时刻后，下一步就容易了。在情绪日志中，你会看到若干组消极情绪。在每一组情绪里画出所有符合你的情绪的词。例如，珍妮画出了"抑郁""情绪低落"这两个词（表 7-2），因为这两个词最符合她得知理查德无意与她建立正式恋爱关系时的情绪。

表 7-2　珍妮的消极情绪

| 消极情绪 | 最初的程度（%） |
| --- | --- |
| 悲伤、忧郁、抑郁、情绪低落、不快乐 | |

画完消极情绪后，请在 0（完全没有）~ 100%（最糟糕的情况）之间评估这种情绪的强烈程度，并把数字填入"最初的程度（%）"一栏中。你要评估的是那个困扰你的事件发生时你的情绪，或者你当下的情绪。你最好评估事件发生时的情绪，但如果这件事一直困扰着你，那么评估当下的情绪也是可以的。

正如你在表 7-3 中所看到的，珍妮评估这些情绪的强烈程度是 100%。

表 7-3　珍妮对消极情绪的相信程度

| 消极情绪 | 最初的程度（%） |
| --- | --- |
| 悲伤、忧郁、抑郁、情绪低落、不快乐 | 100 |

对第一组消极情绪进行评估后，请评估和画出其他消极情绪。例如，你可能感到焦虑、内疚、没有价值、孤独、绝望和受伤。

你会看到表格里还有为其他消极情绪留出的一行——"其他"。你可以在这里填写表中没有列出但你具有的情绪。例如，你可能感到深陷泥沼、被击垮、被背叛或压力巨大。你可以在这一行填入其他描述情绪的词，并评估它们的强烈程度。

情绪日志的"消极情绪"部分精确地向我展现了患者在治疗开始时所具有的消极情绪及其强烈程度。

许多心理治疗师声称，很多患者似乎不了解自己的情绪，对此有一个专业术语——述情障碍（Alexithymia）——这是一个含义简单但很重要的名词！

它指一个人无法识别和描述自己的情绪。一些专家说，人群中有大约10%的人存在这个问题。大多数心理治疗师会说，他们的患者中有很多人存在述情障碍。

这个说法曾让我感到困惑，因为我从来没有遇到过不能精确描述自己情绪的患者。我想这可能是因为我一直在使用情绪日志。当你集中注意力回忆某个困扰你的具体事件时，你能很容易地画出你对该事件产生的全部消极情绪，并指出每种情绪有多强烈。

情绪日志也很好地展示了患者在治疗前后的状态对比，让我可以确切地知道患者的病情在治疗后是否得到改善以及改善的程度。患者测评情绪这一环节（T环节）提醒心理治疗师对患者负起责任。情绪日志就像一台"情绪X光机"，能够让心理治疗师在每次治疗开始和结束时清晰地"看到"患者的情绪，了解治疗的效果。

在我看来，这种工具极好，因为心理治疗师们再也不能不负责任地把门一关，用长年累月的、没完没了的空谈来治疗患者了。心理治疗的目标变为"让患者实现快速、深刻和可测量的改变"。这一理念代表着心理治疗的实践方式在美国乃至世界范围内发生了巨大转变。

我希望所有心理治疗师都能将测评环节纳入自己的治疗流程，相信在不久的将来，保险公司和职业资格认证机构会要求必须将测评环节纳入心理治疗过程，就像现在医生对患者进行常规医学治疗时，患者需要接受科学检验一样——如果一个医生在行医时不给患者测体温、做血液检查或拍X光片，那么他的执照很快就会被吊销。我认为对心理治疗师也应该执行同样的标准。

## 第三步　记录你的消极想法

接下来，请写下与你的消极情绪有关的消极想法。问自己以下问题："当我感到难过、羞耻或绝望时，我在对自己说什么？"请针对情绪日志中画出的所有消极情绪进行这样的提问。

用简洁、完整的句子写下你的消极想法，并给它们编上号码。然后在"最初的相信程度"一栏中，用 0（完全不相信）~ 100%（完全相信）描述你对每个消极想法的相信程度。

根据阿龙·贝克（Aaron Beck）博士的"认知内容特异性理论"（Theory of Cognitive Content Specificity），每一种消极情绪都是某个特定类型的消极想法引起的。例如，如果你告诉自己你做了坏事或伤害了你爱的人，你就会有负罪感；如果你告诉自己你正处于危险中，你就会感到焦虑；如果你告诉自己你是一个失败者或一个废物，你就会感到抑郁。

贝克的认知内容特异性理论能让你轻松发现自己的消极想法和情绪是如何相互关联的。你只需要在表 7-4 中找到你的消极情绪，然后问自己"当我有这种情绪时，我在想什么？我在告诉自己什么？是什么想法在我脑海里闪过？"，就能发现其中的关联。

## 表 7-4　情绪和想法的一致性

| 消极情绪 | 想法 | 示例 |
| --- | --- | --- |
| 悲伤、忧郁、抑郁、情绪低落、不快乐 | 你告诉自己你是一个失败者或你是不讨人喜欢的，因为你丢失了一些对你的自尊心来说很重要的东西。 | 你可能还记得，马克曾告诉自己，他作为父亲很失败，因为他没能与大儿子建立起亲密的关系。 |
| 焦虑、担忧、惊慌、紧张、害怕 | 你总是感到危险，告诉自己可怕的事情即将发生。 | • **飞行恐惧**："飞机如果遇到乱流，坠毁了怎么办？"<br>• **恐高症**："哎呀，如果我离这个瞭望台的边缘太近了，我会掉下去的！"<br>• **公众演讲焦虑**："当我必须站在众人面前演讲时，我的大脑将一片空白，我会看起来像个十足的傻瓜！"<br>• **强迫症**："如果我不一遍遍地洗手，我的手就会被感染，可怕的事情就会发生！"<br>• **持续性担忧**："如果孩子参加的高中聚会上有人喝酒怎么办？""如果他们在聚会后回家的路上出了车祸怎么办？""如果老板不喜欢我的报告怎么办？"<br>• **害羞 / 社交焦虑**："万一这个人发现我非常紧张，我该怎么办？我说什么他都不会感兴趣的，还可能觉得得我是个窝囊废！"<br>• **惊恐发作**："我就要死了 / 疯了！这太可怕了！" |

续表

| 消极情绪 | 想法 | 示例 |
|---|---|---|
| 内疚、懊悔、遗憾、羞愧 | • 你告诉自己你很糟糕，违背了自己的价值观或伤害了你爱的人。<br>• 你告诉自己别人会评判你，认为你是坏的、有缺陷的或有短处的。 | 你可能还记得，梅拉妮很羞愧，因为她坚信，人们如果发现她有过两段失败的婚姻，就会对她评头论足。 |
| 低人一等、没有价值、不胜任、有缺陷、无能 | 你总是盯着自己的缺点和短处，或者把自己和别人做比较，你告诉自己你不够好。 | • 一个遭受多年家庭暴力的女人告诉自己："一定是我自己有问题。"<br>• 一位临床社工告诉我："我很自卑，因为我没有什么特别之处。我太平凡了。" |
| 孤独、不被爱、不受欢迎、不被接受、无依无靠、被抛弃 | 你告诉自己你需要他人，或者告诉自己因为你独自一人，所以你注定不快乐。 | 一个名叫玛丽亚的女人发现丈夫因为与秘书有了婚外情而要离开她，于是她告诉自己："没有丈夫的爱，我永远都不会幸福了。" |
| 尴尬、愚蠢、耻辱、难为情 | 你告诉自己别人会因为你的一些缺点或短处而对你评头品足。 | 一次，我坐在椅子上进行公开演讲。我向后挪了挪椅子，结果从舞台上摔了下去！我对自己说："他们一定觉得我傻透了！"然而，观众表现得非常友好。 |
| 无望、泄气、悲观、绝望 | 你告诉自己事情永远不会改变。 | "我将永远抑郁下去。我的问题永远解决不了。" |
| 受挫、无力自拔、受阻、被击败 | 你认为某些情况比"它看起来的样子"糟糕得多。 | • 你可能抱怨："为什么这趟航班比预定时间晚了这么多，我还得转机呢！他们应该加速起飞！"<br>• 你可能想："该死！这个新软件老是崩溃！根本没有宣传的那么好用！" |
| 生气、抓狂、怨恨、恼火、激愤、不高兴、暴怒 | 你认为有人在不公正地对待你，或者想占你便宜。 | • "他只想到他自己！"<br>• "她不应该那样做！"<br>• "他是个以自我为中心的浑蛋！" |

对于记录消极想法，这里还有几条额外的建议。

• 不要把对困扰事件的描述写在"消极想法"部分里。对困扰事件的描述应当写在情绪日志的顶端横线上。这是因为你无法挑战或改变一个客观事件，你能改变的只有自己的想法和情绪。"消极想法"部分用于记录你对这件事的想法。在大多数情况下，这些想法都是歪曲的。

• 不要把情绪或感受放在"消极想法"部分里。你应该在"消极情绪"部分画出你的情绪并评估它的强烈程度。这是因为你无法挑战一种情绪。

你只能挑战引起这种情绪的歪曲想法。

• 使用短句，尽量只用一两句话描述消极想法。不要长篇大论。

• 使用完整的句子。不要写出诸如"毫无价值"或"糟透了"这样的短语。这些短语无法说明谁或什么是毫无价值或糟透了的。一个完整的消极想法应该是"我毫无价值"或"我的演讲糟透了"。

• 不要使用反问句，比如"我怎么能搞砸呢？"。你要把问题变成陈述句，可以使用"应该"陈述，比如"我真的搞砸了"或"我不应该这么糟糕"。

为了将这些建议阐释得更浅显易懂，让我们回到珍妮这个例子上。珍妮被拒绝后，在她的情绪日志里记录了以下消极想法。

• 我的内在有一些毫无价值的东西，让我不值得被爱。

• 我一无是处，因为我的身材和魅力不如别人。

• 我觉得自己一无是处、很伤心，因为理查德拒绝了我。

前两个消极想法包含有多种认知歪曲。不过，第三个想法并不完全属于消极想法。你能看出为什么吗？看看你能否找出这个想法中的问题。正确答案可能是一个也可能是多个，也可能根本没有正确答案。

在表 7-5 中勾选出你的选择后，请继续阅读，看看我的答案。

**表 7-5　为什么"我觉得自己一无是处、很伤心，因为理查德拒绝了我。"不完全属于消极想法？**

| 猜想 | 你的答案 |
| --- | --- |
| 这是对负面事件的描述。 | |
| 这是对消极情绪的描述。 | |
| 这句话包含弗洛伊德式错误 ① （Freudian Slip）。 | |
| 这句话有反问意味。 | |

### 我的答案

答案是：①这是对负面事件的描述（"理查德拒绝了我"）；②这是对消

---

① 弗洛伊德式错误：著名心理学家弗洛伊德认为，人在不经意间犯的错误，比如口误、笔误、对某些事件的遗忘，都是潜意识的反映。——译者注

极情绪的描述（"我觉得自己一无是处、很伤心"）。理查德拒绝了珍妮是真实发生的事件，虽然令人痛苦，但珍妮无法改变已经发生的事实。"理查德拒绝了我"只是在描述这件事，而不是描述她对这件事的想法。另外，珍妮的自卑感和受伤感虽然真实，但它们反映的是她与这件事相关的情绪，而不是她对这件事的想法。

以下是最后一个建议，它可以帮你找到消极想法：你如果感到不开心，却不能确定到底是什么消极想法使你不开心，那么你可以编造一些消极想法。这一般来说也会奏效。

例如，最近，一个名叫拉梅什的男人给我发了一封电子邮件，说自己喜欢我写的《伯恩斯焦虑自助疗法》（*When Panic Attacks*），他对自己必须在工作场合做一场演讲感到非常焦虑，但是他找不出引起焦虑的消极想法。他想知道自己该怎么做。

我让拉梅什写下一些与他处境相同的人可能有的消极想法。他在邮件中是这样回复我的：

"嘿，伯恩斯博士！谢谢您的回信！处在我这种情况的人可能想：
'我会讲得结结巴巴。'

'作为一个英语非母语者，我的英语不是很好。如果我用错了词，人们会笑话我。'

'人们可能针对我的研究问一些我不知道如何回答的问题，这会使我看起来像个傻瓜。'

'他们可能批评我的研究方法有问题，认为我在研究中自认为正确的因果关系是错误的。那我不管再说什么都没有意义了，在剩下的演讲时间里我都会很尴尬。'

'我不可能在30分钟内讲得面面俱到，在演讲快结束时我会慌乱、忘记要点。'

"我想我明白你想让我领悟到什么了。就算我没有清楚地意识到这些想法，它们也存在于我的脑海里，对吧？我可以称这些想法为'沉默的想法'吗？"

拉梅什说得对！这些消极想法确实可以被称为"沉默的想法"，你如果把它们写在纸上，就能更轻松地弄清楚自己在想什么。这是实现"感觉棒极了"的第一步。

我收到拉梅什的邮件后很开心，所以安排录一期播客来处理他的消极想法。你如果感兴趣，可以听听第 150 期《感觉良好》播客。

好了，现在是时候把你的消极想法记录在情绪日志中了。在继续阅读之前，请完成这一步骤。

## 第四步　找出认知歪曲

记录好消极想法后，请你逐一审视这些想法，在"认知歪曲"一栏中列出该想法存在的全部认知歪曲。

如果你在一个想法中发现了多种认知歪曲，不要担心。这很正常。不同的认知歪曲之间存在大量交集。有时你甚至能在一个消极想法中发现全部 10 种认知歪曲！

如果你无法发现某个想法中的认知歪曲，那么这个所谓的"想法"就很可能是对事件或情绪的描述，而不是对消极想法的陈述。记住，困扰你的是你对一件事的想法，也就是你如何看待和解释这件事。

当你找出某个想法中的一种认知歪曲时，问自己以下这些问题，这可能对你粉碎这个消极想法相当有帮助。

- 为什么这个消极想法包含这种认知歪曲？
- 为什么这个想法可能并不符合客观事实，会误导思考方向？
- 为什么这种认知歪曲会对我造成伤害或困扰？

## 第五步　关于"奇迹式治愈"的问题

你已经发现了消极想法中的认知歪曲？好！

现在我要问你两个听起来有点傻的问题："你需要一些帮助从而战胜自己

的消极想法和情绪吗？你想让情绪好转吗？"

如果答案是否定的，我能理解。如果答案是肯定的——你真的很想获得一些帮助从而战胜自己的消极想法和情绪——那就太好了！现在，我有第三个问题要问你："你需要什么样的帮助？换句话说，如果今天发生了奇迹，你在完成情绪日志后感觉非常棒，又会发生什么？"

大多数患者告诉我，他们希望幸福和快乐能取代原来的焦虑、抑郁、自卑、绝望、无价值感、愤怒和羞愧。他们说他们希望自己的消极想法和情绪都消失。

你也是这样吗？你也想让自己的消极想法和情绪都消失吗？

## 第六步　使用魔法按钮

如果答案是"是的"，那么我还有一个问题要问你，我想你知道这个问题是什么。想象一下，一个魔法按钮就在你面前，如果按下它，你所有的消极想法和情绪都会在顷刻间消失，你会突然感到幸福和快乐。你会按下这个按钮吗？

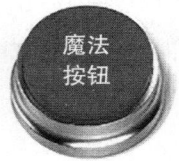

你当然知道世界上没有什么魔法按钮，不过，我确实有一些很棒的方法可以帮你改变你的想法和情绪。虽然我不能保证你肯定能获得特定的效果，但是如果我们一起努力，你的情绪就有很大的机会得到改善，你的那些消极情绪甚至可能完全消失。

不过，我不确定使用这些方法是不是个好主意。

你还记得为什么吗？

因为，如果你按下魔法按钮，你的消极想法和情绪带来的一些好处可能消失。此外，你的消极想法和情绪很大程度上能反映出你身上一些积极的和了不起的特质，如果你按下魔法按钮，这些特质也会消失。

## 第七步　使用正向重构

因此，在你贸然决定做出改变之前，你可以先使用正向重构，从一个完

全不同的角度审视自己的消极想法和情绪。接下来，我介绍一下如何使用正
向重构。

　　首先，在正向重构分析表的左栏逐条列出你的消极想法和情绪，针对每
一个想法或情绪向自己提出以下两个问题。

- 这个消极想法或情绪能带来什么好处？它对我可能有什么帮助？
- 这个消极想法或情绪能体现我和我的核心价值有哪些美好的、积极的，
  甚至是了不起的特质？

　　其次，在右栏列出你能想到的所有好处和核心价值。

　　不要泛泛地给出结论。每次只思考一个消极想法或情绪。因为每一个消
极想法或情绪都有不同的好处和核心价值。

　　为了让这项任务简单点，你可以从在情绪日志中画出的某一组消极情绪
开始。例如，如果你画出了"悲伤""情绪低落""抑郁"，那么请你把这些情
绪记录在正向重构分析表的左栏，如表 7-6。

表 7-6　正向重构分析表示例

| 消极想法或情绪 | 好处以及核心价值 |
|---|---|
| 悲伤、情绪低落、抑郁 | |

　　现在请你问自己以下两个问题。

- 悲伤、情绪低落、抑郁的情绪能带来哪些好处？
- 这些情绪体现了我和我的核心价值有哪些积极的，甚至是了不起的
  特质？

　　你有灵感了吗？如果有，请写在右栏中。

　　例如，假设你感到悲伤，因为多年来你一直试图治好自己的抑郁和焦虑
障碍，却总是失败。我的许多患者刚来见我时都处于这种情绪中。事实上，
有些人已经忍受了长达数十年的药物治疗、心理治疗，甚至电抽搐治疗[①]，但

---

[①] 电抽搐治疗：又叫电休克疗法，是一种抑郁障碍疗法。原理是让一定量的电流通过患者脑部，从
而引起中枢神经放电。这样能对严重的、慢性或难治性抑郁障碍产生一定治疗效果，但存在一定
的风险和副作用。——译者注

这些疗法都没有奏效。我接待过一位欧洲妇女，她因为患抑郁和焦虑障碍甚至接受了将近 200 次电抽搐治疗、2 次额叶切除手术，然而这些治疗都无济于事！

我想说，在这种情况下感到抑郁和沮丧是非常正常的。你同意吗？

你如果同意，就可以这么写正向重构分析表（表 7-7）。

表 7-7　正向重构分析表示例

| 消极想法或情绪 | 好处以及核心价值 |
|---|---|
| 悲伤、情绪低落、抑郁 | 产生这些情绪是正常的和可以理解的，因为我接受的那些针对抑郁和焦虑障碍的治疗都没有奏效。 |

当然，你也可能因为其他原因感到情绪低落和抑郁。例如，如果你失去了所爱的人，那么你的悲伤就表达了你对失去的人的爱；如果你被解雇了或在职场中遇到了挫折，那么你的悲伤可能反映了你对工作的热忱，以及你想通过努力工作让家人过上体面生活的愿望。

你也可能正在内疚中挣扎。幸运的是，内疚是一种最容易进行正向重构的情绪，正如你在第 4 章看到的凯伦的案例。你可以问自己以下两个问题。

• 我的内疚能带来什么好处？它在哪些方面能帮到我？

• 我的内疚反映了我和我的核心价值有哪些积极的和美好的特质？

你想到了什么？在继续阅读之前，请在表 7-8 中写下你的想法。

表 7-8　对内疚进行正向重构

| 消极想法或情绪 | 好处以及核心价值 |
|---|---|
| 内疚 | 1. |
| | 2. |
| | 3. |
| | 4. |
| | 5. |

## 我的答案

内疚能够：

- 体现出你心中有严格的道德准则；

- 说明你在意他人；

- 令你对他人的情绪更加敏感；

- 促使你道歉并修正你的行为——你如果伤害了别人却不感到内疚，那未免太冷酷无情了，大多数精神变态者甚至根本不会内疚；

- 说明你能实事求是地面对自己的缺点，并愿意承担责任；

- 说明你很谦逊；

- 说明你不想伤害或剥削他人；

- 说明你在用很高的标准要求自己。

正如你所见，内疚使人难受，但它有点像肉体的疼痛——能让你突然改变方向，让自己免受进一步的伤害。如果人感觉不到疼痛，手放在热炉子上就会被严重烧伤。

那绝望呢？绝望对正向重构来说是一种具有较强挑战性的情绪。我曾有一段时间很难想出绝望有什么积极因素。事实上，绝望是人类能产生的最痛苦的情绪之一。

阿龙·贝克博士指出，如果人们知道痛苦会结束，那么几乎所有痛苦都是可以忍受的。可如果你绝望了，你就会认为痛苦永无止境。而当你想到死亡可能是摆脱痛苦的唯一途径时，自杀的冲动就产生了。

所以，绝望怎么可能有积极因素呢？看上去一丝可能也没有！

在继续阅读之前，请思考以下两个问题。

- 绝望能带来好处吗？它对我能起到什么帮助或保护作用呢？

- 绝望能体现我和我的核心价值具有哪些积极的和了不起的特质？

如果你有了灵感，请写在表 7-9 中，然后继续阅读，看看我的答案。

在看我的答案之前，请你多给自己一点时间，看看自己能想到些什么！

### 表 7-9　对绝望进行正向重构

| 消极想法或情绪 | 好处以及核心价值 |
|---|---|
| 绝望 | 1. |
| | 2. |
| | 3. |
| | 4. |
| | 5. |

## 我的答案

绝望可能有以下好处。

- 避免你燃起希望后在再一次失败时感到沮丧。例如,在本书中,我一直在告诉你,我发明了很多强效的前沿方法和工具来对抗抑郁和焦虑,许多人在使用这些方法和工具后快速康复了。这听起来固然很好,但如果你燃起了希望,而本书对你没有奏效,你就会非常痛苦。相反,你如果告诉自己本书对你不可能有效,就不会有失望的风险。
- 说明你诚实,能面对现实,因为你可能有过多次失望、失败、受挫和被拒绝的经历。绝望往往意味着诚实、正直。
- 在一定程度上说明你很聪明或有批判性思维。对前沿疗法持怀疑态度是合理的——毕竟,我可能只是一个试图兜售自创产品的推销员!
- 给你一个充分的理由,防止你再次撞南墙。绝望可以阻止你一遍又一遍地尝试做那些可能行不通的事情。绝望可以让你避免承受屡试屡败的压力。
- 促使你与他人接触,让他们知道你有多伤心。

你看懂这些话了吗?绝望会令人极度沮丧和痛苦,但它也可能是有益的,可能体现了你的正直、智慧,以及你对自己的同情和保护。

为了让你更轻松地找出消极情绪带来的好处,以及它们反映的你的美好特质,我制作了一个"消极情绪正向重构指南表"(表 7-10)。这个表格能帮你轻松地找出每一组消极情绪的积极因素。你会在表中看到各种消极情绪,并查到其可能含有的积极因素,然后你就可以将这些答案直接填写到正向重构分析表的右栏。

表 7-10　消极情绪正向重构指南表

| 消极情绪 | 好处 | 核心价值 |
|---|---|---|
| 悲伤、忧郁、抑郁、情绪低落、不快乐 | • 让你知道某些事情不顺利。<br>• 说明你在实事求是地看待那些对你来说艰难的、痛苦的问题或损失。<br>• 让你更有同情心,更能理解他人的痛苦。<br>• 是活着的证明。你如果能够为失去所爱的人或深深在意的东西而悲伤,就意味着你还活着,有能力去在意。 | • 如果你经历了失去、被拒绝、受创或失败,或者某些事情进展得不顺利,产生这些情绪是正常的。<br>• 反映了你对生活、对你失去的人或未完成的事的热忱。<br>• 说明你愿意直面痛苦,而非逃避痛苦、拒绝承认现实。<br>• 说明你在用很高的标准要求自己。 |
| 焦虑、担忧、惊慌、紧张、害怕 | • 令你保持警惕。<br>• 让你远离危险。<br>• 令你不疏忽大意,保持戒备心。<br>• 激励你做好准备工作,出色地完成任务。<br>• 为失败或失望做好心理准备,不至于在这些情况出现时措手不及。 | • 说明你非常在意对事情的掌控。<br>• 说明你想要避免自己和他人发生危险。<br>• 体现了你负责任、不鲁莽的特质。<br>• 说明你非常关心别人,在意别人对你的看法。<br>• 说明你在用很高的标准要求自己,想要做到最好。 |
| 内疚、懊悔、遗憾、羞愧 | • 提醒你你可能忽视了自己的核心价值。比如在受挫或被激怒时,你可能大发雷霆,说了一些话或做了一些事而伤害了你爱的人。<br>• 促使你审视自己的行为,并决心下次不再重蹈覆辙。 | • 说明你有很高的行为处事标准。<br>• 反映了你勇于承担责任,而非把自己的问题归咎于他人。<br>• 说明你愿意直面自己的缺点,而非否认它们。<br>• 说明你在意自己的行为对他人产生的影响。<br>• 意味着你不想让别人失望,也不想让自己失望。<br>• 反映了你有强烈的道德感。<br>• 说明你希望获得他人的喜欢和尊重。 |
| 低人一等、没有价值、不胜任、有缺陷、无能 | • 帮助你审视自己的缺点和不足,而非否认它们或退而求其次。<br>• 帮助你改善或改变自己的行为。 | • 体现了你勇于做一个诚实、实事求是的人,因为你确实有很多缺点和不足。<br>• 体现了你谦虚、不傲慢、不自视过高。<br>• 意味着你做不到某事时能坦诚地承认现实。 |

续表

| 消极情绪 | 好处 | 核心价值 |
|---|---|---|
| 孤独、不被爱、不受欢迎、不被接受、无依无靠、被抛弃 | • 提醒你主动与人接触，而非放弃人际交往或陷入被孤立、痛苦或愤世嫉俗的深渊。<br>• 提醒你做出改变，让自己更有吸引力。比如，你可能决定减肥或学习你的搭讪和沟通技巧。 | • 反映了你在乎他人，珍惜与你认为重要的人之间的良好关系。<br>• 反映了你渴望深入的、有意义的而非肤浅的人际关系。 |
| 无望、泄气、悲观、绝望 | • 避免你燃起希望后再失望。<br>• 让你知道什么时候该放弃，什么时候该优雅地接受失败，这样你就可以把精力留给更值得投入的人或事。 | • 说明你诚实、实事求是，因为你可能已经失望了很多次。<br>• 说明你很聪明，具有怀疑精神，敢于质疑和发起挑战。 |
| 尴尬、愚蠢、耻辱、难为情 | • 能避免你做一些蠢事，招来反对或指责。<br>• 促使你审视并改变自己的行为。 | • 说明你重视他人的意见，希望得到他人的尊重。<br>• 说明你愿意承认并审视自己的缺点。 |
| 受挫、无力自拔、受阻、被击败 | • 激励你继续奋斗。 | • 说明你对目前的状态不满意。<br>• 说明你还没有放弃。 |
| 生气、抓狂、怨恨、恼火、激愤、不高兴、暴怒 | • 这是健康的和正常的。可以警示你，有些事情不对劲，或者你被利用了。<br>• 促使你采取行动维护自身利益，而非屈服于那些不友好的、不公平的或者妄图剥削你的人。<br>• 当别人违反规则或试图伤害你和你爱的人时，愤怒能赋予你力量。<br>• 比冷静更管用。比如，你的孩子在马路上追球，愤怒地斥责他可能比理性地和他讨论交通安全更管用。<br>• 说明你是认真的。 | • 说明你了解人性的阴暗面，不否认他人会有卑鄙的想法或行为。<br>• 意味着你对别人对待你或你在乎的人的方式有很高的标准。你可以为自己的高标准感到自豪！<br>• 说明你把公平、善良、诚实和正直看得很重。<br>• 说明你非常在意别人的行为或对待你的方式，而非无所谓。<br>• 说明你不是"软柿子"，不想让别人利用你或欺负你。 |

　　到目前为止，我们已经讨论了如何对消极情绪进行正向重构。你也可以对消极想法进行正向重构。下面让我们来看看你在情绪日志中写下的自我批评的消极想法。比如，你因为一些失败或缺点批评自己，认为自己是一个失败者或废物。你还可能告诉自己，你应该比现在更好，或者你不应该犯这样或那样的错误。

　　你可以把消极想法逐一记录在正向重构分析表的左栏。然后问自己以下两个老问题。

- 这个消极想法能带来什么好处?
- 这个消极想法体现了我和我的核心价值具有哪些了不起的、积极的特质?

自我批评的消极想法能带来很多好处,它们几乎总能反映出你的很多核心价值。例如以下几点。

- 你的自我批评可能表明你在用很高的标准要求自己,不甘于平庸。这是好事!
- 你的高标准会激励你努力工作,做到最好。你可能因此取得很多成就。
- 你的自我批评也说明你能诚实面对自己的不足,因为你可能确实存在很多缺点和短处。这种诚实是一种力量。
- 你的自我批评也可以说明你是有责任感的人,勇于从自身寻找答案,而非把问题归咎于他人或外部环境。
- 你的自我批评也是谦逊的表现,说明你并不傲慢或自恋。谦逊是一种好的品质。

正如你所见,尽管你正在承受巨大的痛苦,但是这些消极想法总能带来很多好处,总能揭示出你所具有的积极的、了不起的特质。

为了帮助你对消极想法进行正向重构,我给出了由我创建的另一个简便的表格,叫作"消极想法正向重构指南表"(表 7-11)。这个表格将人的消极想法分为以下三大类。

- "我不好"这类想法会引起抑郁、自卑、内疚、绝望等情绪。
- "我有危险"这类想法会引起焦虑和恐惧。
- "你不好"这类想法会引起愤怒和冲突。

这份分析表能帮你挖掘出你在正向重构分析表中列出的全部消极想法的好处和核心价值。

## 表 7-11　消极想法正向重构指南表

| 抑郁的想法："我不好。" |
| --- |
| 这些想法会引起抑郁、不快乐、内疚、自卑、没有价值和绝望的感受。 |

**全或无思维**："我是个彻头彻尾的失败者。"

**过度概括**："我想我是不讨人喜欢的。"

**精神过滤**："我又搞砸了！我犯了很多错误！"

**正面折扣**："我平平无奇，并没有任何特别之处。"

**算命式预测**："没有希望了。我永远也无法解决现在的问题。"

**夸大或缩小**："我无法忍受这种感觉！"

**贴标签**："我是一个糟糕的母亲（或父亲）。"

**情绪推理**："我觉得自己是一个失败者，所以我一定是一个失败者。"

**指向自我的"应该"**："我不应该这么糟糕的。"

**自责**："都是我的错。"

| 好处 | 核心价值 |
| --- | --- |
| 这类想法可以：<br>• 激励你发现并克服自己的缺点；<br>• 让你意识到你可能伤害了你在意的人或违背了你的价值观；<br>• 促使你寻求谅解、改变自己的行为；<br>• 让你保持警惕，不否认或不忽视自身的问题和缺点；<br>• 让你意识到存在发生不好的结果的可能性；<br>• 避免你失望；<br>• 能说明哪些事情对你来说很重要，哪些事情偏离了预设轨道；<br>• 提醒你没有达到自己的目标；<br>• 说明你失去了珍爱的人或物。 | 有这类想法说明你：<br>• 为自己设定了有意义的、有挑战性的目标；<br>• 用很高的标准要求自己；<br>• 不甘于平庸或退而求其次；<br>• 有强烈的正义感，愿意审视自己的缺点；<br>• 谦逊，能意识到自己的不足；<br>• 在意他人对你的看法，想获得他人的尊重；<br>• 希望以爱和公正的态度对待他人；<br>• 诚实，愿意面对自己的缺点和失败；<br>• 勇于承担责任，勇于审视自己的失败，而非总是指责他人或世界；<br>• 实事求是，能够面对客观事实，因为你可能已经尝试做过很多事情却没有成功。 |

| 恐惧的想法："我有危险！" |
| --- |
| 这类想法会引起焦虑、恐惧、担忧、紧张、不安全和恐慌的感受。 |

**全或无思维**："我会搞砸和老板的谈话。"

**过度概括**："总是发生这样的情况！每个人都会看不起我，认为我是一个失败者。"

**精神过滤**："乘飞机太危险了！"

**正面折扣**："我知道无论我多努力地学习，考试时我都会考砸。"

**读心术**："别人会认为我是一个失败者。"

**算命式预测**："当众演讲时，我的大脑将会一片空白，我很可能吓昏过去。"

**夸大或缩小**："我太恐慌了！我会不会发疯、昏倒或死掉？"

**贴标签**："为什么我感到这么焦虑？我一定是精神病患者。"

**情绪推理**："我非常害怕。这说明可怕的事情即将发生。"

**指向自我的"应该"**："我不应该这么焦虑。"

**自责**："我真的搞砸了！"

续表

| 好处 | 核心价值 |
|---|---|
| 这类想法可以：<br>• 提醒你不要置身于有危险或有威胁的境地，从而保护自己免受伤害；<br>• 激励你努力学习、认真备考，这样你就不会因自满而导致考试失败；<br>• 如果你有飞行恐惧（比如害怕乘飞机），你的算命式预测就会保护你，提醒你避开那些令你恐惧的事物或情境；<br>• 当你在夜晚孤身一人置身于治安差的街区时，这类想法能让你保持警惕，避免遭受抢劫；<br>• 防止你自作多情，以为每个人都喜欢你而事实并非如此；<br>• 提醒你一个事实，人们很爱评判或挑剔他人；<br>• 让别人知道你的问题很严重或很紧急；<br>• 促使你向他人求助。 | 有这类想法说明你：<br>• 是慎重的，不愿草率行事；<br>• 想要避免自己和自己爱的人置身于危险境地；<br>• 想要认真准备，高质量地完成任务；<br>• 希望与他人建立有意义的、真诚的关系；<br>• 非常在意别人对你的看法；<br>• 看人不只看表面，会深入思考他人隐藏的情感；<br>• 会认真而非草率地对待问题；<br>• 是一个敏感的人，了解自己内在的感受；<br>• 谨慎，善于思考，能认识到世界的危险。 |

**愤怒的想法："你不好。"**
这类想法会引起愤怒、恼火、挫败感、愤恨和激愤的情绪。

**全或无思维：**"他只考虑他自己。"
**过度概括：**"她从不倾听他人的想法！"
**精神过滤：**"他总是强词夺理！"
**正面折扣：**"她说得好听，但并非真心的。"
**读心术：**"他觉得他比谁都强。"
**算命式预测：**"我什么都试过了，但都没用。她永远不会改变。"
**夸大或缩小：**"我受不了他了。"
**贴标签：**"她是个浑蛋。"
**情绪推理：**"我觉得他一无是处，他就是一无是处。"
**指向他人的"应该"：**"她不应该那样想。"
**指向世界的"应该"：**"这台电脑不应该老是死机。它可是全新的！"
**他责：**"都是他的错。"

| 好处 | 核心价值 |
|---|---|
| 这类想法能带来的好处包括：<br>• 你不需要做出改变，因为改变需要付出努力；<br>• 你不必审视自己在问题中扮演的角色，否则你可能很丢脸；<br>• 你可以获得他人的支持，让他们也认为与你不和的人的确是个浑蛋；<br>• 可以激起你的愤怒和不公正感，帮助你树立更宏大的人生目标；<br>• 责备他人可以激励你采取行动，而非放弃和感到被击败；<br>• 你可以扮演受害者的角色；<br>• 你就有借口什么都不做，因为这都是别人或外部环境的责任；<br>• 你可以只想着外部环境的不足和他人的缺点；<br>• 你可以为自己感到难过（有时这能带来一种美妙的、隐秘的快感！）。 | 有这类想法说明你：<br>• 你心中有严格的道德准则；<br>• 你愿意维护或捍卫自己或他人的权益；<br>• 你了解人性的阴暗面，知道有些人有时会故意伤害或利用他人；<br>• 你有强烈的正义感；<br>• 你不会让别人占你的便宜或欺负你；<br>• 你想让别人为他自己的行为负责；<br>• 你知道有些人可能故意制造不公平的结果，以卑鄙的方式行事；<br>• 你用很高的标准要求他人，对别人没做到最好不满意；<br>• 你把公平和责任看得很重；<br>• 你认为一个人应该遵守他做过的承诺，一个产品应该和广告里宣传的一样好用。 |

现在，你已经了解如何使用正向重构了，让我们使用正向重构分析表（表7-12）来分析你的消极想法和情绪吧。我建议你从消极情绪而非从消极想法开始。问自己以下问题。

- 这个情绪（或想法）能带来哪些好处？
- 这个情绪（或想法）表明我和我的核心价值具有哪些美好的、积极的、了不起的特质？

记住，在进行正向重构时，每次只分析一个消极想法或情绪。

在做这个练习时，你会发现消极想法和情绪几乎总能反映出你身上一些美好的特质。矛盾的是，这个发现会让下一步，也是最关键的一步——改变消极想法和情绪——变得更加容易。

现在，请完成正向重构分析表。请将答案写下来，不要让它们只停留在头脑中。完成这个表格后，你就可以继续阅读了。

### 表 7-12　正向重构分析表 [①]

说明：请你根据在情绪日志中写下的消极想法和情绪填写以下两栏。针对你在左栏列出的消极想法或情绪，问自己以下两个问题。

- 这个消极想法或情绪能带来什么好处？
- 这个消极想法或情绪能反映我身上哪些积极的和了不起的特质？

有些消极想法或情绪可能只有好处，也有些只有核心价值，还有些可能既有好处又有核心价值。"消极情绪正向重构指南表"和"消极想法正向重构指南表"可以为你提供很多帮助。记住，一次只处理一个消极想法或情绪。

| 消极想法或情绪 | 好处以及核心价值 |
| --- | --- |
|  |  |
|  |  |
|  |  |
|  |  |

---

[①]　Copyright © 2018 by David D. Burns, MD.

完成正向重构分析表之后，你就会明白为什么按下魔法按钮有不利的一面。如果你按下魔法按钮，让所有消极想法和情绪都消失，那么所有这些积极的、了不起的特质就会一并消失。这可能是一个巨大的损失，相当于对你众多核心价值的背叛。

弗洛伊德在 100 多年前提出的问题——"为什么人们有时会困于消极情绪，抗拒改变？"——因此有了答案。

会不会是因为人们的消极想法和情绪并不是 DSM-5 试图使人们相信的"精神障碍"的症状，而是人们身上最了不起的、最美好的特质的反映？会不会在某些时候，这些消极想法和情绪甚至能帮助和保护人们？如果真的是这样，那么你抗拒他人试图说服你改变消极想法或情绪的心态就是合理的！

> 正如我说过的，人们的消极情绪，以及人们对改变的"阻抗"，并不是人们的"错误"造成的，而是人们的"正确"造成的！

## 第八步　使用魔法刻度盘

现在，我们进入了一个两难困境。一方面，你可能正在与令你饱受痛苦的消极想法和情绪作斗争，你迫切地想要改善自己的情绪。事实上，这可能就是你拿起本书的原因。另一方面，如果你一下子康复了，所有的消极情绪全部消失，你可能失去一些极为宝贵的东西。所以，如果你对改变持有复杂的心情，举棋不定，我完全理解。

你该如何解决这个两难困境？

回想一下你在第 4 章学到的知识，你可能已经知道答案了。

与其按下魔法按钮，不如想象你有一个魔法刻度盘，你可以利用它将每一组消极情绪下调到较低的程度。这样，你就可以在不牺牲你的消极想法和情绪所蕴含的任何积极因素的前提下，改善你的情绪。

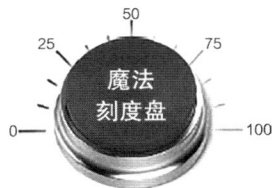

例如，假设你一直感到悲伤、抑郁、情绪低落、不快乐，你将这些情绪的程度评为 90%，就像表 7-13 中这样。

表 7-13　对消极情绪进行评分

| 消极情绪 | 最初的程度（%） | 目标程度（%） | 治疗后的程度（%） |
|---|---|---|---|
| 悲伤、忧郁、抑郁、情绪低落、不开心 | 90 | | |

在完成正向重构分析表之后，你可以问自己这些问题："考虑到所有积极因素，我希望自己有多悲伤和多抑郁？如果我能把这些情绪调节到 0 ~ 100% 的任一程度，我希望这个程度是多少？"换句话说，哪种程度的悲伤和抑郁既能让你感觉更好，又仍能让你保有你在正向重构分析表中列出的所有积极因素？

假设你认为 20% 就足够了。你可以把对应的数字写在"目标程度"一栏，就像表 7-14 这样。

表 7-14　你认为哪种程度的消极情绪是合适的？

| 消极情绪 | 最初的程度（%） | 目标程度（%） | 治疗后的程度（%） |
|---|---|---|---|
| 悲伤、忧郁、抑郁、情绪低落、不开心 | 90 | 20 | |

明白了吗？你说了算，你来决定自己想要怎样的情绪。你是老板，我为你服务！

现在，我想让你为情绪日志中的每一组消极情绪填上目标程度。这样，你就能清楚地知道你为每一组消极情绪设置的调整目标。

完成这项任务后，你就能用一些非常棒的方法粉碎消极想法，改善情绪。请记住，你使用的方法非常强大，在某些情况下，甚至可能过于强大了。例如，你悲伤和抑郁的程度可能一路降至 10%，甚至 0。

别担心，如果消极情绪的程度降得太多，我可以在治疗结束前帮你把它们上调一些。这样，你就不用担心自己变得过于开心了。

现在，就让我们卷起袖子，开始挑战那些让你不快乐的消极想法吧！

## 摆脱消极想法

在上一部分，你完成了使用情绪日志的前几个步骤：你描述了一个困扰你的事件，并评估了自己针对这件事的消极情绪；你也记录下了你对这件事的消极想法，并对每个想法的相信程度打了分；你还找出了这些想法中存在的认知歪曲。

你通过正向重构明白了，消极想法和情绪不一定是"精神障碍的症状"。相反，它们是你生而为人的核心价值的反映，可以给你带来巨大的好处。最后，你使用了魔法刻度盘，把每一组消极情绪的目标程度调节到了较低的水平，让你不至于在治疗结束后失去消极情绪隐藏的所有积极的、美好的特质。

现在，你要迈出下一步，也是最重要的一步。我将向你演示如何改变消极想法和情绪。我们已经讨论过造成情绪困扰和改变消极情绪的必要条件和充分条件。你还记得它们都是什么吗？

虽然这只是在复习，但我想确保你掌握了上述知识，所以，请在继续阅读表 7-16 的答案之前填好表 7-15。

表 7-15　造成情绪困扰和改变消极情绪的必要条件和充分条件有哪些？

| 目的 | 必要条件 | 充分条件 |
|---|---|---|
| 造成情绪困扰 | | |
| 改变消极情绪 | | |

### 我的答案

表 7-16　造成情绪困扰和改变消极情绪的必要条件和充分条件

| 目的 | 必要条件 | 充分条件 |
|---|---|---|
| 造成情绪困扰 | 你有与以下观点类似的消极想法：<br>• "我是一个失败者。"<br>• "我不应该搞砸的！" | 你非常相信这个消极想法，坚信它是客观真实的。 |

续表

| 目的 | 必要条件 | 充分条件 |
| --- | --- | --- |
| 改变消极情绪 | 你想出一个客观、真实的积极想法。记住，不要试图对消极想法进行合理化或部分真实化。 | 积极想法必须能够粉碎消极想法。这意味着它能让你对消极想法的相信程度急剧下降，甚至可能直降到 0。 |

在你使用魔法刻度盘时，消极情绪可能迅速发生转变，有时甚至就在眨眼之间——这也是这个过程中最酷的地方。

事实上，当你不再相信那些困扰你的消极想法时，你会感到解脱甚至无比愉悦。

你应该怎么做呢？怎样才能想出一个能够满足改变消极情绪必要条件和充分条件的积极想法？这可不容易，大多数抑郁者和焦虑者都在某个消极想法中挣扎了多年。

朋友、家人、心理治疗师都曾试图让他们振作起来，或者鼓励他们改变消极想法和情绪——但往往收效甚微。挑战和战胜消极想法并不容易，因为人在感到抑郁或焦虑时，这些想法看上去可能是无懈可击的、正确的。即使他们能理性地找出消极想法中存在的认知歪曲，但这些消极想法看上去仍然可能是他们无从逃避的、最本质的、可怕的客观事实。

你也是这样吗？

这就是抑郁和焦虑的神奇之处。抑郁和焦虑时产生的消极想法虽然是"错觉"，却如此残酷而具有欺骗性，看上去十分真实。你在康复之后回顾过去时，会诧异于自己曾经怎么会那么相信那些关于自己和外部环境的某些想法，而这些想法错得那么离谱。

幸运的是，我有很多强大的方法来帮助你挑战和战胜消极想法。我对你（以及每一个求助者）的希望不仅仅是让当下的消极想法和情绪迅速发生实质性的改变，还希望这种改变的效果能够持久。这样，你将来再次面临痛苦的情绪波动时，也有能力处理它。

看一下你的情绪日志，选出你想改变的第一个消极想法。然后，请把你选出的消极想法填入本章末尾两个康复之轮（图 7-1）的中心圆圈里。在把这个想法填入康复之轮之前，请确保你已经找出了这个想法中的认知歪曲。

记住，箭头代表了你逃脱由消极想法打造的泥潭的不同方法，方法均来自附录 1 "帮你摆脱认知歪曲的 50 种方法"。请你一一浏览这些方法，把看起来可能有用的方法填写在箭头指向的方框里。

如果你将第一个康复之轮的每一个方框都填满了，你就拥有了 16 件能帮你挑战和战胜中心圆圈中消极想法的武器。

我已经选出了 3 种方法，因为这 3 种方法适用于所有情况。如果 16 种方法不够用，你需要更多方法，那么你可以在第二个康复之轮中继续填写。填满之后，你就能手握多达 32 种武器来挑战消极想法。你可能使用其中 1～2 种方法就康复了。不过，在康复之轮中填入多种方法是值得鼓励的做法，因为你永远不知道哪种方法对你有效。

你也许根本不需要很多种方法就能康复，但知道自己手里有足够的火力，可能让你心里更踏实。

如果你像很多人那样，在抑郁、焦虑和自卑中苦苦挣扎了很久，那么你很可能知道做出改变并非易事，因此你会对有这么多种强大的方法帮你挑战歪曲想法感到欣慰。

你不用为选择哪些方法而纠结！找出消极想法中的认知歪曲后，你可以利用第 5 章的 "帮你摆脱认知歪曲的 50 种方法一览表" 来选择方法。你的想法如果存在多种认知歪曲，你就会找到很多方法。在本书的下一部分，我将针对每一种认知歪曲更详细地介绍消解的方法。

选出至少 10 种方法，把它们填入康复之轮的方框中，然后依次尝试；每使用一种方法都要尝试想出一个积极想法，其要满足改变消极情绪的两个条件：

- 这个积极想法必须是客观、真实的；
- 这个积极想法必须能极大降低你对消极想法的相信程度。

想出客观、真实的积极想法后，请把它们记录在情绪日志的 "积极想法" 一栏中。然后，重新评估你对那个消极想法的相信程度。有时，想出积极想法能将你对消极想法的相信程度降到 0。有时，将对消极想法的相信程度降低到较低的程度就足够了。

如果你的积极想法并非客观、真实的，或者它无法降低你对消极想法的相信程度，那么这个积极想法就是无效的。这时你该怎么做呢？

很简单，继续尝试康复之轮中的下一种方法。记住，一个积极想法如果不是完全客观、真实的，它就不会有效。对消极想法进行部分真实化和合理化几乎不会产生治疗效果。

---

### 要点总结

1. 完成情绪日志的前几个步骤后，选出你第一个想要粉碎的消极想法，把它填写在康复之轮的中心圆圈里。

2. 浏览"帮你摆脱认知歪曲的50种方法"，选出至少10种可以用来挑战这个消极想法的方法。把这些方法的名称填在康复之轮外周的方框内。

3. 逐一尝试各种方法，在使用一种方法的基础上提出一个可以对抗该消极想法的积极想法。在0（完全不相信）~100%（完全相信）的范围内评估你对这个积极想法的相信程度。

4. 再次评估你对圆圈中那个消极想法的相信程度。如果积极想法是客观、真实的，如果它能让你对消极想法的相信程度大幅度下降，那么你的消极情绪就可能立即得到改善。

5. 如果这个积极想法没能从根本上降低你对该消极想法的相信程度，那么请本着"尽快失败"的原则，开始尝试康复之轮里的下一种方法！

---

你可以根据自己的需求想出一个又一个积极想法，直到圆圈中心的消极想法被成功粉碎。一般来说，如果某种方法一旦奏效，那么这个方法就可以用来挑战你在情绪日志中写下的其他消极想法。关于这方面的信息，我会在接下来的章节进行更详细的阐述。

来，行动起来，开启你的解脱之旅吧！

正向重构

魔法刻度盘

直接替换

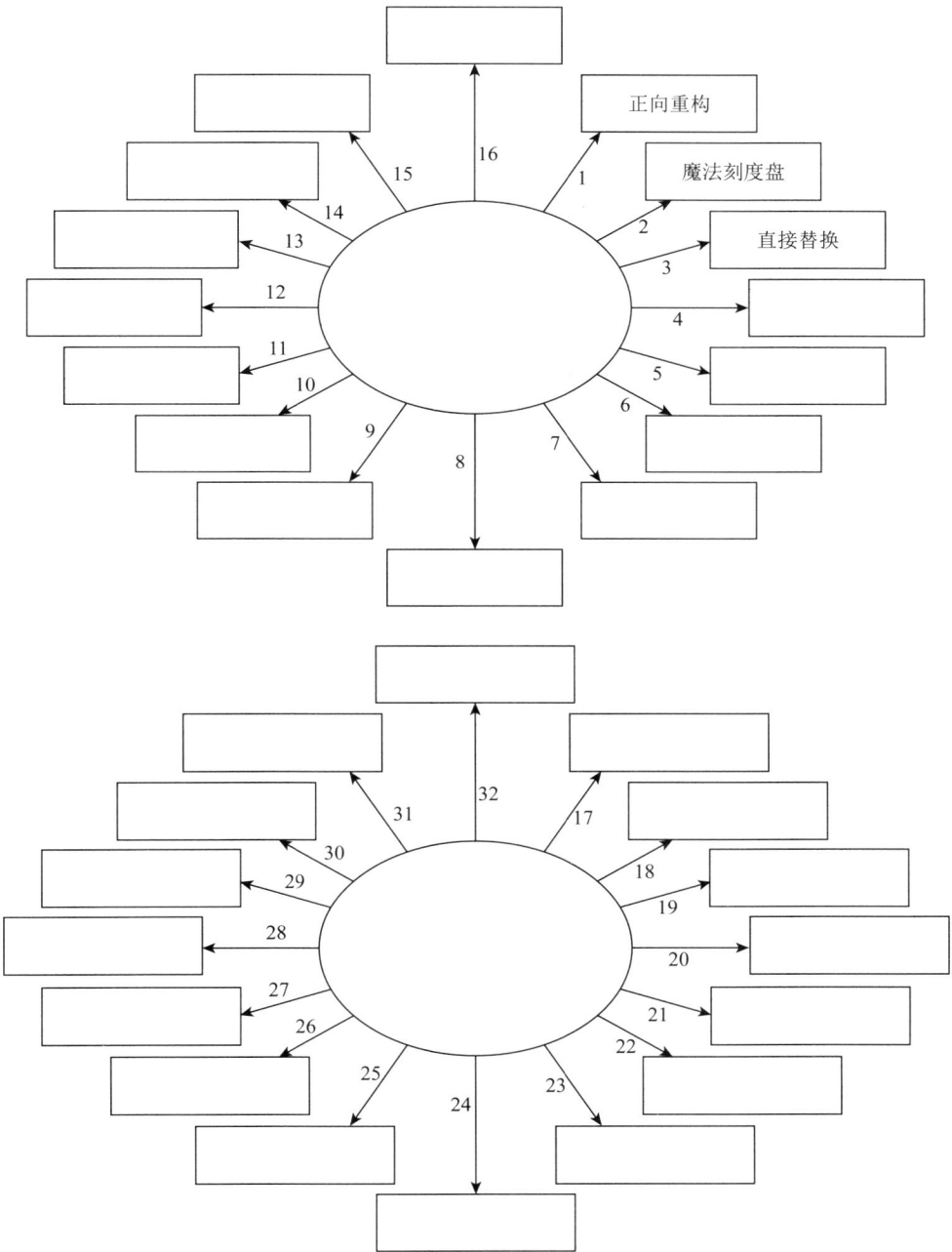

**图 7-1 你的康复之轮** ①

第二部分

如何粉碎歪曲的
想法？

How to
**Crush Distorted**
**Thoughts**

# 第8章
# 全或无思维

在接受了十几次 **TEAM** 认知行为治疗后，被抑郁障碍困扰多年的索尔康复了。他欣喜若狂，对自己说：

> "太棒了！我压根儿不是个废物！我的问题终于解决了！我再也不用和抑郁障碍作斗争了！"

三个星期后，索尔和他妻子吵了一架，晚上临睡时，他感到情绪低落、挫败、愤怒、沮丧。第二天早上醒来时，他又回到了严重抑郁的状态，他对自己说：

> "前段时间的改善只是偶然，治疗根本没有效果。我这个人根本一文不值。我的余生将一直处于无限的痛苦中！"

想必你也发现了，索尔的痛苦源于全或无思维——最常见的认知歪曲之一。出现这种认知歪曲时，你会以绝对的、非黑即白的、全或无的方式看待自己或外部环境。

这种（以及其他）认知歪曲有两种形式。

- 正向全或无思维：在这种认知歪曲中，"无"的一面占主导。你告诉自己，如果你做得好，你就是人生赢家，一切都会很美好。索尔对自己说"我的问题终于解决了！我再也不用和抑郁障碍作斗争了！"正是这种思维方式的体现。
- 负向全或无思维：在这种认知歪曲中，"全"的一面占主导。你告诉自己，如果你没有取得极大的成功，那么你就是一个彻头彻尾的失败者，一无是处。索尔对自己说"治疗根本没有效果。我这个人根本一文不值。"正是这种思维方式的体现。

为什么索尔康复后的想法是正向全或无思维的典型例子？请在这里写下你的想法。

_____

_____

_____

_____

为什么几周后索尔再次陷入抑郁时的想法是负向全或无思维的典型例子？请在这里写下你的想法。

_____

_____

_____

_____

## 我的答案

答案显而易见。索尔突然康复后，他就跳到了"无"的一边，以为自己会永远快乐。这是一种不切实际的期望，因为没有人可以一直快乐——他的治疗尽管非常有效，也不能保证他永远快乐。当索尔与妻子吵架后第二天早上醒来再次感到抑郁时，他又跳到了"全"的一面，认为自己毫无价值，治疗并没有奏效。这些非黑即白的想法并不符合事实，因为事实上，索尔与其他人一样，既有很多缺点，也有很多优点。

正如你所见，全或无思维的这两种形式都有问题。负向全或无思维会引起以下情绪。

• 抑郁、无望、绝望

- 焦虑、恐慌
- 羞愧、内疚
- 不胜任、低人一等、没有价值

正向全或无思维则会引起以下问题。

- 狂热
- 自恋
- 人际关系冲突
- 愤怒和暴力
- 习惯与成瘾行为

人们有时很难避免产生全或无思维，很容易在不经意间陷入这种认知歪曲。

接下来，请回顾你在第 7 章的情绪日志中写下的消极想法。你能在自己的消极想法（包括被写在康复之轮中心圆圈的那个想法）中发现全或无思维吗？如果有，请把这个（或这些）想法写在这里。

_____

_____

_____

_____

现在，请简短地解释为什么这个（或这些）想法可能是不合乎事实的。换句话说，为什么非黑即白的想法不能反映客观现实？

_____

_____

_____

现在，你能看出为什么全或无思维会促使你产生消极情绪了吗？你能看出为什么你的非黑即白的想法可能是不合乎事实的，甚至是不公平的吗？

## 正向重构

在着手挑战非黑即白的想法之前，请你先深呼吸，问自己以下这个问题：你确定你真的想挑战这个想法吗？

正如你已经学到的，全或无思维可能带来很多好处，也能反映你身上一些非常积极的和了不起的特质。你知道为什么吗？在继续阅读之前，请思考一下这个问题。

一方面，全或无思维能让生活充满戏剧张力。一切进展顺利时，你会觉得自己是个"人生赢家"，飘飘然如在云端，那感觉相当棒！

失败时，你会认为自己是一个"彻头彻尾的废物"。这种感觉当然令你很痛苦，但强烈的消极情绪能激励你找出失败的原因，知道在下一次如何改进。这绝对是一件好事，实实在在的好事。

另外，全或无思维是完美主义的核心，而保有完美主义也可能是一件好事。它说明你在用相当高的标准要求自己，非常在意你的任务，不愿满足于平庸无奇或退而求其次。正是那些不愿放弃的人——比如爱因斯坦、爱迪生等许多人——改变了这个世界。

这样的例子不胜枚举，但我想你已经懂了。人们困于认知歪曲的原因与人们困于消极想法和情绪的原因是一样的。它们体现了人们的核心价值，可能对人们极有好处。

所以，你为什么要放弃全或无思维带来的所有好处？即使你不想改变现在的思维方式，我也理解你。我年轻的时候，是个纯粹的完美主义者，无论如何都不想放弃这种思维方式。

不过，如果你真的想放弃全或无思维，使用以下的方法就是一个很好的开始。

## 灰度思维法

在第 5 章的"帮你摆脱认知歪曲的 50 种方法一览表"中，你会看到很多可能有用的方法。其中有一种非常简单的方法叫作"灰度思维法"：你要避免极端地、非黑即白地判断问题，而试着以更现实地、"0 和 100% 之间"的眼光看待问题。这样你就能轻松避免走到全或无思维的"全"和"无"两个极端。

例如，当索尔走出抑郁后，他可以告诉自己：

> "嘿，这很棒。我感觉好极了，我知道我并非一个毫无价值的废物！我确实有很多缺点，但我也有一些优点。我敢肯定我将来还会陷入自我怀疑的黑洞，因为没有人能一直快乐，但我有一些很好用的方法，如果消极想法和情绪卷土重来，我可以用这些方法对付它们。"

然后，当他像其他人一样在生活中遇到挫折时，他可以这么想：

> "哇，我又一次感到很糟糕。医生警告过我，这种情况很可能发生。为什么我这么难受？嗯，因为我昨晚和老婆吵了一架。几乎所有夫妻隔三岔五都会吵架，如果我们能把心里话说出来，我相信我们的感情会更上一层楼。"

你能看出这些处于"灰色地带"的想法有助于索尔克服全或无思维造成的情绪剧烈起伏吗？

非黑即白的想法几乎总是歪曲的，因为在生活中，几乎没有哪个方面可以用绝对化的词语进行准确描述。比如说，你能说本书是我有史以来写得最好的书吗？它甚至比莎士比亚的作品还好吗？我可不这么认为！

那么，它如果不是世界上写得最好的书，是不是就一文不值了呢？我承认，虽然有时候我觉得自己很差劲，但我可不认为我的书很差劲！

用全或无思维评价本书不仅不合乎事实，也会为我的创造力筑起藩篱。原因在于，我会因为想要写得"完美"、想要写出"惊世之作"而压力很大——可我不知道如何写得"完美"或"惊世骇俗"。如果我向全或无思维投降，我就写不出东西来了。

在我修改其他书时，这种情况确实发生过。当时我刚从出版商那里拿到合同和预付款，编辑玛丽亚告诉我，我需要重写本书，把它改成一本"畅销书"，因为她（出于职业眼光）认为本书很"乏味"。

我在书桌前枯坐了十天，一句话也没写出来！最后，我写下了困扰我的消极想法："我不知道该怎么写一本畅销书。玛丽亚会对我很失望。"

然后，我发现了这个想法中的全或无思维，于是我决定换个想法："我不知道怎么写畅销书，那也不属于我的工作范畴。出版商会帮我宣传和推销本书。我的任务就是像对待患者那样对待读者，这就是我能做的事情。本书也许真的能够帮到一些感到抑郁的人，无论它是不是'畅销书'。"

我立刻感到一股兴奋感和创作激情在心底涌起，修改文稿的工作变得非常简单和充满乐趣！

想想世界上任何事物或任何人的任何品质，你会发现它们都不能用非黑即白的词汇来准确描述。比如，想想你的智商或体力：你可能没有爱因斯坦那么高的智商，但可能在很多方面表现得非常聪明；你可能没有奥运会举重冠军那么强壮，但体力可能也十分充沛。

我唱歌很糟糕，肯定比大多数人差，但我唱得比我在电视上看到的一条狗要好得多（那条狗在主人弹钢琴的时候，真诚而热情地叫个不停）。而当我为我家新来的小猫米斯蒂小姐演唱我自创的歌曲时，它看上去相当爱听！

以下就是我用我那破锣嗓子经常哼唱的歌。

> 米斯蒂小姐！
> 噢，米斯蒂小姐！
> 你是最可爱的女孩。
> 在整个洛思阿图斯，
> 你最可爱，最可爱。
> 绸缎般的黑皮毛，
> 黄绿色的眼睛，

你是我见过最漂亮的小猫咪！

你比天空还美丽，

你比糖果还甜蜜，

所以我爱你！

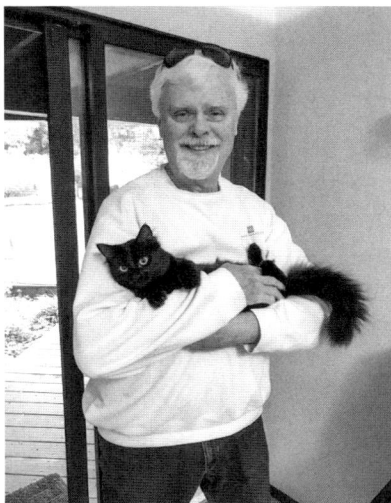

米斯蒂很喜欢这首歌！

每个人在每个方面都处于"0 和 100%
之间"的水平。没有人一无是处，也没有人
是完美的。

生活也是如此。有些事情是积极的，甚
至是伟大的——医学上的突破、对宇宙起源
的最新发现、高尚的慈善之举等。生活中也
有很多事情是消极的、可怕的。不过，大多
数事情都在这两个极端之间。

图 8-1　我在某次周日徒步前和
米斯蒂小姐的合影

所以，如果你想更加客观地看待自己和这个世界，请试着使用"灰度思
维"思考问题。与极富戏剧性的全或无思维相比，灰度思维听上去可能有点
单调、乏味，但当你学会使用这种思维方式后，你的生活将因此变得更加丰
富多彩。

现在，请完成本章最后一个练习。花点时间，看看你能否使用灰度思维
法重新看待自己非黑即白的想法。试着在"全"和"无"这两个极端之间对
你的想法进行更准确的陈述。

我无法给你的新想法以反馈，也不能断定这种方法对你肯定有效，但你
可以尝试一下，这会是一次很好的实践。我还会向你介绍更多粉碎消极想法
的方法，所以，即使这种方法对你没有效果也不要着急，我还有很多很棒的
方法！

# 第 9 章
## 过度概括

————————————————————————————————

阿瑞拉是一位年轻的职业女性，在交往了 2 年的男友艾伦突然与她分手后，她陷入了抑郁。她认为这是自己过于强势、专断、控制欲太强造成的。

艾伦和阿瑞拉原本计划在周末出游，阿瑞拉精心做好了旅行安排，具体到了每一分钟，以保证他们可以做完他们想做的所有事。可艾伦说他更喜欢即兴出发、随遇而安。这引起了一场争吵，一次大爆发，最终导致了使阿瑞拉心碎的惨痛分手。

阿瑞拉还解释说，她曾经有过几段相当美好的恋爱，但都因为同样的矛盾而以失败告终。她得出的结论是：她不讨人喜欢，注定要承受无尽的被拒绝、被抛弃，孤独一生。

这是过度概括的典型案例，阿瑞拉将一个负面事件——和男朋友分手——扩及对"自我"方方面面的否定，认为自己"不讨人喜欢"。并且，阿瑞拉将当下发生的令她痛苦的事件扩及未来的局面，告诉自己她将孤独一生。

过度概括也有负向和正向两种形式。

- **负向过度概括**：你用"总是"或"从不"这样的字眼把一个负面事件拓展为永无止境的失败。或者，你将自己的一个缺点、一件搞砸的事情或一次失败扩及对"自我"方方面面的否定，告诉自己因为你在某件事上失败了，所以你整个人就是一个失败者。

- **正向过度概括**：你把一个积极事件拓展为永无止境的成功，告诉自己你永远不会失败。你也可能因为做出了一些成就或经历了积极事件就认为自己是"人生赢家"或特别有价值的人。

过度概括与全或无思维一样，是最常见的认知歪曲之一。你在你的情绪日志中写下的那些消极想法里有这种认知歪曲吗？如果你发现了有过度概括的消极想法，请用本章后文介绍的方法纠正这类想法。

正向和负向的过度概括都是有问题的。负向过度概括为什么会导致问题？答案似乎很明显。可正向过度概括为什么也会导致问题呢？这个问题的答案可能就不那么明显了。我们可以拿赌徒做例子阐明正向过度概括的弊端。

嗜赌成性的赌徒在牌桌上连赢了几手牌后，往往就会对自己说："今天运气好。"说这话的时候，他们感到相当棒，但如果他们真的信了这句话，那么在今天结束时，他们就可能输得精光！正向过度概括会产生诱惑的效果，因为它们会引起心理冲动。

让我们回到阿瑞拉的案例上。阿瑞拉告诉自己，既然过去所有的恋爱都以失败告终，那么未来所有的恋爱也会失败。

阿瑞拉的想法正确吗？你知道这个想法为什么包含过度概括思维吗？在继续阅读之前，请把你的想法写在下面。

_____

_____

_____

_____

_____

## 我的答案

阿瑞拉这个想法的问题在于：全世界处于婚姻状态的人数以亿计。在结婚之前，有多大比例的人在恋爱时经历过分手？几乎 100%！

因此，"恋爱失败过的人注定在未来遭受无尽的被拒绝、被抛弃，孤独一生"的说法是不成立的。

阿瑞拉还有另一个包含过度概括的想法——她认为自己"不讨人喜欢"。你知道这为什么也是过度概括的典型例子吗？在继续阅读之前，请把你的想法写在这里。

_____

_____

_____

_____

_____

## 我的答案

当阿瑞拉认为自己"不讨人喜欢"时，她从对一个具体的事件下结论跳到了对"自我"的方方面面下结论。她迷失在抽象的迷雾中。阿瑞拉有很多优点也有很多缺点，任何一个词都不能准确描述她的"自我"。换句话说，阿瑞拉这个人并不能仅仅用"这样"或"那样"来概括。你和我也不能这样概括"自我"。

阿瑞拉是一个颇有魅力的年轻姑娘，在她的工作领域是一个带头人，她的许多同事和朋友都崇拜她。可她的热情和领导力也会招来一部分人的反感。人们最大的优势往往也是人们最大的劣势。这是否意味着阿瑞拉"不讨人喜欢"呢？还是仅仅意味着她和其他人一样，都是普通人？

阿瑞拉终将找到一个适合她的伴侣。人生道路上常有坎坷——每个人（我也不例外）都会被拒绝或被轻视，感到受伤。可引起痛苦的主要原因很少或从来都不是人们实际受到的拒绝或批评，而是人们对这些拒绝或批评的曲解。

粉碎过度概括的好方法有哪些？接下来我将给你展示一些帮助她的特定方法。

## 正向重构

用正向重构粉碎歪曲的消极想法，无论何时都是个好主意。这种方法能帮你消解任何阻抗——阻抗是你挑战消极想法和情绪的阻碍。

让我们来分析阿瑞拉的想法——"我不讨人喜欢。"看看这种方法是如何起作用的。请你问自己以下两个问题。

- 这个想法可以带来哪些好处？
- 这个想法说明阿瑞拉和她的核心价值有哪些积极的、了不起的特质？

你能否想出至少五个积极因素？

_____

_____

_____

_____

_____

写完后，请继续阅读，看看我和阿瑞拉想出的答案。

### 我的答案

以下是我和阿瑞拉想出来的答案。

- 这个想法令人痛苦，但有助于鼓励我弄清楚我被拒绝的原因。
- 这个想法表明我是个勇于承担责任的人，因为我能看到自己的缺点，而非把一切问题都归咎于男友。
- 这个想法能避免我将来失望。如果我告诉自己我不讨人喜欢，那么我就不会再抱有希望，也就不会再次失望。
- 这个想法体现了我在用很高的标准要求自己。高标准驱动我取得了很大的成就，帮助我成长。

- 这个想法说明我谦逊、不傲慢。
- 这个想法符合现实，因为我的确有很多缺点。毕竟，已经有好几个男人向我提分手了。
- 这个想法让我有借口从"约会游戏"中解脱出来，这些约会既浪费时间，又令人沮丧、筋疲力尽。
- 这个想法说明我是一个善于反思、勇敢的人，我愿意审视自己的缺点和不足，这样我才能成长，变得更可爱、更讨人喜欢。
- 这个想法使我非常难过，但被拒绝后感到难过是很正常的。
- 这个想法让我不会那么愤怒，不会开始历数男友的缺点。在某种程度上，我是在保护他以及我们在一起时的美好回忆。

在列出阿瑞拉的消极想法（"我不讨人喜欢。"）的积极方面之后，我问阿瑞拉，她究竟为什么想要挑战这个想法。这是我用 TEAM 认知行为疗法帮助无数患者实现快速康复的关键所在——我并不试图说服患者必须改变，我请他们说服我为他们治疗。大多数患者都做到了！

阿瑞拉说，尽管有这些积极因素，但是她还是想尽可能地降低自己对消极想法的相信程度，因为她厌倦了感到抑郁、焦虑、内疚、绝望、挫败、没有价值和无能为力，她不想放弃对爱情和稳定恋爱关系的向往。

下面，我来具体介绍另一些对阿瑞拉有帮助的方法。

## 具体化和调查技术

可以挑战过度概括思维的方法很多，但其中最好的一种叫作"具体化"。使用这种方法需要你拨开抽象的迷雾，将注意力聚焦在某个具体的缺陷、不足或错误上。确定了具体的缺陷、不足或错误后，你要么接受它，要么纠正它，要么双管齐下。使用这种方法时，你也可以将注意力放在某个具体的优点、长处上。

比如，阿瑞拉可以将告诉自己"我不讨人喜欢。"转换成问自己"我做的哪些事情导致了恋爱屡屡碰壁？我做些什么才能获得成长、在将来获得更好的爱情呢？"

在深度分析这些问题的过程中，我发现阿瑞拉在与男友以及其他朋友的交往中犯有一个严重错误。阿瑞拉常常以为，如果她对她计划的某项活动投入了极大的热情，那么对方也应该回馈以同样的热情。如果对方在最后一刻退出，她就会失望和感到被背叛。

阿瑞拉不习惯向别人征求意见，去探究他们对她所安排的活动的真实想法，也许她很少顾及他人内心的复杂情绪。这是一个可以得到解决的问题，不是一个导致她"不讨人喜欢"的致命缺陷。

作为解决措施之一，阿瑞拉决定多多与他人交流，询问他们对她安排的活动是否有任何消极情绪或疑问，她要确保大家想法一致。这就是所谓的调查技术，非常简单——只需要直截了当地询问大家的感受，掌握真实情况，不要猜测别人的想法。

调查技术还能从另一个角度帮到阿瑞拉。阿瑞拉认为，她不讨人喜欢是因为她太咄咄逼人了，她认为别人也是这么想的。我建议她找几个朋友和同事问问，他们是否觉得她有时过于咄咄逼人、控制欲太强，她给他们的印象到底是怎样的。

阿瑞拉从朋友和同事那里得到了非常积极的反馈，令她惊喜万分。他们告诉阿瑞拉，他们并不觉得她咄咄逼人或控制欲强。事实上，他们都说她是一个友好的、温暖的带头人，他们欣赏她的精力和热情。他们说她像一个火花塞，牵头举办了许多精彩的活动。

阿瑞拉告诉我："没有人觉得我在大家一起出去玩时抢占了大家太多的注意力或出了太大的风头，他们说他们喜欢我现在的样子！"

他人的接纳让阿瑞拉突然实现了自我接纳，她说她的抑郁几乎一下子消失得无影无踪。**自爱和自我接纳是性吸引、建立良好的人际关系的两大关键因素。**

阿瑞拉决定改变她对这次分手的看法，表 9-1 体现了她的转变。

表 9-1  阿瑞拉的转变

| 消极想法 | 最初的相信程度（%） | 治疗后的相信程度（%） | 认知歪曲 | 积极想法 | 相信程度（%） |
|---|---|---|---|---|---|
| 我不讨人喜欢。 | 100 | 10 | • 全或无思维<br>• 过度概括<br>• 精神过滤<br>• 正面折扣<br>• 妄下结论（读心术和算命式预测）<br>• 夸大<br>• 情绪推理<br>• "应该"陈述<br>• 贴标签<br>• 自责 | • 像所有人一样，我既有优点也有缺点。<br>• 过去曾有很多男人被我吸引。<br>• 我有时候可能的确太强势了，但我也有很多很多受人欣赏和喜爱的美好品质。<br>• 天涯何处无芳草！ | 100 |

正如你所见，阿瑞拉对消极想法的相信程度直接下降到了 10%，而这个程度正是她的目标程度。

巧的是，昨晚，我偶遇了几个月没见的阿瑞拉。我对她的现状很好奇，想知道之前的治疗是否还有效。

阿瑞拉说她有个新问题需要我小小地帮一下忙。你猜她的新问题是什么？

那是一个让我无比开心的新问题！阿瑞拉有了新男友，而且，她在恋爱关系中的地位完全翻转了。新男友黏她黏得很紧，以至于她对他渐渐失去了兴趣，他越来越沮丧。阿瑞拉说，还有很多男人在追求她，她需要一点帮助来搞清楚自己该怎么做。

对一个"不讨人喜欢"的人来说，这个局面相当不错——关于过度概括的话题到此为止！

## 其他方法

还有一些方法也可以帮你挑战过度概括。语义重构是一种相当简单、直白的方法，但它可能非常管用。例如，在发生一些负面事件时，你告诉自己这种事情总会发生或你永远没法做好这件事。这种过度概括会使你感到挫败，认为自己注定会失败。

不过，你也可以告诉自己，这种事情"有时"会发生。换句话说，你只需要用一些不那么极端的话来描述事实。在某些情况下，这么做可以削弱消极想法带给你的困扰。

再举一个例子。在感到十分抑郁时，你觉得自己低人一等或毫无价值，告诉自己"我是有缺陷的。"就是一种典型的过度概括——这是抑郁者身上极普遍的情况。

表 9-2 列出了可以用来挑战这个想法的其他几种方法。

**表 9-2 挑战"我是有缺陷的。"的方法**

| 方法 | 你可以问自己以下问题 |
| --- | --- |
| 正向重构 | 这个想法体现了我和我的核心价值具有哪些积极的、了不起的特质？比如，这是否说明我在用很高的标准要求自己，并且我能诚实地面对自己的缺点？告诉自己"我是有缺陷的。"能带来哪些好处？比如，我的高标准是不是有时激励了我努力上进、做到最好？ |
| 具体化 | 我能不能把注意力集中在我犯的具体错误上，而非给自己整个人贴上"有缺陷"的标签？ |
| 双标法 | 我会对一个有失败或痛苦经历而认为自己有缺陷的朋友说些什么呢？我会说"你肯定有缺陷"吗？如果不会，为什么不会？我会对这样一个亲密的朋友说些什么呢？ |
| 证据检验 | 我有哪些缺点，又有哪些优点？我整个人都有缺陷吗？我总是把事情搞砸吗？ |
| 语义重构 | 我能换用不那么极端的语言对自己说话吗？比如，与其对自己说"我是一个有缺陷的人"，我能不能对自己说"我是一个有一些缺点的普通人类"？ |
| 接纳悖论 | 我能接受我有很多缺点和缺陷的事实而不讨厌自己吗？ |
| 术语界定 | "有缺陷的人"的定义是什么？是"有时会把事情搞砸的人"还是"总是会把事情搞砸的人"？如果是"有时会把事情搞砸的人"，那么每个人都是有缺陷的。如果是"总是会把事情搞砸的人"，那就没有人是有缺陷的。无论怎样，每个人都一样！ |
| 成本效益分析 | 我可以列出认为自己"有缺陷"的好处和坏处。这个想法会如何帮助我又会如何伤害我呢？好处和坏处哪个更多？ |
| 调查技术和自我暴露 | 我可以告诉朋友和同事，当我把事情搞砸时，我有时会觉得自己有缺陷，然后我再问他们是否也是这么想的。我还可以问他们，当我把事情搞砸的时候，他们是否会对我进行评判或看不起我。 |

现在你已经知道如何挑战过度概括了，回顾一下你的情绪日志中的消极想法，看看在你的想法中是否存在这种认知歪曲。如果有，选择其中一个想法，写在这里。

_____

_____

_____

_____

写下一个消极想法后，看看你能否解释这个想法为什么包含过度概括。比如，你可能将自己的一些缺点或不好的经历扩及对"自我"方方面面的否定，认为自己是一个"废物"或"坏人"。或者，你可能把眼下的一些问题扩及未来，认为你将一直失败或被拒绝，情况永远不会改变。

把你的答案写在这里。

_____

_____

_____

_____

_____

现在，让我们看看你能否使用你在本章学到的方法来挑战这个消极想法。记住，无论使用哪种方法，你提出的积极想法必须是客观、真实的，它必须能粉碎消极想法。请把你想出的积极想法写在这里。

_____

_____

_____

_____

如果积极想法不能摧毁消极想法，你仍然一如既往地相信消极想法，那你又该怎么办呢？

无须担心，出现这种情况的原因我之前也提过。回想一下，你会发现大部分消极想法都包含多种认知歪曲，不仅有过度概括。事实上，阿瑞拉的消极想法"我不讨人喜欢。"包含了全部 10 种认知歪曲。每一种认知歪曲都有大量相应的方法供你尝试。如果某种方法不起作用，你就可以换下一种，直到找到对你来说真正有效的方法。

# 第 10 章
# 精神过滤和正面折扣

我曾在辛辛那提参加过一个早间脱口秀。节目结束后，主持人把我拉到一边，问我能否帮他解决一个私人问题。他说，每次节目播出后，他总会收到好几百封粉丝发来的电子邮件，邮件中几乎都是对他的节目的赞美之词。其中偶尔也有一封批评邮件。他说，就为这一封批评邮件，他会翻来覆去地琢磨数个小时，痛苦不已，而对那些满是表扬的邮件，他却浑不在意。

这就是典型的精神过滤：只盯着事物消极的一面，过滤了或忽略了积极的一面。精神过滤也分正向和负向两种形式。

- **正向精神过滤**：想的都是事物积极的一面，而忽略了消极的一面。这种类型的精神过滤常常导致人陷入有毒的恋爱关系。例如，你遇到了一个不错的人，你一下子兴奋了起来，想的全是他好的一面，最终结论是这个人简直完美无瑕。可了解他后，你渐渐发现了他所有的缺点，于是你又会想："可恶！"

- **负向精神过滤**：总是想着事物消极的一面，而忽略了积极的一面。你有时也会这样吗？你是否一直纠结于自己外表或性格上的缺陷，纠结于自己头发太少或出汗太多，或者耿耿于怀于其他的缺点，并得出结论——"我不如别人"或"别人完全不会喜欢我"？这些都是负向精神过滤的例子。

负向精神过滤常伴随正面折扣。在这种情况下，你会认为自己的优点或长处一文不值。

你会不相信别人的赞美吗？比如，一个朋友告诉你，你今天看上去气色很好，或者她真的很喜欢你在工作时的提议或讲话，你是否会告诉自己"哦，她这么说只是为了显得友好，并非发自内心"？这是正面折扣的典型例子。

与正面折扣相反的是所谓的"负面折扣"（Discounting the Negative），你认为自己或别人的缺点无伤大雅。

你是否曾经和批评你的人争执不休，而非从他的话语中寻找符合事实的那部分？你是否曾经在沮丧时对别人大发雷霆，然后告诉自己你"并非真的想发脾气"，你不是"那种人"？这两个都是负面折扣的例子。你对自己的错误采取淡化的态度，总是过高地评价自己。

正面折扣和负面折扣都会助长习惯与成瘾行为。比如，你正在努力减肥，但你可能对自己说："我只吃一小口甜甜圈。一小口不会怎么样的！"虽然这话听起来没什么问题，但是你这样对自己说过多少次了？有多少次你真的只吃了一小口就停下来了？只要无视消极信息，姑息、放纵自己的行为，你立马就可以拿起美味的甜甜圈大快朵颐！

所以说，负面折扣是有奖励的。奖励会让人们难以克服这种认知歪曲，因为它令人们愉悦。反过来，正面折扣令心灵受伤。

在本书的前言部分，我曾讲过一个案例，精神过滤和正面折扣令当事人——木匠弗兰克深陷痛苦。你可能还记得，弗兰克告诉自己，他这一生一事无成，多年的勤奋工作也不值一提。随着一个人年龄渐长，精神过滤和正面折扣往往会导致其抑郁。他可能耿耿于怀于：

- 有些事想做却没有做；
- 有些地方想去但从没去过；
- 从未拥有过真正相爱的、令他心动的爱人；
- 从未开创过有价值、有回报的事业；
- 有些目标没能实现，有些梦想从未成真。

然而，我要再说一次，使人不快乐的，不是年龄的增长，而是歪曲的想法。一个人无论到了多大年纪，取得过多大的成就，都可能被精神过滤和正面折扣折磨得痛苦不堪！

举个例子，我曾经读过一个古埃及法老的故事，他是当时世界上最富有的人。他去世时，他的家人和亲信兴奋地聚在一起，打开他的遗嘱，想要知道他们能继承多少财富和土地。

遗嘱写在一大卷莎草纸上，足有几千页长。当大家打开它时，他们惊奇地发现，除了第一页，遗嘱的其他部分都是空白的。在第一页上，法老只写了一句话："我这一生，只有七天是快乐的。"

## 关注积极方面（Counting the Positives）

战胜精神过滤和正面折扣的最好方法是什么？一种简单的解决方法就是"关注积极方面"。

比如，与其纠结于你没有实现的或没有享受到的，不如想那些你享受过的事物、你爱的人、你已经实现的目标。

仔细想想，你如果总是纠结于那些你无法做到的事情，就只会令自己痛苦。比如说，我年纪大了，所以没有机会成为一名宇航员了；我不能在美国职业篮球联赛打球，因为我的篮球水平充其量只是一般；我也不能坐私人飞机去巴黎与"社会名流"们共进晚餐，因为我没有私人飞机，也不认识任何一位"社会名流"！

世界上有无数的事情我做不到，你也做不到。那又如何！

可不可以把注意力集中在你正在做的事情上，多给自己一些认可？我在想自己正在做的事情时，就会快乐起来！比如，今天我早早起床，喂完猫后给自己倒了一大杯咖啡，然后开始修改书稿。然后，我为本周日要发布的播客列了一份提纲，并发了一些电子邮件——我总是收到海量的电子邮件，其中不乏粉丝们提出的好问题和好想法。我尽我所能解答粉丝们的问题，尽管解答所有问题是不可能的。接下来，我去慢跑了，跑完很累。那之后，我做了午餐，看了电视新闻，那些新闻让我感到有点烦恼、忧虑，于是我又开始修改书稿。今晚，我会为"星期二培训小组"授课，为其中一位学员进行现场治疗。她患有抑郁障碍，并且与丈夫产生了一些矛盾。我亲爱的同事吉尔·莱维特博士将作为我今晚的合作心理治疗师。我相当有信心能在今晚获得巨大的回报！我喜欢为这个小组工作，尽管这份工作没有薪水——这只是一份志愿工作，报酬就是我感受到的快乐。

嘿，我感觉相当不错！这个日程表让我感觉好极了！

关注积极方面是一种相当低调的方法，但它有时能有效地战胜精神过滤和正面折扣。

## 双标法

还有什么方法可以对抗精神过滤和正面折扣呢？好用的方法有很多，但最好的方法之一就是双标法。这种方法相当简单易学。

几年前，有同事问我是否愿意与一位名叫加布里埃拉的同事聊聊。加布里埃拉是大学行政人员，今年 45 岁，深受大伙喜爱。她在一次常规妇科体检中盆腔被查出有肿块，因此住院接受了进一步检查。

令人难过的是，住院后的活检结果显示，加布里埃拉已经处于卵巢癌晚期。加布里埃拉得知她的生命只剩下 2 年左右，感到极度抑郁、内疚、没有价值和焦虑。这种心情当然可以理解。

同事告诉我，加布里埃拉是那种总是不遗余力帮助别人的人，比如她经常为教师和学生争取研究项目和经费。她没有结婚，一直在帮助三个没有独立生活能力的亲人，与他们同住在加利福尼亚州红木城的一栋大房子里。

读到这里，你可能说——大多数人也会说——加布里埃拉因为患上癌症而感到抑郁和焦虑。然而，认知行为疗法的核心理念之一是：是你的想法，而不是你生活中的事件，导致了你感到抑郁或焦虑。这怎么可能呢？如果换成你，你刚刚得知自己不久将死于癌症，这件事本身难道不会使你产生这些情绪吗？难道你这时不一定会感到抑郁和焦虑吗？

嗯，你当然会认为这些情绪的产生无可避免！让我们来看看这是不是真的。

当我在病床边见到加布里埃拉时，她对我说了以下三个严重影响她情绪的消极想法。

• 我让家人们失望了。

- 没有我，他们无法生存。
- 患上癌症是我的错。

她非常相信这些想法。然而，这些想法包含诸多认知歪曲，比如自责、读心术、算命式预测、情绪推理、精神过滤和正面折扣。原因在于，加布里埃拉告诉自己：她辜负了她的家人，她为他们做过的一切都不值一提，或者还不够好。

相信你也看得出，是这些歪曲的想法，而不是癌症，造成了加布里埃拉的绝望。归根结底，癌症不可能使加布里埃拉（或任何人）感到内疚和毫无价值！

**记住：消极情绪总是源于消极想法，而不是源于生活中的客观事件。当你感到抑郁和焦虑时，你的想法几乎总是歪曲的。**

所以，虽然我无法改变加布里埃拉的处境——癌症是客观存在的——但是我可以帮她改变她的想法和情绪。

由于加布里埃拉看上去非常善良，所以我想，使用双标法可能是一个很好的开始。你可能还记得，这种方法基于一种现象：大多数人对自己和他人使用双重标准。自己失败或搞砸某件事时，大多数人都会无情地责怪自己。

然而，人们如果面对的是陷于同样问题的他人，就很可能以一种更富有同情心的和更客观的态度与之交流。使用双标法时，你需要像与一个你真心在意的人交流那样与自己交流。

加布里埃拉此时身处一家私人医院的病房里，我让她想象她的邻床躺着另一个女人，这个女人和她处境非常相似——也是 45 岁，与几位身体残疾的亲人住在一起，并且刚刚被诊断出卵巢癌晚期。

我让她与那个女人交谈，大声地说出那些她告诉自己的话。我说：

"你告诉她，她让她的家人失望了，她死后他们也活不了，她得癌症都是她的错。"

而后是一段长久的沉默，加布里埃拉看起来感到很困惑。她最后开口说："博士，我不可能对另一个女人说这些话。"

我问她为什么不能，她说："因为这些都不是真的！"

我说："为什么不是真的呢？她的家人觉得她辜负了他们，这不是很明显的事实吗？"

加布里埃拉说："不，他们不会这么想。他们爱她，会为这个诊断结果感到难过，也会深深感激她多年来给予他们的所有帮助。他们绝对不会对她失望，绝对不会！"

然后我又问加布里埃拉，她为什么不告诉那个女人，这一家子人没有她就无法活下去。

她说："因为这也不是真的。她确实帮了家人很多，但他们也有很强的生活能力。在她死后，他们会继续好好地生活。他们会想念她，因为他们爱她，而且他们会好好地活下去。"

然后我又问她，为什么不告诉那个女人，得癌症都是她的错，加布里埃拉说："这么说也太荒谬了！我甚至不知道卵巢癌是什么原因导致的。就算她不想得这个病，她也做不到！"

我问加布里埃拉，她对那个女人——那个和她的情况一模一样的女人——说的话有多少是出于真心。她说她的话完全是出于真心的。然后我问加布里埃拉，这些说法是否也适用于她本人，她回答："我想，这些说法放在我身上也是对的。"

就在想通这一点的一刹那，加布里埃拉对自身疾病的想法发生了如下巨变（表 10-1）。

#### 表 10-1　加布里埃拉的改变

| 消极想法 | 最初的相信程度（%） | 治疗后的相信程度（%） | 认知歪曲 | 积极想法 | 相信程度（%） |
|---|---|---|---|---|---|
| 我让家人们失望了。 | 100 | 0 | • 全或无思维<br>• 精神过滤<br>• 正面折扣<br>• 妄下结论（读心术）<br>• "应该"陈述<br>• 情绪推理<br>• 自责 | 不，他们不会这么想。他们爱我，会为这个诊断结果感到难过，也会深深感激我多年来给予他们的所有帮助。他们绝对不会对我失望，绝对不会！ | 100 |

续表

| 消极想法 | 最初的相信程度（%） | 治疗后的相信程度（%） | 认知歪曲 | 积极想法 | 相信程度（%） |
|---|---|---|---|---|---|
| 没有我，他们无法生存。 | 100 | 0 | • 正面折扣<br>• 妄下结论（算命式预测）<br>• 情绪推理 | 我的家人有很强的生存能力，他们自己的资源很丰富。他们爱我，也会想念我，而且他们会在我离开后继续好好地活下去。 | 0 |
| 患上癌症是我的错。 | 100 | 0 | 情绪推理<br>自责 | 这是不可能的，我的卵巢癌的病因甚至都没被确定。 | 100 |

　　在加布里埃拉意识到自己的想法根本不符合客观事实的那一刻，她的抑郁就突然消失了。她仍然很悲伤，但不再意志消沉了。整个治疗过程只花了45分钟。

　　加布里埃拉再也没有以患者的身份与我相见。在接下来的2年里，我们时不时地偶遇，她的情绪状态一直很好。不幸的是，2年后，癌细胞还是转移了，她还是离开了人世。

　　这令人极度悲痛，但让我感到欣慰和自豪的是，在生命中宝贵的最后2年里，加布里埃拉没有沉浸在沮丧、焦虑、内疚、毫无价值和孤独无依的情绪中。相反，她感到被爱、有价值、幸福快乐。

　　现在，请回顾一下你的情绪日志，看看你的消极想法中是否存在精神过滤或正面折扣。如果存在，请在这里写下其中一个想法。

_____

_____

_____

_____

_____

　　接下来，请解释为什么这个想法包含精神过滤或正面折扣，以及为什么这个想法可能不是客观、真实的。

_____

_____

_____

_____

_____

　　最后，看看你能否用关注积极方面或双标法挑战这个消极想法。记住，你提出的积极想法必须符合客观事实，并且能大大降低你对这个消极想法的相信程度。

_____

_____

_____

_____

_____

　　现在，你可能在想，如果双标法对加布里埃拉无效，伯恩斯博士该怎么办？你可能在想，如果双标法在你试图挑战自己的消极想法时无效，你又该怎么办。

　　记住，不同的人对不同的方法有不同的反应。所以我研究出了很多种粉碎消极想法的方法。一种方法不起作用时，请立刻换下一种方法，直到找出对你有效的方法。在接下来的章节中，你有大量机会去尝试更多的方法！

# 第11章
# 妄下结论之读心术

戴夫是我的邻居。有一天，他骑着自行车沿欧蓝德路向天际线大道骑行。这段路有一个陡峭的上坡，戴夫骑得很累，所以他决定放慢速度。

这时，他发现身后跟着另一辆自行车。他的好胜心被激发出来了，他决心不让身后那个家伙超过他，于是他开始加速。可他后面的人也开始加速，一直紧紧跟着他。

戴夫恼羞成怒，他觉得对方正在试图打败他，破坏他悠闲的清晨骑行时光，于是他用尽全身力气前进，但无论他骑得多快，后面那个人一直如影随形。戴夫告诉我，到达山顶时，他火冒三丈。他把车停在路边，打算和那个家伙好好干上一架。

可是，那个家伙也把车停了下来，脸上挂着大大的笑容，对他说："谢谢你在前头带着我！没有你的带动，我可骑不了这么快！"

戴夫意识到，自己陷入了一种叫作"妄下结论"的认知歪曲。这种认知歪曲指你想当然地假设一些没有事实根据的事情。戴夫以为身后的人是想打败他，但实际上对方有完全不同的想法。

妄下结论有两种常见形式。

- **读心术**：在没有可信证据的前提下，你就假设别人在评判你或对你持有消极情绪。
- **算命式预测**：在没有可信证据的前提下，你就预测事情的结果将很糟糕。

这一章我们主要讨论读心术。接下来的两章，我们将主要讨论算命式预测。

读心术（Mind Reading）有负向和正向两种形式。

- **负性读心术（Negative Mind Reading）**：你假设的别人对你的反应比真实情况要消极得多。
- **正性读心术（Positive Mind Reading）**：你假设的别人对你的反应比真实情况要积极得多。

我自己经常被这两种读心术误导。我总以为自己知道别人对我的反应，但其实，这么想真的很容易引起误解。

例如，在我所在的医院中，我曾创建过一个由住院患者组成的认知行为疗法小组。在这个小组里，我治疗过一位患有重度抑郁障碍的女患者。她叫柳克丽霞，在一周内接连经历了两次创伤性事件：周一，她的丈夫抛弃了她；周二，她的老板辞退了她。她绝望了，想要自杀。她告诉自己，她是一个毫无价值的人。

在进行小组治疗时，我教给柳克丽霞驳斥消极想法的方法。在治疗结束时，她的情绪看起来好多了。我以为我的工作完成得很出色。

在每次小组治疗开始时和结束时，我都会要求所有患者进行情绪测评，这样我就能了解他们的症状有多严重，以及在小组治疗后他们获得了多大程度的改善。患者只需要 1 分钟即可完成情绪测评。每次小组治疗结束时，我还要求他们在测评中对我的共情表现和治疗的有用性进行打分。

我原以为柳克丽霞会给出正向的评价。令我吃惊的是，小组治疗后她的抑郁程度和自杀冲动变得更加强烈了。此外，对我在治疗中的共情表现和治疗的有用性，她给了我前所未见的最低分。

我感到困惑不解，坚信是她在填表时弄错了什么，于是我让她再检查一遍她的答案，确保它们准确无误。有时人们的确会被那些问题和选项迷花了眼，在调查表上写下与本意相反的回答。

可柳克丽霞扫了一遍她的答案，说："没有错，伯恩斯博士。"

我说："什么意思？我们明明刚完成了一次非常棒的现场治疗！"

柳克丽霞回答："也许'对你来说'的确非常棒！"

　　我问她是什么意思。她说，当我说她遭遇了"二刀连击"——同时失去了丈夫和工作——时，她认为我在取笑她，因为"二刀连击"听起来像漫画书里的词。

　　我完全没想到柳克丽霞对我那句评论的反应如此消极。幸运的是，我们好好地交流了一番，迅速解决了这个问题——如果我没有进行测评环节，我就会完全沉浸在自我感觉良好中。

　　这是正性读心术的典型例子。我还被负性读心术愚弄过。

　　例如，在下一周的小组治疗开始时，我注意到一个名叫罗斯的患者处于极度抑郁、焦虑和愤怒的状态中。她在头天晚上自杀未遂，刚刚被强制入院治疗。罗斯充满敌意地宣布，一有机会她就会继续采取自杀行动。

　　罗斯说，她已经接受了多年抑郁障碍治疗，但毫无效果。她感觉人生中的每一天、每一分钟都很煎熬。她说，她一直在与药物成瘾作斗争，一直住在费城的一家康复中心里。她曾经戒了两个月，但与室友发生争执后，她重蹈覆辙，又开始使用成瘾药物了。工作人员说要把她踢出戒瘾项目，她愤怒极了，于是想要自杀。她说，她觉得自己毫无价值，下定决心直面自己的人生，是时候做个了断了。

　　我问小组中还有多少人有时觉得自己毫无价值、感到毫无希望，甚至想要自杀。所有人都举起了手。我问罗斯是否想要通过小组治疗获得一些帮助，是否曾使用过 TEAM 认知行为疗法治疗抑郁障碍。

　　她大发雷霆，说我和那些浪费她时间的"蠢医生"没什么两样，并大声宣称对我的"该死的"认知行为疗法毫无兴趣。

　　我无比窘迫，认为罗斯并非小组治疗的最佳人选。我退缩了，选择了房间里另一边的一位女士作为今天的帮助对象，这位女士同样感到没有希望和没有价值。罗斯全程再也没说一句话。我不敢朝她在的方向看，但我能感到她一直在用尖锐的目光盯着我的一举一动。

　　我们完成了一次相当不错的小组治疗，在治疗结束查看罗斯的反馈意见时，我很紧张。当我看到她的抑郁程度、自杀倾向、焦虑程度和愤怒程度都降到了 0 时，我大吃一惊，这似乎表明她已经完全康复了。更让我惊讶的是，她在共情表现和治疗的有用性的评估表里给了我满分。

评估表的最后一项是我要求现场观众描述他们对小组治疗的感受。在"你最不喜欢治疗过程中的哪个瞬间"一栏里，罗斯简单地写了两个字"没有"。在"你最喜欢治疗过程中的哪个瞬间"一栏里，她写道：

"伯恩斯博士，当你为那个女人治疗时，我觉得你就像在给我治疗。她的消极想法和情绪与我的一模一样。我以前从来没有接受过认知行为疗法的治疗，我甚至不知道什么是认知歪曲。

"我一直认为我的问题在于我确实是一个毫无价值和糟糕透顶的人，但现在，我了解到真正的问题出在我的思维方式，现在我可以看出我的消极想法非常歪曲和不公正。

"我很难想象自己会说出这些话，但我现在确实感到快乐和充满自信。事实上，这是我人生中第一次体会到了快乐。非常感谢你！这一个半小时改变了我的人生。"

如果我没有进行测评，我就不会知道这次现场治疗会给罗斯带来这么大的帮助。如果我在精神科遇到她，我可能刻意避免和她发生眼神交流。这一次，我是被自己的负性读心术愚弄了。

正性读心术和负性读心术都比你想象得普遍。我们往往坚信自己知晓他人的想法和情绪，包括他人对我们的看法，然而大多数时候，我们并不知道。心理治疗师会误判，家庭成员也会。而误判可能带来严重后果。

例如，我曾在纽约的一家社区精神健康诊所针对儿童患者开展过一项研究，评估儿童心理治疗师和家庭成员对儿童心理的了解程度。我让孩子、心理治疗师和孩子的母亲分别评估孩子的情绪。

在分析数据时，我惊讶地发现，心理治疗师的准确率几乎为 0，母亲们的结果也好不到哪里去！孩子们的真实情绪与心理治疗师（或母亲）认为的"孩子的情绪"相差甚远。

这种误判绝非小事。比如，一个小男孩的母亲评估儿子的抑郁程度和自杀冲动为 0。她信心满满地认为自己的儿子完全不感到抑郁，心理治疗师也同意这个判断。

然而，小男孩的真实情绪如何呢？

他给自己的抑郁程度和自杀冲动都打了最高分！在"情绪测评表"的空白处，他写道，他已经从朋友那里借了一支枪，计划在周五结束自己的生命。

在这个案例中，读心术几乎会导致一个小男孩的死亡。然而，通过测评，母亲和心理治疗师了解到了真实的情况，这很可能挽回小男孩的生命。

不只心理治疗师或家庭成员会误判。当你使用读心术时，你可能无法意识到自己存在这种认知歪曲。你知道为什么吗？这是因为即使人们对你不满，大多数时候，他们也会隐藏自己的情绪，表现得很礼貌。他们不会告诉你他们的真实感受，因为他们在隐忍，想避免冲突。我治疗柳克丽霞时就是这样。我被正性读心术欺骗，以为她真的很喜欢这次治疗。

被负性读心术欺骗可能是因为：如果你认为人们在评判你，或者对你有消极想法和消极情绪，你就不会询问他们的感受。不询问他们的感受的原因和上一段的一样——这太尴尬了，你想要避免冲突。结果就是，你永远得不到你需要的信息。

并且，当你认为别人对你不满（其实他们并没有不满）时，你可能感到不开心，因为你不喜欢被评判，于是你可能对他们做出防御反应，说一些攻击性的话语。对方感到了紧张，进而对你失望或感到恼怒，你想象中的消极互动就变成了现实。

这就是我为什么坚持在教学和治疗过程中设置测评环节。我收到的信息有时令我惊愕，但总能启发我。同事、学生和患者是我最好的老师！

当然，你在日常生活中很难通过书面反馈的形式了解他人对你的感受。那你又该怎么做呢？

## 调查技术和自我暴露

很多方法都可以帮助你了解他人对你的感受，调查技术和自我暴露尤其好用。

- **调查技术**：直接询问对方的想法和情绪，而非妄自猜测。这是有效沟通的五大秘诀之一，也是一门需要勇气和实践的艺术。你可能还记得第4

章的凯伦，她认为观众会评判她（这个想法包含读心术）。可在她询问观众的感受后，她发现观众其实非常钦佩她，这个调查结果令她惊喜万分。

- **自我暴露：** 与调查技术相反，自我暴露不是询问对方的感受，而是告诉对方你自己的感受，因为别人同样猜不透你的心。比如，你是个害羞的人，你对自己的害羞感到非常羞耻，在社交场合你总想掩藏自己的不安。你可能努力表现得"正常"或"酷"，因为你固执地认为害羞是可耻的缺陷。然而，隐藏真实的自我会使羞耻感和羞涩感更加强烈。进行自我暴露，对他人开诚布公地讲出你的感受，不再努力伪装。这可以让你与他人建立起更深层次的关系，但过程可能使你感到恐惧。

例如，我曾经治疗过一个小伙子，名叫罗伯特，他非常帅气却一直单身，因为他在社交场合极度害羞。他想结婚，想有个安稳的家。可他说他太害羞了，以至于无法与单身女性进行深层次的接触。

罗伯特有时会去单身酒吧，站在人群之外看着大家攀谈，在感到极度恐惧的同时又认为自己不应该感到如此焦虑和不安。到了深夜，他又会怀着羞愧和沮丧的心情孤零零地回到家中。我鼓励他进行自我暴露，开诚布公地告诉他遇到的女人他非常害羞和尴尬。他断然拒绝了，因为他坚信这么做会使自己看上去像个窝囊废，一定会被拒绝。

这是读心术的典型例子，在害羞的人身上很常见。他们觉得自己知道别人对自己的感受。

我告诉罗伯特，如果他还想让我治疗他，那么无论自我暴露看上去有多难，他都要尝试。我表明这种态度也是在使用一种方法，叫作"温和的最后通牒"（Gentle Ultimatum）。它是克服焦虑的重要方法，因为焦虑者几乎总是拒绝面对令他们恐惧的事物。

接下来的星期六晚上，罗伯特在单身酒吧里硬着头皮向一个女人走去。他告诉她，他感到又害羞又尴尬，但他觉得她很迷人。简短的交谈后，那个女人说她在单身酒吧也觉得不自在，提议他俩一起开车去海滩。罗伯特惊讶极了！

　　他们到达海滩后，她建议游个夜泳。

　　于是，皓月当空，他们在大海里畅快地游起泳来。多么令人激动的冒险之夜啊！后来，他们开始定期约会了。在进行第二次心理治疗时，罗伯特宣布自己"被治愈"了。又接受了几次心理治疗后，他停止了治疗。

　　之后的好几年时间里，我再没见到过罗伯特。直到有一天晚上，我和家人在本地一家餐馆共进晚餐。罗伯特走进了餐馆，有一位漂亮的女人和三个孩子与他同行。他认出了我，自豪地向我介绍他的妻儿，然后说："看，伯恩斯博士，你的治疗是有效的！"

　　自我暴露的过程肯定是可怕的，你一定要经过慎重思考再去实施——如果你以一种自我矮化或莽撞的方式进行暴露，效果可能适得其反。例如，我不建议你在大街上随便与遇到的每一个陌生人谈论你最深的恐惧或最大的缺点，我也不建议你毫无顾忌地和老板或客户交流这个问题。不过，经过慎重思考后再进行自我暴露可能非常有效。别人无法读懂你的心，反之亦然——如果你敞开心扉，分享你的感受，而非伪装自己、隐藏情绪，那你将有更多的机会与他人建立更深层次的联系。

　　尽管如此，自我暴露的过程还是很可怕。我知道它有多可怕！

　　多年来，我一直在与焦虑障碍作斗争，从严重的公众演讲焦虑到在公共厕所解不了小手——我总是担心别人发现我排尿困难，这就是所谓的"害羞膀胱综合征"[①]（Shy Bladder Syndrome）。我还有其他很多种恐惧症。当我感到压力大时，我时不时就会陷入疑病症，以为自己得了癌症之类的可怕疾病，其实我的身体根本没什么问题。

　　比如，在美国宾夕法尼亚大学做博士后期间，我发现我的右腋窝处有一个肿块，我担心它可能是淋巴瘤。百般纠结后，我鼓起勇气告诉了妻子，她建议我马上去急诊室检查一下。

　　一位住院医生对我的健康状况进行了评估，对我的右腋窝进行了仔细的检查。他告诉我这里没有肿块，我好好的。我对他说，他错了，我的腋窝下确实有个肿块，我能感到肿块带来的疼痛。我要求再请一位医生来给出第二

---

① 害羞膀胱综合征：即境遇性排尿障碍，又称"膀胱害羞综合征"或"厕所恐惧症"。——译者注

医疗意见。因为我也是医院的工作人员，所以急诊室主任好心地进来，为我再次检查了右腋窝。

他也对我说了同样的话——我的腋窝里绝对没有肿块，我是健康的。

我要求做 X 射线检查。主任反对说，没有医学依据指向我需要做这个检查。

我一再要求，他们最后还是让步了，给我做了 X 射线检查。片子出来后，主任和住院医生邀请我与他们一起看结果。他们表情凝重，我断定他们一定发现了不好的东西，比如我的肺里有肿块，或者我的腋窝里有肿瘤。

他们让我仔细看片子，然后告诉他们我看到了什么。我说，我看不出任何异样，检查结果看起来是正常的。

他们对我的说法表示肯定，又问我最近是否压力太大了。

我突然想起，再过一周我就要参加精神科医师执业考试了，我为此相当忧虑。我还想起来，在感到腋下疼痛之前，我去伦敦旅行了，随身带着一个沉重的手提箱——我可能拉伤了肌肉，这才是我感到腋下疼痛的原因。

我大大地松了一口气！一周后，我以优异的成绩通过考试，喜不自胜。

这就是我的故事。我进行了自我暴露，你可以从中看出我是一个非常神经质的人。所以，你可以选择带着厌恶的心情烧掉本书，也可以选择继续读下去。我希望，从现在起，我们之间的联系更进一步了。

## 恐惧性的幻想

我在介绍方法时总是尽量简化它们，以便你清楚地看到每一种方法是如何起作用的。

然而，世上的事情不会总是那么简单，不是每件事都像童话般幸福美好。比如，你感觉某人对你很不满、总在评判你或拒绝你，而你的感受竟然是对的。在这种情况下，如果你使用调查技术询问对方的感受，你就可能无法感到"被欢迎、被接纳"，调查技术就不起作用。这时你又该怎么办呢？你可以试试"恐惧性的幻想"。

- **恐惧性的幻想**：假设你进入了《爱丽丝梦游仙境》里的噩梦之境，那里有两条非常古怪的规则。其一，人们真的对你持有消极看法。其二，他们非常不礼貌，会直言不讳地告诉你他们的看法。比如，你很害怕被人拒绝或反对，但在这个世界里，人们真的会拒绝和反对你。并且他们极不友善，会当面告诉你他们的真实看法。他们会千方百计地贬低你，羞辱你。

这种方法听起来可能很吓人，但是当你敢于直面最深的恐惧时，你往往会发现，一直令你胆战心惊的那个怪兽其实没有牙齿！

使用恐惧性的幻想需要你写下所有你认为别人可能对你持有的消极看法，那些他们藏之于心但通常不会宣之于口的想法。

我要继续进行自我暴露，以下是我对某些挑剔的读者可能对我持有的消极看法的担心。

- 这个人的话听起来实在不正常。
- 这个人是个骗子，因为他的心理状况比他的患者们还要糟糕。
- 他甚至无法在公共厕所解手！这太古怪了！
- 我要把他的事告诉每一个人。
- 我要把这本破书扔掉，或者要求退款。

当然，你的恐惧清单和我的有所不同，但我将以自己为例，向你展示恐惧性的幻想是如何起作用的。

你可以将"自我防卫"（Self-Defense）和接纳悖论这两种方法结合起来，用来回应一个令你恐惧的假想敌的批评。

使用自我防卫时，你需要与假想敌辩论，指出对方所说的不是客观事实。使用接纳悖论时，你要用幽默的、心平气和的、赞同假想敌的观点打败他。

下面我来演示这两种方法如何使用。继续以我做例子，你来扮演那个假想敌。我不知道你想叫我戴维还是叫我伯恩斯博士，但我想"戴维"听起来更亲切一点，希望你也这么觉得。

**你（假想敌）**：哎呀，戴维，我读了你的书，现在我知道你有多没用了！

**戴维：**我有很多缺点，甚至比我在书里写的还要多。你对此怎么想？

**你（假想敌）：**嗯，坦白讲，我在心里对你有了评判。你的心理状况听上去比你的大部分患者还要糟糕。

**戴维：**嗯，可能是吧。不过，在某种程度上，这样也有好处。因为我觉得这能让我更加理解和同情我的患者。并且，正是因为我一直在努力克服自己的缺点和不安，我才能不断发明出更有效的方法来帮助我的患者。我知道哪些方法有用，哪些方法没用。

**你（假想敌）：**嗯，你说什么就是什么吧，但是没有人愿意被一个心理不正常的心理治疗师治疗。

**戴维：**你可能对实际情况感到惊讶！很多患者都非常愿意接受我的治疗。也许他们对心理治疗师的标准很低！但与评判我的缺点相比，他们好像更在乎我能与他们共情，帮他们解决问题。并且，当他们发现我也有缺点时，大部分人反而好像更喜欢我了！太不可思议了，对吗？

**你（假想敌）：**是的，也许吧……但你甚至都不能在公共厕所里小便！

**戴维：**这件事曾经令我在很长一段时间内感到非常尴尬，我一直试图掩饰这个问题。不过，说实话，现在我已经基本克服了它，我可以随时使用公共厕所，在家里上厕所也没问题。当然，我可能还是不希望一群朋友在我解小手时讥笑地盯着我，那样我可能还是解不出来。不过这也不是什么大问题，因为没人想在我解小手时盯着我看。

**你（假想敌）：**嗯，我可从来没有过在公共厕所无法解小手的问题！

**戴维：**我知道，我知道！我听说你很擅长在公共厕所解小手！向你致敬。我甚至可以推选你去争夺"撒尿奖"①？我记不得那个奖到底叫啥了。

**你（假想敌）：**我要告诉所有人你是个脑子不正常的人！我再也不想搭理你了！

**戴维：**哦，我希望你能多告诉一些人，可能还能促进本书的销量。我会很感激的，真的。可你说的一件事让我很难过。

---

① 皮博迪奖是全球广播电视媒体界权威奖项，以金融家乔治·福斯特·皮博迪（George Foster Peabody）的名字命名。作者在这里使用了谐音，将皮博迪奖（Peabody Award）谐音成 Peeing Award（"撒尿奖"），以达到戏谑的效果。——译者注

**你（假想敌）：** 什么事？

**戴维：** 我很难过你再也不想搭理我了，因为我一直喜欢你，喜欢和你一起玩。可天哪，你看上去真的很生气，很生我的气。拥有一个缺点多多的朋友对你来说很难吗？你更喜欢和非常自信、八面玲珑的人在一起吗？

**你（假想敌）：** 我不想再听你说话了。我要把你的这本破书扔掉！

**戴维：** 很遗憾我的书没有帮到你，但是如果你把它还给我而非扔掉，也许我还可以把它送给更需要它的人。我想有很多人想要这本免费的书。

记住，使用这种方法时并不需要在现实中找到一个敌人。与恐惧性的幻想对话时，假想敌是你的自我批评想法的投射。你其实是在与自己对战。例如，在上面的例子中，假想敌只是我自己的消极想法的投射，他是正在进行自我批评的戴维。

你如果想尝试这种方法，要先把你害怕听到的他人对你的负面评价列一个清单，然后写出你与假想敌的对话。

你如果足够勇敢，还可以与朋友或家人进行角色扮演。让你的朋友或家人扮演假想敌，让他用你自己想象出来的消极想法攻击你。

你如果无法轻松击退朋友或家人对你的攻击，就可以进行角色转换。记住以下几个简单原则。

- 如果自我防卫不能有效地驳斥某一条假想的批评，那就改用接纳悖论。
- 如果接纳悖论不能有效地驳斥某一条假想的批评，那就改用自我防卫。
- 如果这两种方法都无效，那就试试接纳悖论和自我防卫的结合。

在本章，我们讨论了三种挑战读心术的方法：调查技术、自我暴露、恐惧性的幻想。在使用恐惧性的幻想时，你还可以使用自我防卫和接纳悖论。

还有其他许多方法也可能对你有效。记住，任何存在读心术的消极想法都可能包含其他多种认知歪曲。你可以查阅"帮你摆脱认知歪曲的50种方法一览表"，找到很多可能有效的方法来挑战和战胜消极想法。

现在，看看你的情绪日志，看看你的消极想法中是否存在读心术。如果存在，请在下面写下其中的一个想法。

_____

_____

_____

_____

　　接下来，请你解释这个想法为什么包含读心术，为什么它可能不是客观事实。

_____

_____

_____

_____

　　最后，你能否提出一个可以挑战这个消极想法的积极想法？这个积极想法需要满足改变消极情绪的必要条件和充分条件。你还记得那两个条件是什么吗？首先，积极想法必须是客观、真实的。其次，这个积极想法必须能在根本上降低你对消极想法的相信程度。

_____

_____

_____

_____

　　在下一章，我们将讨论算命式预测，这是妄下结论的另一种常见形式。我很期待向你展示如何挑战和战胜这种认知歪曲，因为它是焦虑的根源，会把人推向绝望的深渊。

# 第 12 章

## 妄下结论之算命式预测 I ——和绝望有关的算命式预测

在上一章，你了解了读心术，它是妄下结论两种最常见的形式之一。在接下来的两章，我们将讨论算命式预测，这种认知歪曲也同样常见，它是当今人们感到抑郁和焦虑的主要原因，甚至可以说是最主要的原因。人们非常容易被这种极具欺骗性的认知歪曲愚弄。本章我们主要讨论它引起的抑郁，下一章我们将讨论它引起的焦虑。

算命式预测指那些言辞极端、令人痛苦且未必基于客观事实的预测。比如，当你感到抑郁和绝望时，你告诉自己："情况永远不会发生变化，我永远不会康复或情况永远不会得到改善。"再比如，当你感到焦虑时，你告诉自己："一些不好的事情即将发生。"

算命式预测也有正向形式——在没有令人信服的证据的前提下，你预测一切都会变得特别好。比如你告诉自己，今天是你的幸运日，你能中大奖，于是你兴奋地往抽奖机器里投了一块钱。投了一块钱又一块钱后，你发现你的充满乐观主义精神的预测虽然令你感觉很爽，但并不准确。

当然，对人生持有积极乐观的态度并没有错。事实上，乐观主义可以激发一个人努力投入工作、创造和发明过程。爱迪生对自己说，他的发明将改变世界。这个想法给了他巨大的动力和能量，他的预测最终成了现实。

过于乐观的预测也可能导致巨大的经济损失，以及愤怒爆发、冲动行为、犯罪行为、成瘾行为、人际关系冲突，甚至暴力事件。

为了说明算命式预测愚弄一个人有多容易，我讲一下本尼的故事。本尼是一个帮派成员，有暴力倾向和自杀冲动，被收入了我在医院里建立的认知行为疗法小组。

在进行小组治疗之前，护士们就提醒我，本尼是当地的帮派成员，因为伴有自杀的抑郁障碍而入院。他还被诊断患有间歇性爆发性精神障碍——换句话说，他喜欢动手打人。护士们警告我他是个危险分子，让我千万不要在治疗过程中与他发生冲突。虽然本尼眼下的表现还可以，但护士们说，他一旦被激怒就会发疯。

我向他们保证我不会和本尼发生冲突！

小组治疗开始了，十几个患者坐在围成一圈的椅子上。一个肌肉发达、浑身都有刺青的年轻人在椅子圈外踱来踱去。他满脸怒气，气势汹汹，穿着一件 T 恤，一盒香烟掖在卷起的左袖口上。

我猜他就是本尼，于是问他是否愿意加入我们，在椅子上坐下。他皱着眉，说他可不想坐在"愚蠢的"椅子上，他只想知道我要干什么。

我一下子被推到了风口浪尖上，所有患者都把目光投向我，好像在问："这个年轻的医生会做点什么呢？"小组治疗才开始 1 分钟，我和本尼就已经在较劲了。呵！

我的思绪飞速旋转，该如何回答呢？

我说：

> "你知道吗，本尼，我们这里只有一条规矩：你要么坐在椅子上，要么站着走来走去，要么同时做到这两件事；如果你选择走来走去，那么你要么待在房间里听我们在做什么，要么出去到大厅里。只要你遵守这条规矩，本尼，我们就会相处得很好。"

这段话令他闭上了嘴，但他还是不愿坐下，继续气鼓鼓地走来走去，对着我怒目而视。我让患者们告诉我他们在抑郁程度、焦虑程度和愤怒程度测评中的得分，并把分数记在了数据表上，以掌握每个患者的状况。轮到本尼时，他说他的分数不关我的事——又一次较劲！

我想本尼可能是因为不得不承认自己抑郁程度高而感到尴尬，于是我主动提出看看他的笔记本，帮他记下分数，这样他就不用大声说出他的分数了。

他说，我想看他的笔记本就是在找死！

我害怕了，立马决定不再管他。我继续组织小组讨论，主题是"自尊"。我向大家解释说，自尊一定是无条件的，你无法凭借地位、成就、是否有人爱你或任何其他方式获得它。自尊是你自己决定送给自己的礼物，是一种爱自己的行为。

我还解释说，夺去自尊的消极想法总是歪曲的、不合逻辑的。我强调，感到抑郁和低自尊是在进行自我欺骗，使人们认为自己不够好。

我让小组成员们聊聊感到自尊崩塌的时刻。小组成员们变得激动起来，许多人讲着讲着就哭了。我心想：哦，成员们很棒，他们真的明白了我的意思，敞开了自己的心扉。

这时，平地一声雷，本尼突然扯着嗓子喊了起来：

"医生，我受够了听你说什么'自尊'，什么'价值'，什么'你必须做一个好孩子，遵守所有的规则，做别人让你做的事'。要我看，医生，收起你那套什么自尊的鬼话，反正我不想听！"

所有患者都望向我，我又一次被架在火上炙烤。我心想：他又来了，又想成为被关注的焦点，又要破坏一切！

但是，我开口说道：

"本尼，我想我们是一个阵线的。事实上，这就是我刚才阐述的要点——一个人不能通过遵守规则、做一个乖孩子、拥有很多钱、有很高地位或取得很大的成功来培养自尊。再多的成就和爱也不能给予人自尊。自尊一定是无条件的。

"看来你早就悟到了这一点。你几乎可以当我的助手，帮我进行这次小组治疗了！

"其实，今天我所讲的理念基于以下两个与精神信仰有关的观点：①自尊是不存在的，它只是一个用来给人洗脑的术语；②世上没有所谓的'自我'，认为人有'自我'只是另一个思维陷阱。

"你知道这些让我感到非常惊讶。告诉我，你从小就有某一种精神信仰吗？”

本尼说：“我才没有什么精神信仰。我可是混帮派的！”

我告诉他，这就更有趣了，因为他的想法和这两个观点竟然非常相似。听到这句话，本尼兴奋起来，走到了椅子圈内。他在椅子圈中心一把用来进行角色扮演的椅子上坐下，挑衅地说：“好吧，你不是觉得你很聪明吗，那就看看你能不能证明我的消极想法是错的！”

我告诉本尼我很乐意这么做，并问他，他的消极想法是什么。他说：“医生，我已经没救了。你治不了我！”

显然，这是算命式预测的典型例子，而且包含着强烈的敌对情绪。本尼告诉自己，康复是不可能实现的，他坚信这个结论千真万确。事实上，这就是他做出自杀行为而入院的原因。

我把本尼的消极想法写在教室前面的白板上，问自己：哪些方法可能对他有效呢？由于本尼对我表现出了明显的敌对态度，总是想要打击我，我意识到，试图反驳他的观点是没用的。他会用“是的，但是……”陈述反击我，并坚持说他确实无药可救。我决定尝试一种叫作“矛盾成本效益分析”的方法，这种方法是专门用来消解阻抗的。

## 矛盾成本效益分析

为了引导本尼进行矛盾成本效益分析，我先在白板上写下“我已经没救了。”，并在这句话下方正中画了一条竖线。然后，我在竖线左边的表头写上了“好处”，竖线右边的表头写上了“坏处”，如表 12-1。

**表 12-1　矛盾成本效益分析表 1**

"我已经没救了。"

| 好处 | 坏处 |
| --- | --- |
|  |  |

我对本尼说，向他证明他的消极想法是歪曲的而不是客观事实并不难，但这么做没有任何好处。我又说，告诉自己"我已经没救了。"其实有很多好处，在他尝试战胜这个消极想法之前，他可以先找出那些好处。

本尼很吃惊，说：

> "医生，你知道你到底在说什么吗？费城所有的戒瘾项目都没能治好我，有的项目我参加了两三次。没人救得了我。告诉你，医生，我顶多就能活 2 年。你信我吧！你把这句话写在'坏处'下面。"

于是，我把"2 年内会丧命。"写在了"坏处"栏里，如表 12-2 所示。

### 表 12-2　矛盾成本效益分析表 2
"我已经没救了。"

| 好处 | 坏处 |
| --- | --- |
|  | • 2 年内会丧命。 |

然后我转向小组其他成员，说："本尼告诉自己他没救了，这么做有很多好处。好处是什么呢，诸位？"

组员们纷纷想出各种各样的好处，比如以下几种。

- 如果本尼告诉自己没救了，那他就不必苦哈哈地做事，比如写出自己的消极想法和学习 10 种认知歪曲。
- 他可以继续使用成瘾药物，整天都很放松。
- 如果他说自己没救了，那他就败无可败，也就不会失望了。
- 他会成为重要人物，能得到很多关注。

我说：

> "没错，本尼，你是一个重要人物。在咱们进行小组治疗之前，护士们就跟我提过你，说：'别跟本尼作对，小心本尼；他是这附近的大人

物，非常危险。'你是这个房间里最重要的人。你正在得到大量关注。你看，现在你就坐在核心位置。"

本尼看上去很喜欢这个评价！

大家继续列举本尼"没救了"的好处，又想出了好几条。我总结了一下，说：

> "本尼，你其实是一个文化偶像。你的摩托车和黑色皮夹克让我想起了詹姆斯·迪恩（James Dean）。你不必遵守规则，规则就是你定的！你像风一样自由，想做什么就做什么。事实上，你就是我一直想成为的那种人！"

你可以在表 12-3 看到我们进行矛盾成本效益分析的结果。

### 表 12-3　矛盾成本效益分析表 3

"我已经没救了。"

| 好处 | 坏处 |
| --- | --- |
| • 无须努力工作，生活轻松惬意。<br>• 败无可败，不会失望。<br>• 获得重要的身份，成为附近的大人物，能获得他人的仰慕。<br>• 可以享受暴力的乐趣——揍人。<br>• 这个想法威力巨大——可以击垮所有试图帮助我的愚蠢的心理治疗师。<br>• 女人缘好。<br>• 赚钱轻松，不用交税。<br>• 是文化偶像，不需要遵守规则，想做什么就做什么！ | • 2 年内会丧命。 |

你注意到没有，我在引导本尼进行矛盾成本效益分析时，没有讨论他的消极想法的坏处。这是因为，讨论坏处只会招来一场战争。写完以上好处后，我说：

> "本尼，我发现告诉自己'没救了'的好处几乎囊括了生活中所有最美好的事情——轻松赚大钱、不用交税、美女环绕、不必工作、不必服从规则、有声望、有权势、自由、有他人的奉承、整天都飘飘欲仙。这还只是一小部分好处。

"所以我现在感到很困惑。10分钟前，你让我帮你证明你'没救了'。看看这个想法带来的好处吧！

"你干吗要放弃这一切呢？没有必要！你明明过得很好！"

那一刻，我不再是伯恩斯博士，我是本尼。我成了他潜意识中的阻抗的代言人，我不再试图"帮助"他或"拯救"他。事实上，那一刻我真心看不出本尼有任何做出改变的理由！我不再是心理治疗师了，我就是本尼。

破天荒地，本尼的态度突然软化下来，他说："医生，你真的懂我。"

这件事的矛盾之处在于，就在你突然明白患者为什么不需要做出改变的那一刻，他的阻抗却几乎完全消失了。达到这样的效果需要心理治疗师放下"自我"。心理治疗师必须暂时"死去"，放弃作为"专家"或"助人者"的传统身份。

本尼沉默片刻，问，他是否可以讲一件他小时候发生的事，一件他从未提起过的事。我告诉他，他说什么我们都愿意倾听。

本尼先是描述了他小时候有多么爱他的爷爷。他说爷爷是唯一一个和他聊天、愿意花时间陪伴他的人。他说爷爷当年的情况和他现在很相似，同样患有重度抑郁障碍，甚至从事和他一样的行当。

他说，有一天，爷爷和他聊天，情绪异常低落，抱怨与家人相处不好，"没有出路"。本尼说当时他吓坏了，因为爷爷的腿上放着一把霰弹枪。接下来，他亲眼看见了爷爷的自杀过程。本尼不由自主地抽泣起来，好多小组成员也跟着流下了眼泪。

几分钟后，本尼止住抽泣，问："医生，你还记得我之前不让你看我的情绪测评得分吗？因为我根本不识字，我不想让小组里的人发现这件事，这太丢人了！"他又啜泣起来。

本尼为什么突然变得如此脆弱？因为我尊重了他的阻抗，看到了那个极度痛苦的想法蕴含的价值。可以说，这是一种深刻的共情，因为我看到了他的问题的起源，没有试图去"治疗"他或"拯救"他。

矛盾成本效益分析并非操控他人的把戏，你必须以尊重的态度分析一个消极想法的利弊。我真的很喜欢本尼，他能感觉到这份喜欢。即使你要治疗的是一个看上去既强硬又暴力的人，尊重、同情和接纳有时也具有你意想不到的力量。

当然，仅凭矛盾成本效益分析是无法让本尼彻底"痊愈"的——他有严重的违规交易药物罪行和药物滥用问题，以及重度抑郁障碍——但至少，这种方法为我们提供了一个真诚交流的机会。而对抑郁程度不这么严重的抑郁者来说，矛盾成本效益分析往往可能让其获得持久的情绪转变。

## 直接成本效益分析

如果你感到绝望，但又不像本尼那样逆反，那么"直接成本效益分析"对你来说可能更有效。首先，请你回顾情绪日志中的消极想法，看看是否有涉及算命式预测的想法，也就是"感到毫无希望的""情况永远不会好转"的想法。

然后，在表 12-4"直接成本效益分析表"的左栏列出认为"我没有希望了"的好处。以下好处供你参考。

- 不抱希望能使我免于失望。
- 我的绝望是有事实根据的，因为过去的药物治疗和心理治疗都对我无效，我仍然感到抑郁。
- 我的绝望说明我尊重现实。我不否认现实，不怀有虚假的希望。
- 我如果不怀有希望，就可以放弃，不必继续尝试，然后屡屡碰壁。
- 我可能获得意料之外的、来自他人的支持，因为我的绝望能让他们知道我非常痛苦。
- 我可以将那些试图帮助我或"拯救"我而非真正倾听我心声的人拒之门外。
- 我可以为自己感到难过，这有时也能起到安慰效果。
- 我的问题是真实的、难以克服的，所以我的绝望是客观、符合现实的。
- 我的绝望表明我是一个有批判精神的思考者。我对所有"快速治愈"抑郁障碍的方法均持怀疑态度。

你可能还能想到其他好处。

**表 12-4　直接成本效益分析表**

"我没有希望了，我永远不会康复或改善。"

| 好处 | 坏处 |
|---|---|
|  |  |

接下来，在右栏中列出认为自己"没有希望了"的坏处。以下坏处供你参考。

- 如果我告诉自己"没有希望了"，我就会放弃，而情况不会改变。
- 如果我告诉自己"没有希望了"，我会感到相当糟糕。
- 如果我坚持认为事情是没有希望的，那些想要帮助我的人可能对我失望和感到恼火。
- 有时我的情况是有所改善了的，这表明我并非毫无希望。这个消极想法不符合客观事实，使我忽略了自己的进步。
- 如果我对这个想法深信不疑，我就会做出错误判断。
- 我可能因此想要自杀。我尝试结束自己生命的行为会对爱我的人造成毁灭性的打击。
- 如果我真的结束了自己的生命，那么我就再也没有机会享受快乐了。这个想法并不能证明我真的毫无希望。它只能证明我感到毫无希望，并因为自己的感受而想要自杀。

列出你能想到的所有好处和坏处后，分别评估好处和坏处的得分，两个分数相加之和应为 100。问问自己，这个消极想法能带来更多的好处还是更多的坏处。把两个分数填入底部的圆圈里，它们反映了你对利弊的权衡。

比如，你如果觉得好处更多，就可以在圆圈里分别填入 70、30。你如果感觉坏处更多，就可以在圆圈里分别填入 45、55，或者 25、75，抑或其他两个数字。

如果好处更多，或者好处和坏处一样多，你该怎么做呢？在这种情况下，你可能没有动力去挑战消极想法。这并不意味着你真的毫无希望了，它只是意味着你"感到"绝望，甚至可能"想要感到"绝望。你可能像本尼一样，有充分的理由这样看待自己。

这时，接受心理治疗师的治疗是很重要的。如果情况过于严重，那么你很难在没有外界帮助的情况下找到走出困境的方法。而一个既有专业资质又富有同情心的外人往往可以为你提供你需要的支持。

另一种情况是，如果坏处更多，你就可能很想战胜"情况永远不会改变"的想法。那么，本书有很多方法可以帮助你。在下一节，我将介绍另一种方法，它可以帮你意识到，绝望可能并不基于客观事实。

我还想提醒你的是，如果你处于"想要感到"绝望的状态，那么直接成本效益分析可能无效，甚至可能令你恼怒。所以，这种方法有效的前提是，你认为绝望的坏处大于好处。这一点非常重要。

## 证据检验和术语界定

在附录 1 "帮你摆脱认知歪曲的 50 种方法"中，你会看到一种基于事实的技术——证据检验。它可以用来挑战算命式预测，尤其可以用来挑战那些引起"无望型抑郁"[①]（Hopelessly Depressed）的、让你感到"情况永远不会变好"的消极想法。有时你还可以将它与另一种基于逻辑的技术结合使用，后者叫作"术语界定"。

假设你现在处于无望型抑郁中。在使用术语界定时，你要问自己："无望型抑郁患者的定义是什么？"

你可能说，无望型抑郁患者就是一个无法改善消极情绪的人。

接下来就让我们用证据来检验一下你符不符合这个定义吧。你会发现这

---

① 无望型抑郁：抑郁障碍的亚型之一，表现为感到悲伤、对待事物冷漠、精神萎靡、有睡眠障碍、注意力不集中、自暴自弃等。——译者注

个定义既不适用于你，也不适用于其他人。

比如，你可能不得不承认，从出生那一刻起，你的情绪就在不断地变化。当你从母亲的身体里出来的那一刻，你就会哭、会害怕、会不安。

你还可能感到愤怒！几个月来，你一直在安静、祥和、温暖中发育，然后你突然被推挤着通过了一条狭窄的通道，暴露在铺天盖地的噪声和刺眼的灯光中，这一点也不好玩。几分钟后，你躺在妈妈的臂弯里，突然又感到快乐和满足。

从那时起到现在，你的情绪一直在变化。你的情绪可能已经变坏过成千上万次。你如果仔细回忆"证据"，就会发现你的情绪在每一次变坏后会重新变好。

一个无望型抑郁患者是一个无法改善消极情绪的人。然而，压倒性的证据表明你总是能改善自己的情绪。所以，你不可能是无望型抑郁患者。

嗯，这么说可能对你没有效果，让我们试试另一个定义。

你可能对无望型抑郁患者有不同的定义，比如，认为他们是"消极情绪如果超过某个程度就无法得到改善的人"。例如，你可能认为，无望型抑郁患者就是抑郁程度在百分数制评分中总是大于或等于 60% 的人。

你能看出这个定义有什么问题吗？把你的想法写在这里。

_____

_____

_____

_____

这个定义很难成立，因为照这个定义来看，抑郁程度为 59% 的人就不属于无望型抑郁患者，抑郁程度在 60% 及 60% 以上的人才属于无望型抑郁患者。这在道理上是讲不通的，因为这两个评分实际上几乎处于同一水平。并且，60% 并不是一道无形的屏障。如果你能把抑郁程度降到 60%，那么你当然能把它降到 59%，甚至更低（至少在一小段时间内将抑郁程度保持在 59%，甚至更低）。从逻辑上来讲，抑郁程度并不存在分界点，不能说评分超过分界点的人就是无望型抑郁患者。

我们再试试另一个定义。

也许我们可以将无望型抑郁患者定义为"消极情绪能得到一点改善但不能被彻底消除的人"。那么，现在我们必须对"彻底"进行定义。"彻底"可能意味着抑郁程度直降到 0。因此，无望型抑郁患者就是抑郁程度无法降到 0 的人。

你能看出这个定义有什么问题吗？把你的想法写在这里。

_____

_____

_____

_____

这个定义也是不成立的。原因在于：照这个定义来看，一个抑郁程度降到 5% 的人依然感到无望的，而另一个抑郁程度为 0 的人就不感到无望。然而，这两个人的消极情绪其实都得到了巨大的改善，两个人的情绪测评得分几乎相同。所以，以这个定义为标准来判断一个人是否为无望型抑郁患者是没有道理的。并且，一个人的抑郁程度下降到 5% 是一个相当鼓舞人心的好迹象，应该说这个人"大有希望"才对。

你如果仍然觉得你真的是无望型抑郁患者，只是还未将清合理的逻辑，那么你可以再试着明确、检验一个定义。你可能说，无望型抑郁患者是那些"只能在短时间内变得不抑郁，不能永远保持不抑郁的人"。换句话说，无望型抑郁患者是迟早都会重新陷入抑郁的人。

你能看出这个定义有什么问题吗？把你的想法写在这里。

_____

_____

_____

_____

照这个定义来看，几乎所有人都是无望型抑郁患者。因为没有人能一直快乐。每个人都有情绪低落的时候，这个特征只能说明每个人都一样，不能说明每个人都毫无希望。我会在第 25 章介绍"复发预防训练"，到时我们会讨论如何逃离情绪的黑洞。一旦你学会摆脱重现的抑郁，你就再也不用担心它卷土重来了。

并且，你能在一小段时间内不抑郁，就说明有很多方法可以极大地改善消极情绪。随着时间的推移，你会越来越得心应手地使用那些曾经帮助过你的老方法，你保持不抑郁的时间会越来越长。

这两种方法看起来就像法庭辩论一样充满了对抗的意味。如果你对此感到不适，那么我要向你道歉。大多数人都讨厌争执，其他方法也许对你更有效。可对一部分人来说，这两种方法提供了一个可以证明"你根本不是没有希望的"的方法。

## 正向重构

有时我试图用证据和逻辑反击算命式预测，效果并不好。我曾经接诊过一个叫凯莎的女人，她坚信自己已经没有希望了，而且她觉得自己有确凿的、无可辩驳的证据。这个病例也许会令你感兴趣，因为它呈现出了我（经常）犯的一个治疗错误。

凯莎是宾夕法尼亚大学医学院的一名学生，患有重度抑郁障碍。她找到我，希望我能给她推荐一位心理治疗师，一位会使用我介绍的方法的心理治疗师。她说，她用药物治疗和心理治疗对抗抑郁障碍已经 20 年了，但毫无效果。

我告诉凯莎，我手头有很多优秀的心理治疗师可以推荐给她，但不知她是否了解我可以为医学院的学生提供免费治疗，这是我志愿者工作的工作内容之一。我对凯莎说，我不知道我是否最适合她，但至少她不该拒绝"免费治疗"。

凯莎说她非常愿意接受我的治疗。

我告诉她，我治疗时有两个不太寻常的要求，我希望她在同意接受治疗之前，先看看自己能否接受以下这些要求。

其一，我解释道，我不收取报酬，也不在乎治疗时间长短，一般直到患者的症状得到显著改善或完全消失后，我才会结束治疗。我通常会进行一次长于传统心理治疗时间的、2 小时左右的治疗，有时甚至更久一点。

其二，我告诉凯莎，她必须完成作业，这是强制性要求。

凯莎说她可以接受这两个要求，但她认为，我如果觉得通过一次治疗就能让她痊愈，那么我一定是疯了，因为她真的是一个完全没有康复希望的病例。

我说，几乎所有的抑郁障碍患者都感到绝望，但这种情绪是认知歪曲造成的。凯莎坚持说自己的情况并非如此，她是真的没有希望了。

我问凯莎为什么如此肯定。她说，她小时经历过来自同胞兄弟的可怕虐待，到现在仍然被记忆折磨。她说，虐待当然不属于任何一种认知歪曲。

她还说，她一生中唯一渴望的事情就是有一个孩子，但这永远不可能实现了。首先，她 40 岁了，到现在还没有男朋友。雪上加霜的是，她有妇科疾病，医生说她极可能无法怀孕。

凯莎说，在医学院里，她的成绩是班里的第一名，每个人都认为她拥有一切——她的研究论文曾经发表在一些世界顶级科学杂志上。可这些成就对她来说毫无意义，因为她永远无法实现她唯一的愿望——有一个孩子。

在一个星期六的早晨，凯莎来到我家接受治疗。我先让她进行了一次情绪测评，测评结果不出意外地显示，凯莎的抑郁程度、焦虑程度和愤怒程度的评分在"重度"范围。

我决心好好帮助凯莎。我们进行了一次我自以为非常成功的 TEAM 认知行为治疗。我教给她粉碎消极想法的方法，也认为我们已经建立起了一种温暖和互信的关系。治疗过程就像我预计的那样持续了大约 2 小时，我确信凯莎的抑郁程度已经减轻了。

如你所知，我要求患者在每次治疗结束时再进行一次情绪测评，我还会让他们在共情表现和治疗的有用性方面给我打分。凯莎当着我的面开心地完成了这次治疗后的调查环节。

当我看到凯莎给出的分数时，我惊呆了。她的情绪不但没有好转，反而更糟了：她的抑郁程度、焦虑程度和愤怒程度的评分从"重度"升到了"极重度"范围；在共情表现和治疗的有用性方面，她也给了我不及格的分数。唉！

　　我感到无比尴尬和羞愧，因为我不仅失败了，而且甚至没有意识到自己的失败。我告诉凯莎，这个结果让我感到很挫败，但也许我们可以一起找出我犯的错误，这样在下次治疗时，我的工作就能更有成效。

　　我告诉凯莎，我认为我犯了两个错误。其一，我没有耐心倾听她诉说童年的恐怖遭遇，也没有鼓励她发泄，而是过早地介入，试图"帮助"她。其二，我试图劝她相信她并非没有希望，而非听她阐述她的绝望、帮她在绝望中寻找积极因素。

　　凯莎点头承认，这两个错误都是真的。

　　我说，如果她愿意再试一次，我会试着在下次治疗时纠正这些错误。凯莎同意了。我发现，只要我秉承着改进认知疗法的态度承认自己的错误，大多数患者是非常宽容和慷慨的。

　　在下一次治疗中，当凯莎描述她童年的恐怖经历并失声痛哭时，我给予了更多的共情，没有试图"帮助"她。过了一会儿，我让凯莎闭上眼睛，想象我俩以时间旅行的方式回到她的童年，我让她告诉我她看到的画面。

　　凯莎描述说，她看到小小的自己在被兄弟们殴打之后，以胎儿一样的姿势蜷缩在卧室里悲伤地哭泣。她感到孤独、不被爱、毫无价值，没有人保护她，甚至连她的父母也不保护她。

　　我告诉凯莎，那个小女孩需要爱和支持。我问她，她是否可以走进那个房间，对小时候的自己说一些那时她需要知道的话——我要她告诉那个小女孩，她是被爱着的，是有价值的，被虐待不是她的错。

　　凯莎在这一刻发生了强烈的情绪转变。在流了很多眼泪之后，她看起来放松了一些。

　　然后我问凯莎，我们今天的治疗是否可以和上次的相反——我不再否定她的绝望，而请她列出一些绝望的好处，以及她的绝望能体现出她身上有哪些积极的和了不起的地方？

　　凯莎说，对自己的绝望，她想不出任何积极之处。

　　作为读者的你想得出吗？在继续阅读之前，你能否在下面列出一些积极因素来？我知道你已经在书里多次读到这方面的内容了，这次的练习可能有点多余，但是这么做能很好地帮你复习你学过的一些非常重要的理念和技巧。所以，请在继续阅读之前简单写下几点积极因素。

1. _____

2. _____

3. _____

4. _____

5. _____

我告诉凯莎，其实我认为她的绝望包含着很多好处。比如，如果事实证明我帮不了她，她的绝望就能保护她免于失望。她的绝望也可能是对现实的尊重，毕竟她已经接受了长达20年的治疗，却没有一个专家真的成功帮助她。

凯莎同意这些说法，她的脸色一下子变得明朗多了，她把这两个好处写在她的正向重构分析表的头两行。

然后，她不断想出了更多的好处，将它们逐一添加到了她的分析表上。例如，她的绝望是理智怀疑主义（Intellectual Skepticism）的体现，说明她有能力怀疑和挑战他人的主张。她的严重抑郁体现出她对梦想成为一个母亲和有一个孩子的极度向往。

我还提出，她的痛苦可能让她在执业时对自己的患者更具同情心，尤其是如果她选择成为心理治疗师。当然，无论选择哪个科室，她都会如此。她把这一条也加进了自己的正向重构分析表。

我们一起想出了十多个关于凯莎感到绝望和极度抑郁的好处。这是一份漂亮的清单。

发现了这些好处之后，我告诉凯莎，我现在意识到了自己上周试图说服她摆脱绝望的举动可笑至极。我跟她说，也许我们不该试图摆脱绝望。

当我对凯莎说这些话时，我化身为凯莎潜意识中的阻抗，而那个"试图帮助别人的自我"被解构了。虽然凯莎和本尼是两种完全不同的人，但他们在这个时刻非常相似。我看到了所有不做出改变的充分理由，而"我的看到"令她的阻抗消失了。

这番话起到的效果就是，凯莎说她真心想要接受治疗，不想再感到绝望了。要摆脱抑郁，她就必须克服绝望。凯莎说她已经准备好尝试我提到的那些方法了，她想要正式进入治疗环节。

我拿出一份情绪日志，让凯莎写下她的消极想法。之后，她迅速地找出了存在于那些消极想法中的认知歪曲。然后，我提出使用一种非常激进的方法来纠正认知歪曲，叫作"声音外化"。

## 声音外化

声音外化是我发明的最强大的方法之一。在使用这种方法时，你和另一个人需要分别扮演你的消极想法和积极想法。在这个案例中，我负责扮演凯莎的消极想法，用第二人称（"你"）说话。凯莎扮演自己的积极想法，用第一人称（"我"）说话。

我向凯莎解释说，在这次角色扮演中，我的工作是用她的消极想法攻击她，而她——作为积极的、自爱的她——要用自我防卫、接纳悖论或二者的结合来打败我。

我跟她说，我们可能需要不断交换角色，直到积极想法一方完胜，这场角色扮演才能停止。因为对这种强大的方法而言，不完全的胜利是不够的。

凯莎准备好后，我把她写在情绪日志里的消极想法大声朗读出来。凯莎则随机应变、见招拆招，把我批驳得体无完肤。她其实比我聪明多了，从她决定捍卫自己的那一刻起，她化身为一个斗士！我开心极了。

整个过程是这样的。

**戴维（扮演"消极的凯莎"）：** 面对现实吧，你已经没有希望了。没人能帮你！

**凯莎（扮演"积极的凯莎"）：** 嗯，我接受过的治疗都没有奏效，但这并不意味着这次治疗或将来的治疗不奏效。目前的疗法对我来说很新鲜，与无休止地吃药和喋喋不休地抱怨往事的做法非常不同。

我问这个回合谁赢了，凯莎说"积极的凯莎"大获全胜。

于是我又开始攻击她。

**戴维（"消极的凯莎"）**：好吧，也许这是真的。可唯一能让你快乐的事就是有一个孩子。可你没有男朋友，也没有孩子。所以你会一直痛苦下去。你是真的没有希望了，这是明摆着的事实，这可不是认知歪曲。

**凯莎（"积极的凯莎"）**：嗯，我当然希望拥有丈夫和孩子。不过，我现在有时也会感到快乐，特别是当我专注于学术研究时。还有些时候，比如和朋友们一起出去玩的时候，我也会感到非常开心。所以，有孩子才能感到快乐，这个说法完全不对。

凯莎说这一回合她又赢了。于是我又用剩下的消极想法攻击她，但她飞快地把那些想法"杀"得片甲不留。整个过程只花了几分钟。

为什么一切进行得这么快？因为她的阻抗消失了。康复的障碍一旦被移除，一个强大的、自爱的声音就会在心底响起。我相信你内心深处也有一个强大的、自爱的声音，我希望你在阅读本书的时候也让它响彻心扉。

整个治疗过程花了不到 2 小时。治疗结束时，凯莎的抑郁程度、焦虑程度和愤怒程度都降到了 0，她在共情表现和治疗的有用性两个项目上也给了我满分。她说她此刻充满了喜悦和解脱的感觉。

一周后，凯莎又来接受了一次复发预防训练。那之后，她再也没有以患者的身份来找我，尽管我经常渴望知道她的现状。

时间又过了 1 年半，我收到了一封来自凯莎的电子邮件，她在邮件中写道：

> "给您写信是因为您可能很想知道我的现状。目前我的情绪仍然非常好，虽然这听上去好像不可思议，但我今天甚至比之前在您那里结束治疗时还要开心。请打开附件里的照片，您就知道我为什么非常开心了。"

我打开第一张照片，那是她的婚礼照片。太棒了！我非常为她开心！我又打开第二张照片，眼泪一下子涌了出来。那是一张凯莎抱着一个新生儿的照片。照片旁有一条注释：

> "伯恩斯博士，您是对的——绝望有时的确是一种认知歪曲！"

这些事情多么令人振奋啊！更加不可思议的是，第二天，我竟然在我所在的医院的精神科住院医师休息室碰到了凯莎。她的身边站着她的丈夫，她的怀里抱着一个婴儿。显然，她在申请我所在的医院的住院医师资格。我激动万分。凯莎转向她的宝宝，说："我想让你见见伯恩斯博士。你应该感谢他，没有他就没有你的到来！"

你如果一直感到沮丧、气馁，甚至绝望，并且发现自己在情绪日志中写下的那些消极想法涉及算命式预测，你就可以试试我在本章介绍的几种方法。你还记得都有哪些方法吗？

它们是成本效益分析、证据检验、术语界定、正向重构，以及声音外化。

然而，这些只是可供你添加到康复之轮中的部分方法。请记住，可用的方法还有很多。

另外，这些方法并不仅限于用来挑战算命式预测，你可以使用它们挑战任何一种认知歪曲。

在下一章，我们将讨论算命式预测的另一种常见形式——在没有确凿证据的前提下，你认为自己处于危险之中，可怕的事情即将发生。这个想法会引起焦虑、担忧、恐慌、紧张和畏惧的情绪。我将向你展示如何借助适当的方法，挑战和战胜这种形式的算命式预测。

# 第 13 章

# 妄下结论之算命式预测 II ——和焦虑有关的算命式预测

第二种常见的算命式预测是认为自己处于危险之中，可怕的事情即将发生。这种认知歪曲是焦虑和恐惧的根源。一个人的焦虑和恐惧可能体现为：

- **公众演讲焦虑：** 你认为自己面对观众时，一定会搞砸、出丑。
- **飞行恐惧：** 你认为飞机可能遇到乱流，发生坠毁事故。
- **惊恐发作：** 你认为自己正处于失控、发疯或死亡的边缘。
- **疑病症：** 你认为自己如果不（反复再三地）去医生那里检查健康状况，就会死于某种可怕的疾病，比如癌症。
- **害羞：** 你认为自己如果试图和别人攀谈，就会说出一些蠢话，听起来像个白痴。
- **害羞膀胱综合征：** 你认为自己如果必须在公共厕所解手，就会解不出来；然后别人就会注意到这一点并对你评头品足。
- **场所恐惧症：** 你认为自己如果独自离开家，就会在外面某处（比如杂货店里或公共汽车上）出现惊恐发作，并且不会有人来帮助或拯救你。
- **创伤后应激障碍：** 你认为如果不时刻保持警惕和恐惧，可怕的事情（比如被抢劫或被袭击）会再次发生。
- **强迫症：** 你认为如果不反复检查炉灶，房子就会被烧毁。
- **特定恐惧症：** 你没有明确理由地认为那些你害怕的东西（比如猫、狗、蜜蜂、血液、高处或闪电）极其危险。
- **操作表现焦虑：** 你认为如果不保持忧虑，考试成绩就会不及格，或者音乐表演和运动比赛中的表现就会不佳。

- **持续性担忧：** 你持续处于忧虑状态中，总是幻想出一些可怕的事情来吓唬自己，比如你的孩子会在参加完高中聚会后回家的路上发生车祸，或者你的丈夫会突然心脏病发作然后死亡。

以上词条有没有让你觉得很熟悉？这些只是一部分焦虑障碍和恐惧症而已！焦虑障碍是世界上最普遍的情绪问题之一。事实上，焦虑障碍可能排在所有情绪问题的首位。不管你有哪种焦虑障碍，有一点是肯定的，那就是你的认知中一定存在算命式预测，以及其他许多认知歪曲，比如读心术、全或无思维、"应该"陈述、情绪推理、贴标签和夸大。

这些认知歪曲总是出现在焦虑和不合理的担忧中。焦虑与抑郁一样，都是精神骗局，源于不符合客观事实的消极想法。而健康的恐惧则基于客观事实。例如，当你身处一个帮派暴力行为和抢劫频发的街区时，健康的恐惧能保障你的安全！

几乎所有类型的焦虑障碍都有另一个共同标志——羞耻感，社交焦虑障碍和惊恐发作患者尤会产生这样的感受。你可能告诉自己，你不应该产生这样的感受，你自身有严重的问题。于是，你努力隐藏焦虑，因为你害怕人们发现你的不安，然后对你评头品足，说你神经兮兮或是个怪人。

焦虑与抑郁虽然是不同的消极情绪，但二者经常相伴相生。我统计的抑郁程度测评数据显示，一半的焦虑障碍患者的抑郁程度评分很高；而几乎每个抑郁障碍患者都在与焦虑感作斗争。

如果你想要从焦虑障碍中解脱，那么我有个非常好的消息告诉你：焦虑障碍的预后（获得迅速而持久的康复）相当好。然而，要彻底康复，你就必须面对两种类型的阻抗。回想一下第3章，这两种阻抗分别叫作结果阻抗和过程阻抗。

结果阻抗指你对按下魔法按钮并立即获得治愈这件事持有复杂的态度。过程阻抗指康复过程不会像按一下魔法按钮那么容易，你必须做一些事情才能康复，而你不想做。

结果阻抗是什么造成的呢？当你感到焦虑时，你为什么会对康复持有复杂的态度？

过程阻抗又与什么有关呢？你不得不做哪些令你不开心的事情才能克服焦虑？

提示：你可以回顾一下第 3 章的"阻抗表"。我不介意你翻回去看一下。事实上，我希望你多多回顾本书的某些章节。

请在阅读我的答案之前，把你的想法写在表 13-1 里。

表 13-1　是什么导致了结果阻抗和过程阻抗？（你的答案）

| 是什么导致了焦虑者的结果阻抗？ | 是什么导致了焦虑者的过程阻抗？ |
| --- | --- |
|  |  |

## 我的答案

是什么导致了焦虑者的结果阻抗？

答案是"魔幻思维"。这个名词指尽管你正在与焦虑作斗争，想要克服它，但你内心的一部分可能并不渴望接受治疗，因为你认为焦虑会奇迹般地保护你或帮助你。

这个现象很容易理解，我随便拿一种类型的焦虑障碍做例子。例如，我最近治疗了一位名叫安妮的强迫症患者。由于害怕被感染，安妮每天要洗手50 ～ 80 次，手上的皮肤因此变得发红、粗糙、干燥。

我问安妮是否愿意按下魔法按钮，让强迫症一下子痊愈，她并不情愿。因为，痊愈意味着她今后每天不会一遍又一遍地洗手，而她的手就会被感染。

安妮担心如果她的手被感染了，再接触她的孩子，他们也会被感染，甚至患上白血病，从而死去。

现在你也许明白安妮为什么对按下魔法按钮左右为难了。她的魔幻思维使她相信，强烈的焦虑能保证她的孩子们没有性命之忧。

这听上去可能很疯狂，但如果你是个焦虑障碍患者，你很可能也存在魔幻思维！比如，如果你有考试焦虑，那么你可能认为只有焦虑了你才能好好学习、在考试中获得最高的分数。再比如，如果你有恐高症，那么你可能认为焦虑能保障你的安全，因为你会非常小心地避开那些有坠落风险的地方。

又是什么导致了焦虑障碍患者的过程阻抗呢？

答案是"暴露"。暴露指如果你想彻底康复，你将不得不直面你最害怕的事情。

这可一点都不好玩。暴露比焦虑障碍更可怕！尽管焦虑障碍使人非常不舒服、难以忍受。我的个人经历让我对焦虑障碍相当了解。你能想到的每一种焦虑障碍我都有过。这也是我喜欢治疗焦虑障碍的原因。不管你有哪种焦虑障碍，我都可以说："哦，我也有过！我知道那有多难受。教你打败它对我来说是一件非常快乐的事！"

如果你抗拒和逃避暴露，那么你彻底康复的机会近乎为 0。相反，如果你愿意直面恐惧，那么痊愈的机会接近 100%。

如果安妮想要战胜她的强迫症，有哪件事是她必须做而又不想做的呢？什么样的暴露是她痊愈的关键呢？在继续阅读之前，请把你的想法写在这里。

_____

_____

_____

_____


## 我的答案

我希望这不难理解——安妮必须去接触她认为已被污染的东西，而且不能洗手，然后她必须再去接触她的孩子！

我做的第一件事是让安妮触摸我正在使用的一盒预约卡。我告诉她，这样她一次可以感染 100 个人！她觉得很搞笑，但仍然不敢去碰那些预约卡。她虽然知道自己的消极想法很荒谬，但在某种程度上仍然相信自己对今后接触到这盒卡片的每一个人造成了生命威胁。

可安妮还是去摸那些卡片了，好样的！当患者们展现了自己的勇气时，我由衷地钦佩他们。战胜焦虑确实需要勇气。

然后我告诉安妮，她如果想接受我的治疗，就必须完成一项作业，这是强制性任务。她必须停止整天洗手，无论她为此感到多么焦虑。她还必须整天不停地抚摸和拥抱她的孩子，看看她能否感染他们。

唉，这并不容易！但安妮做到了。她又一次战胜了自己！

然后发生了什么？很不幸，在那之后不久，安妮的孩子们就死了。

开个玩笑啦！对不起！这是我的小小黑色幽默。安妮的孩子们都好好的，安妮也完全从强迫症中痊愈了——尽管她在同意不洗手后度过了自认为相当可怕的三天。

在继续讨论下一个问题之前，我想纠正关于暴露的三个错误看法，因为它们都会削弱治疗的有效性。

**• 错误看法 1：只需要暴露就能战胜焦虑。**

暴露在治疗焦虑障碍的过程中是必须进行的步骤，但它本身并不属于治疗过程。我为焦虑者创建康复之轮时，总会填入多种方法，暴露技术只是其中之一。要获得彻底的康复，你可能还需要使用其他方法。

**• 错误看法 2：暴露没有用。**

许多（也许是大多数）与焦虑作斗争的人错误地认为，他们尝试过暴露技术，可它没起作用。然而，发生在他们身上的真实情况是，他们每次面对恐惧时都变得极其焦虑，并试图去对抗、控制令他们恐惧的事物，或者尽快逃离那个令他们恐惧的状况。

这不是暴露，而是逃避。试图对抗、控制令你恐惧的事物或避开令你恐惧的境地没有解决问题，就是你感到焦虑的真正原因。

暴露与逃避完全不同。暴露需要你故意面对恐惧，让自己尽可能长时间地感到焦虑。你如果一直感到焦虑、拒绝逃避，就会发现焦虑在渐渐减轻，并在一段时间后消失得无影无踪。

**• 错误看法 3：暴露是危险的。**

在大多数情况下，暴露并不危险。你并没有脆弱到不能使用暴露技术并从暴露中受益。我这么说是因为，患者非常善于"催眠"心理治疗师，让心理治疗师以为患者尚未准备好进行暴露或暴露技术对患者来说太危险或太困扰。如果一个心理治疗师向这两个错误看法投降，放弃使用暴露技术，那么他的治疗注定是失败的！

## 自我挫败信念

到目前为止，我们一直在关注歪曲的消极想法，它们会使你痛苦不堪。这些消极想法只会在你感到抑郁或焦虑的时候浮出水面。然而，这些想法可能深藏着许多自我挫败信念，这些信念使你特别脆弱——在某种情况下或在某些负面事件发生时，你很容易深感痛苦。

例如，如果你有"认同成瘾"（Approval Addiction），那么你的自尊就会建立在别人对你的看法上。当你得到他人的认同时，你会感觉好极了，因为你觉得自己是有价值的。然而，当你认为人们在评判你或批评你时，你就容易感到抑郁和焦虑。

自我挫败信念会一直深藏心底，无论你当下的情绪是好是坏。如果你能识别并纠正这种信念，你在未来就不会那么容易陷入抑郁和焦虑。在表 13-2 中，你会看到最常见的自我挫败信念。

### 表 13-2　23 种常见的自我挫败信念 [1]

| 方面 | 自我挫败信念 |
|---|---|
| 成就 | **完美主义**（Perfectionism）：我绝不能失败或犯错。 |
| | **认知完美主义**（Perceived Perfectionism）：不会有人爱我，也不会有人接受我这个有缺陷的、脆弱的人。 |
| | **成就成瘾**（Achievement Addiction）：我的价值取决于我的成就、智力、才能、地位、收入或长相。 |
| 爱 | **认同成瘾**（Approval Addiction）：我需要获得每个人的认同才有价值。 |
| | **被爱成瘾**（Love Addiction）：我如果不被爱，就不会感到快乐和满足。如果我不被爱，生命就不值得维系。 |
| | **害怕被拒绝**（Fear of Rejection）：如果你拒绝我，那就证明我有问题。我如果独自一人，就会感到痛苦和没有价值。 |

---

续表

| 方面 | 自我挫败信念 |
|---|---|
| 服从 | **取悦他人（Pleasing Others）**：我应当一直努力让他人开心，即使在这个过程中我自己痛苦不堪。 |
| | **害怕冲突（Conflict Phobia）**：相爱的人不应该吵架。 |
| | **自责（Self-Blame）**：人际关系出现问题一定是我的错。 |
| 绝对化要求 | **他责（Other-Blame）**：人际关系出现问题一定是对方的错。 |
| | **特权感（Entitlement）**：你应该永远以我所期望的方式对待我。 |
| | **真实性（Truth）**：我是对的，你是错的。 |
| 抑郁 | **绝望（Hopelessness）**：我的问题永远无法得到解决，我永远不会获得真正的快乐或满足。 |
| | **没有价值 / 低人一等（Worthlessness/Inferiority）**：我就是毫无价值的、有缺陷的、低人一等的。 |
| 焦虑 | **情绪完美主义（Emotional Perfectionism）**：我应该总是感到快乐、自信、一切尽在掌握。 |
| | **愤怒恐惧症（Anger Phobia）**：愤怒是危险的，我应该不惜一切代价避免感到愤怒。 |
| | **情绪恐惧症（Emotophobia）**：我不应该感到悲伤、焦虑、不胜任、嫉妒或脆弱。我应该把情绪隐藏起来，不要让它扰到任何人。 |
| | **认知自恋（Perceived Narcissism）**：我在乎的人都是要求极高、控制欲强、权力巨大的人。 |
| | **野火谬误（Brushfire Fallacy）**：人们的想法都是相同的。只要一个人看不起我，这种态度就会像森林大火一样蔓延开来，很快每个人都会看不起我。 |
| | **聚光灯谬误（Spotlight Fallacy）**：与人交谈就像在耀眼的聚光灯下进行舞台表演。我如果不显得老练、睿智或风趣，就不能给人留下深刻的印象，对方就不会喜欢我。 |
| | **魔幻思维（Magical Thinking）**：只要我感到忧虑，一切就会顺利进行。 |
| 其他 | **低挫折耐受（Low Frustration Tolerance）**：我永远不应该遇到挫折。生活应该是一帆风顺的。 |
| | **超人心态（Superman/Superwoman）**：我应该总是坚强的，永远不能软弱。 |

那么，你该如何从自己意识深处挖掘并准确地鉴别出自我挫败信念呢？个人箭头向下法是一种非常好的方法。接下来，我来介绍它的使用方法。

选定情绪日志中的某个消极想法，把它写在纸上，然后在它下方画一个向下的箭头。这个向下的箭头代表"如果这个想法是真的，它对我意味着什么？""它为什么令我感到困扰？"这两个问题。问自己这两个问题往往会使一个新的消极想法突然从脑海里蹦出来。

第二个你可以尝试的方法叫作"假如……"技术。它与个人箭头向下法很相像，但它专门用来克服焦虑。使用"假如……"技术时，你要问你自己："我最害怕的是什么？最坏的情况是什么？如果真的发生了怎么办？"同样，提出这几个问题往往会使一个新的消极想法突然从脑海里蹦出来。

使用这两种方法的过程均是你每写下一个新的消极想法，就在它下方画一个向下的箭头，然后问自己上述问题一遍。随着一连串的想法浮现出来，你最终将挖掘出潜藏在内心深处的自我挫败信念，它就是你感到抑郁或焦虑的根源。

为了形象化地说明这两种方法到底是如何起作用的，我来讲讲罗伯托的故事。我刚在明尼阿波利斯的一个工作坊中对他进行了现场治疗。罗伯托今年 66 岁，从小就饱受害羞和公众演讲焦虑的折磨，尽管他已经接受了多年治疗，但收效甚微。

罗伯托正在计划辞掉目前从事的心理健康诊所的咨询工作，开设一家属于自己的私人诊所。这是他一生的梦想。然而，要宣传自己的诊所，他就必须到各个社区演讲。罗伯托害怕人们注意到他的焦虑，不愿把客户介绍给他。

很多消极想法导致了罗伯托的焦虑，比如以下这些。

- 观众会看出我非常焦虑，然后对我评头品足。
- 观众会觉得我的演讲无聊，无心聆听。他们会打哈欠、看手机，然后开始发短信。
- 我会很焦虑，忘掉要说什么。
- 我不具备成为一名优秀演说家的特质，因为我缺乏自信。
- 我还没有找到属于我的说话风格。
- 一个演讲者必须魅力四射才能给人留下深刻印象，可我实在是缺乏魅力！

- 这个工作坊的参加者们可能正在对我评头品足。

在这些想法中，你可以察觉到算命式预测。罗伯托对将要发生的事情给出了消极的预言，这是典型的算命式预测。他的想法中还存在读心术——他认为别人对他非常苛刻。

你还可能从他的想法中发现其他认知歪曲，包括隐蔽的"应该"。例如，他告诉自己，他现在"本应该"已经找到了自己的说话风格，"不应该"有这个问题，他应该更自信。

我对罗伯托使用了个人箭头向下法，过程如下。

> **戴维**：假设这里的人现在正在对你评头品足。这对你意味着什么？你为什么会为此感到困扰？

**罗伯托**：这意味着我能力不足。

> **戴维**：假设这是真的，你实际上就是能力不足。这对你意味着什么？你为什么会为此感到困扰？

**罗伯托**：这样我就不会被他人接受或受到重视。在我这个年纪，我不应该感到能力不足。

> **戴维**：假设你没有被他人接受或受到重视。这对你意味着什么？你为什么会为此感到困扰？

**罗伯托**：这样我就会融入不了人群、孤孤单单。

> **戴维**：然后呢？这又对你意味着什么？你为什么会因为被拒绝和孤单而感到困扰？

**罗伯托**：这样我就是个悲惨的失败者，余生都不会感到快乐和有价值了。

通过使用个人箭头向下法，我找出了潜藏在罗伯托心里的多个自我挫败信念，这些信念导致罗伯托产生了很多消极想法。你能找出这些自我挫败信念吗？回顾一下"23 种常见的自我挫败信念"，看看你能找出多少条。请将你的发现列在下面。

1. _____

2. _____

3. _____

4. _____

5. _____

6. _____

7. _____

8. _____

9. _____

10. _____

这项任务并没有标准答案，尽你所能回答即可。完成后，请继续阅读，看看罗伯托和我找到了哪些。

## 我的答案

以下是罗伯托和我列出的自我挫败信念清单，可能与你列出的清单有所不同，这完全没关系。

- **完美主义**：罗伯托害怕犯错。

- **认知完美主义**：他认为别人期望他是完美的，如果他们看到他有缺陷和不完美，就不会爱他或尊重他。

- **认同成瘾**：他把自尊心建立在得到每个人的认可之上。

- **害怕被拒绝**：罗伯托觉得如果他被拒绝或孤单一人，他就不会感到快乐或满足。

- **取悦他人**：罗伯托好像喜欢扮演服从者的角色，把注意力放在取悦他人上。

- **自责**：如果有人评判他或拒绝他，罗伯托就会责怪自己，认为这是因为自己不够好。

- **野火谬误**：他认为如果有一个人对他评头品足，这个人的行为就会像森林大火一样蔓延开来，很快每个人都会评判他和拒绝他。

- **聚光灯谬误**：他觉得他必须给他人留下深刻印象，才能获得他们的喜欢。他以为自己一直站在聚光灯下，他认为人们会不断地评判他的表现，发现他的不足。

- **超人心态**：他觉得自己必须充满魅力、令人倾倒，他不应该表现得脆弱、敏感或有缺点。

## 克服结果阻抗和过程阻抗

现在，我们已经挖掘出了罗伯托内心潜藏的自我挫败信念，我们该如何帮助他克服焦虑呢？

我们必须消解罗伯托的结果阻抗，而消解结果阻抗最好的方法之一就是正向重构。请问自己以下两个问题。

- 罗伯托的害羞和公众演讲焦虑能带来哪些好处？
- 罗伯托的害羞和公众演讲焦虑体现出他和他的核心价值有哪些积极的，甚至了不起的特质？

在继续阅读之前，请尽可能地在表 13-3 列出你能想到的答案。

**表 13-3　罗伯托的正向重构分析表（你的答案）**

| 好处 | 核心价值 |
|---|---|
|  |  |

表 13-4 是我和罗伯托想出的答案。

表13-4　罗伯托的正向重构分析表

| 好处 | 核心价值 |
|---|---|
| 我的恐惧可以：<br>• 保护我，避免我在公众面前丢脸。<br>• 可能更容易让别人亲近我，因为他们也有缺点。<br>• 在社区演讲会促使我进行充分的准备。<br>• 可能让我成为一名更好的咨询师，因为我对有情绪问题的人更富同情心。<br>• 避免我过度控制他人或试图主导与他人的互动。<br>• 让我成为一个良好的倾听者，知道如何为他人提供支持。 | 我的恐惧表明：<br>• 我是敏感和善解人意的。<br>• 我想和他人在一起。<br>• 我想成为真诚和真实的人。<br>• 我追求有意义的人际关系。<br>• 我有自知之明，愿意承认自己的缺点。<br>• 我渴望做出改变。<br>• 我很谦虚。<br>• 我能诚实地面对现实，因为我确实有很多缺点。<br>• 我在用很高的标准要求自己，想要把工作做好。<br>• 我想以一种积极的、吸引人的方式展示自己，让人们喜欢我，觉得我确实能为他们做点什么。<br>• 我很勇敢，愿意直面恐惧。<br>• 尽管经历了长达 50 年的失败和挫折，但我仍在努力克服恐惧。 |

　　和其他案例中的患者一样，这份清单让罗伯托大吃一惊，因为他一直把自己的焦虑视为坏处，从童年起就因它倍感羞耻。

　　现在我已经消解了罗伯托的结果阻抗，接下来我要消解他的过程阻抗。我郑重地问罗伯托，为了克服眼下的害羞，他是否愿意面对最大的恐惧。当然，他同意当着现场观众的面接受治疗，就已经在一定程度上做到了这一点。迈出第一步总是艰难的，需要很大的勇气！罗伯托说，他愿意做得更多。

　　罗伯托坚信害羞和过于不安是他最大的短处和缺陷，于是我建议他问问观众，对于他刚刚暴露出来的强烈不安和不胜任感，大家是怎么看他的。你一定记得，罗伯托坚信，如果他暴露自己的焦虑，人们就会对他评头品足。

　　然而，对罗伯托在现场治疗中的表现，大量观众的反应是非常温暖和充满敬意的，这让罗伯托深感震惊。一位女士甚至说她觉得他非常有魅力。

　　在那一刻，罗伯托突然找到了自己的说话风格，茅塞顿开。他不仅完全不焦虑了，而且变得神采飞扬。转变就发生在一瞬间！你知道这是为什么吗？在继续阅读之前，请把你的想法写在这里。

_____

_____

_____

_____

### 我的答案

罗伯托突然康复是因为他意识到自己的消极想法不是事实。首先，他发现他不需要成为一个魅力四射的演说家才能与观众建立联系，他只要做真实的自己就可以。其次，他发现他最大的"缺点"——害羞和缺乏安全感——实际上是他与他人拉近关系最大的资本。他终于明白，问题从不在于他的缺点本身，而在于他没有接受自己的缺点。当他毫无保留地接受了自己本来面目的那一刻，他一下子就实现了一个人所能实现的最大改变。

如果从技术角度分析我的治疗手段，可以说，我用了以下方法帮助罗伯托从长达 50 年的害羞和公众演讲焦虑中解脱了出来，实现了不可思议的迅速康复。

- **识别认知歪曲**：我帮助罗伯托找出了消极想法中存在的认知歪曲，比如算命式预测（预测自己"会搞砸演讲"）、读心术（认为"人们如果发现他的焦虑就会对他评头品足"）、情绪推理（他觉得自己有缺陷，所以他得出结论：自己一定是有缺陷的），以及隐蔽的"应该"（他认为自己"应该风度翩翩、魅力四射"）。

- **个人箭头向下法**：我们挖掘出了他的自我挫败信念，比如认知完美主义、认同成瘾，等等。

- **正向重构**：我们找出了罗伯托的焦虑带来的诸多好处，列举了焦虑和害羞反映出的他身上积极和了不起的特质，减轻了他的羞耻感。

- **暴露技术**：罗伯托在观众面前直面了自己的恐惧，发现"怪物原来没有牙齿"。

- **自我暴露：** 罗伯托当众分享了他的不安，而非满怀羞耻地将其隐藏起来。
- **调查技术：** 罗伯托直接询问观众对他的看法。那个过程真的很可怕，但他做到了！
- **接纳悖论：** 罗伯托决定接受自己的焦虑和不安，而非像他数十年来一直做的那样试图克服它们。矛盾的是，就在他接受焦虑的那一刻，焦虑消失了。

现场治疗结束后，我和罗伯托还进行了羞耻攻击练习。羞耻攻击练习需要你在公共场合做一些疯狂的或荒唐的事情，故意让自己出丑。通过这种方法你会发现，即使你表现得像个傻瓜，世界末日也不会到来。开始的时候，羞耻攻击练习可能令人相当恐惧，但这种方法会对一个人的心态产生惊人的解放效果。

我鼓励罗伯托在工作坊所在酒店的大堂里四处转转，找几个陌生人搭话，然后对他们说：

> "嗨，如果可以，我想和你说几句话。从我还是个小男孩的时候起，我就一直在与害羞和羞耻感作斗争。可今天我决定不再藏着掖着，我要让人们知道我的害羞。这就是我找你说话的原因！"

一开始，罗伯托非常抗拒，也非常害怕，但我坚持要他这么做。我拦住一名酒店员工，对他说："这个人想和你聊聊。"于是罗伯托就没办法逃避了！

令罗伯托震惊的是，他试图搭话的每一个人都对他表现出了极大的热情和善良。罗伯托做了一件他自认为愚蠢透顶的事，结果发现世界并没有毁灭。事实上，情况恰好相反。

那天晚上，他怀着满心的喜悦离开了酒店。

现在你可能问："可是罗伯托的治疗效果持久吗？也许他的好转只是昙花一现。"

过了一周，我邀请罗伯托录一期播客。之后，我收到了他发来的这封邮件：

"希望您一切都好！我很乐意把我们上周的现场治疗过程制作成播客，我手机上有录音。这是一次奇妙的体验，我感觉棒极了！

"我的情绪已经好转，我仍然在做我们在酒店大堂里做的那个练习，坚持走到陌生人面前搭讪。这是多么大的突破啊！我打算在不久之后做一次公开演讲。"

## 隐藏情绪技术

在结束和焦虑有关的算命式预测的话题之前，我想分享一种强大的方法，叫作隐藏情绪技术。

这种方法的理念是，绝大多数焦虑者都是非常和善的人。在很多情况下，这种过度的"和善"正是焦虑的真正原因。

这句话是什么意思呢？有时候，焦虑者很难表达某些情绪，他们感到难受时倾向于把这些情绪隐藏起来。在这么做的过程中，这些情绪会间接地表现出来，伪装成焦虑，而那些隐藏起来的、真正困扰着他们的矛盾或情绪往往被忽视。

在焦虑者倾向于避免表达的情绪中，最常见的是愤怒，但被隐藏起来的情绪并不仅限于愤怒，还有其他你下意识地认为你不应该产生的任何一种情绪。

这才是关键所在。如果你能找到隐藏的情绪并将它表达出来，或者解决你一直回避的问题，焦虑一般来说就会烟消云散。所以，当你与任何形式的焦虑作斗争时，请记住，隐藏情绪技术是一种极好的方法，因为这种方法真的可能帮到你。

我给你举个例子。最近，我治疗了一位名叫莉莉娅的妇女，她对生第二个孩子感到极度焦虑。她和丈夫莱尔本来计划在他们的第一个孩子 5 岁时孕育第二个孩子。现在，他们的第一个孩子——一个名叫玛莎的快乐的、健康的小女孩——已经 4 岁了，而莉莉娅在生第二个孩子这件事上开始临阵退缩。

261

这让莉莉娅感到很惊讶，因为他们的第一个孩子出生得很顺利，他们在养育过程中也从来没有遇到过任何重大问题。

我让莉莉娅写下她的所有消极想法，然后她发现，她在截然相反的两个方面感到焦虑。

一方面，莉莉娅告诉自己，生第二个孩子可能产生一些非常消极的影响。比如，她再也无法恢复到怀孕前的身材。并且，第二个孩子会给她刚刚开始蓬勃发展的事业造成阻碍。她还担心第二个孩子生来就携带重大疾病或缺陷。

另一方面，更令人费解的是，莉莉娅同时还认为，如果不生二胎，可怕的事情也会发生。比如，她认为第一个孩子可能意外夭折，这样她和莱尔就会无人送终。她还担心第一个孩子没有兄弟姐妹的陪伴，只能在孤独中长大。

你可以看出，两个方面的消极想法都属于算命式预测。莉莉娅在没有明确的原因的前提下对自己说："要是怀孕了，那就糟透了；要是不怀孕，那也糟透了。"这是怎么回事呢？

我问莉莉娅是否有什么事在困扰着她，她没有作答。我仍然怀疑她有隐藏的问题，因为在治疗开始时，莉莉娅的测评结果反映出了一定程度的愤怒和焦虑，而且她对人际关系满意度的评分也很低。

是否有一个她一直在避而不谈的问题，比如工作上的问题或与丈夫的矛盾？除了焦虑，还有其他原因吗？她会不会是因为太"和善"了，所以一直不肯承认自己有隐藏的问题？

你如果也心生怀疑，那么就请你化身为福尔摩斯，告诉我你的想法。不必苛求答案要"正确"，只要想出了一些东西，哪怕是一些最终被证明是错误的东西，也会帮助你学习使用隐藏情绪技术。

_____

_____

_____

_____

写完后，请继续阅读，我会告诉你接下来发生的一切！

## 我的答案

起初，莉莉娅对婚姻存在问题的提法不屑一顾。她坚持说一切都很好，她需要克服的只是她对生二胎的焦虑。

这种反应并不罕见。大多数焦虑者都会坚持认为自己的生活没有什么问题，即使某些事情正在啃噬着他们。他们并不是在撒谎或故意隐瞒，只是没有意识到自己存在隐藏的情绪或问题。这种"隐藏情绪"的现象似乎是焦虑者特有的。在我治疗过的焦虑者中，75% 的人都有这种症状。

在与莉莉娅进行了大约 30 分钟的共情式沟通之后，我问她希望得到什么样的帮助，如果治疗非常成功，她离开时感觉好极了，那将会发生哪些变化？她希望发生哪些奇迹？她说她想在两件事上得到帮助：第一，她想克服生二胎的焦虑；第二，她想克服愤怒。我告诉莉莉娅，我很乐意帮助她缓解焦虑，但对是否要克服愤怒，我很犹豫，因为被压抑的愤怒往往是焦虑的根源。我解释说，重要的是学会用充满爱和尊重的方式将愤怒表达出来，而不是忽视它或压抑它。

我问莉莉娅，她的愤怒是不是与莱尔有关，是不是他俩之间有什么事令她烦恼。她终于承认，她对莱尔在照顾孩子方面——比如在他们一起开车出门之前帮女儿做好准备——没有提供太多帮助而感到失望和恼火。

隐藏的问题终于暴露出来后，莉莉娅的焦虑就可以被理解了。你知道为什么吗？莉莉娅的焦虑其实代表她想说："我不确定我想不想要第二个孩子，因为在抚养第一个孩子的过程中，我承担了太多，而我的丈夫帮我太少。"但莉莉娅是一个非常和善的人，她像大多数焦虑者那样，一直试图把这个想法掩藏在心底。

记得吗，莉莉娅还担心如果她不生二胎，他们的第一个孩子可能夭折，那么他们就会孤独终老。与此同时，她又担心如果他们生了二胎，第二个孩子可能有一些可怕的先天性疾病或缺陷。她为什么老在担心孩子夭折的问题上打转？

我们在这里做一个精神分析吧。莉莉娅会不会是下意识地对丈夫没有更多地帮助自己养育孩子而感到愤怒？于是，在焦虑的幻想中，她正在杀死孩子！但因为她在掩饰愤怒，所以愤怒以焦虑的形式间接地表现了出来。

如果你正在焦虑中挣扎，那么你很可能也会这样——否认一些矛盾或问题的存在，因为你太"和善"了！

我已经完成了隐藏情绪技术的第一部分任务——找出莉莉娅隐藏的情绪或问题。现在，是时候帮她表达出她一直在避免爆发的愤怒了。我让她仔细回忆她和莱尔发生争执的某个具体时刻，然后写下莱尔对她说的话，以及她的回复——这是使用"人际关系日志"的头两步，人际关系日志是我为有人际关系问题的人发明的一个非常强大的工具。第一步是准确地写下对方对你说的话，第二步是准确地写下你对他的回应。然后，你要画出全部你认为对方可能具有的情绪，以及你当时的情绪。

表 13-5 是莉莉娅完成的头两步。

### 表 13-5　莉莉娅的人际关系日志 [①]

| 第一步：准确写下对方的话，尽量简短。<br>莱尔说："该出发了！"<br><br>**画出对方此刻可能的情绪。** | 第二步：准确写下你的回应，尽量简短。<br>我说："不！还不能出发！她还得穿上鞋子和外套、吃维生素片！"（用一种责备和批评的语气）<br>**画出你此刻的情绪。** |
|---|---|
| 悲伤、忧郁、抑郁、情绪低落、<u>不快乐</u> | 悲伤、忧郁、抑郁、情绪低落、<u>不快乐</u> |
| <u>焦虑</u>、担忧、惊慌、紧张、害怕 | <u>焦虑</u>、担忧、惊慌、紧张、害怕 |
| 内疚、懊悔、遗憾、<u>羞愧</u> | 内疚、懊悔、遗憾、羞愧 |
| 低人一等、没有价值、<u>不胜任</u>、有缺陷、<u>无能</u> | 低人一等、没有价值、不胜任、有缺陷、无能 |
| 孤独、不被爱、不受欢迎、<u>不被接受</u>、无依无靠、被抛弃 | 孤独、不被爱、不受欢迎、不被接受、无依无靠、被抛弃 |
| 尴尬、愚蠢、耻辱、难为情 | 尴尬、愚蠢、耻辱、难为情 |
| 无望、泄气、悲观、绝望 | 无望、泄气、悲观、绝望 |
| <u>受挫</u>、无力自拔、受阻、被打击 | <u>受挫</u>、无力自拔、受阻、被打击 |
| <u>生气</u>、<u>抓狂</u>、怨恨、<u>恼火</u>、<u>激愤</u>、不高兴、暴怒 | <u>生气</u>、抓狂、<u>怨恨</u>、恼火、激愤、不高兴、暴怒 |
| 其他（详述）：<u>被伤害</u> | 其他（详述）：<u>失望</u> |

---

你能看出，莉莉娅的丈夫已经不耐烦了，因为他们正准备开车带女儿去郊游，而莉莉娅看上去像在拖延时间。

莉莉娅是用一种责备的、批评的语气回应的，因为莱尔在帮女儿做出门准备这件事上没有伸出援手。莱尔当然要为自己辩解，这场对话于是升级为一场争吵。莉莉娅承认，尽管她和莱尔非常相爱，但这种争吵经常发生。也许你和你所爱的人也经历过类似的冲突，是吗？

接下来，我让莉莉娅完成人际关系日志的第三步。在这一步，莉莉娅要审视自己的回应，完成"EAR 分析表"（表 13-6），根据分析表告诉自己这番对话是一个良好的沟通范例还是一个不良的沟通范例。这一步可能令莉莉娅痛苦，但是绝对有用。

正如你在下表中所见，莉莉娅在三种不良沟通后面都打了"√"。她没有承认莱尔的任何感受（不共情），也不分享自己的任何感受（不坦诚），她的反应充满敌意（不尊重）。

### 表 13-6　莉莉娅的 EAR 分析表

| EAR 分析项目 | 良好的沟通方式 | 勾选符合你情况的表述 | 不良的沟通方式 | 勾选符合你情况的表述 |
|---|---|---|---|---|
| E（Empathy，共情） | 承认对方的感受，并从他的话语中发现一些客观事实。 | | 忽视对方的感受或辩解，坚持认为是对方"错了"。 | √ |
| A（Assertiveness，自信表达） | 坦率而直接地表达出自己的感受。 | | 不表达自己的感受，或者充满攻击性地表达感受。 | √ |
| R（Respect，尊重） | 保持尊重和体贴的态度。 | | 态度不尊重、不体贴。 | √ |

你如果像大多数人一样，经常责怪对方，感觉自己是受害者，那么完成人际关系日志的第三步可能令你有点不爽。因为当你审视自己的回应时，你发现自己犯下了不良的沟通方式所包含的全部 3 个错误——不共情，不分享自己的感受，不表达爱、喜欢和尊重，这时，批评的矛头突然转向了你自己。

第四步往往令这种指向更加明显，令你更加痛苦。因为在这一步里，你要问自己，你的反应会如何影响他人？会让那个人产生怎样的感受？他会因此说些什么或做些什么？你的回应对那个你耿耿于怀的问题将产生怎样的影响？这样回应会让情况变好还是变差？以下是莉莉娅的答案。

> "莱尔感觉很受伤、很沮丧，因为我对他语气不好。他停下出门的动作，开始和我争吵，并且一副非赢不可的架势。并且他不想帮我。尽管承认这一点很痛苦，但是我可以说是我逼着他不想帮我！"

现在，你可能对本书心生厌恶，想把它扔到地上并指责我大男子主义。在这么做之前，请容我解释一下，如果莱尔是我的患者，他也要完成同样的自省，他同样会发现自己所抱怨的婚姻问题，正是他自己挑起的。

我将这个现象称为"人际相对论"（Theory of Interpersonal Relativity）。几乎所有寻求帮助的人都会发现自己就是自己所抱怨的问题的制造者。这一发现可能令你痛苦，但也会让你解脱，因为它意味着在与他人建立关系方面，无论这段关系是美好的还是令人失望的，你都拥有比想象中更强大的、做出改变的力量。

使用人际关系日志的第五步是用有效沟通的五大秘诀（表 13-7）修改第二步中的回应。

### 表 13-7　有效沟通的五大秘诀

| **E（Empathy，共情）** |
|---|
| • **解除防御技术**（The Disarming Technique）<br>即使对方的话听起来完全不合理或不公平，也要从中找到一些客观事实。<br>• **共情**（Empathy）<br>换位思考，试着从对方的视角看待问题。<br>—想法共情：解释对方的话语。<br>—情绪共情：根据对方的话语，承认对方可能具有的感受。<br>• **询问**（Inquiry）<br>向对方提出一些温和的、调查性的问题，更好地了解对方的想法和感受。 |
| **A（Assertiveness，自信表达）** |
| • **"我感觉"陈述**（"I Feel" Statements）<br>用直接而得体的方式表达自己的想法和感受。使用"我感觉"的陈述（比如"我感觉很难过。"）而非"你如何如何"陈述（比如"你错了！"或"你把我惹火了！"）。 |

续表

| R（Respect，尊重） |
| --- |
| • 安抚（Stroking）<br>你即使对对方失望或感到生气，也要表现出尊重的态度。即使在矛盾最激烈时，你也要使用积极的语句与对方交流。 |

每写下一句话，你都要指出你在这句话中使用了五大秘诀中的哪一个。莉莉娅和我修改了她对她丈夫的回应，示例如下。

"你说'该出发了'时，我想你那时可能对我失望和感到恼火，甚至可能还有受伤的感觉（共情：想法共情、情绪共情）。我想，我一直在对你发火，这可能就是你生气的原因（解除防御技术）。

"我也感到很受伤，因为我爱你，但我感到我有点不堪重负了，因为在照顾女儿方面，我没有得到多少帮助（'我感觉'陈述，安抚）。另外，我还想让你知道，我们这样吵架时，我感觉很糟糕（'我感觉'陈述）。你能告诉我你现在的感受吗，这一切在你看来是怎样的（询问）？"

你看到了，莉莉娅首先回顾了莱尔刚才说的话，承认了他可能具有的感受，然后承认对他表现得不够友好。她坦率而得体地分享了自己的感受，并表达了自己对他的爱。她以几个开放性的问题结束了自白，鼓励他也敞开心扉。

我们写下她修改的回复后，在现场治疗时通过角色扮演练习了这段话，帮莉莉娅掌握与莱尔进行真实互动时需要的技巧。

这种方法奏效了吗？一周后，莉莉娅透露，他俩的关系发生了巨大的变化，五大秘诀相当有效。她说莱尔现在甚至都会把葡萄喂到她嘴边！而她对再生一个孩子的焦虑也神奇地烟消云散了。

## 关键知识点总结

当你感到焦虑并发现了不少包含算命式预测的消极想法时，你该怎么做呢？

你要在康复之轮中写下多种方法，并确保其中包含多种暴露技术。直面恐惧是康复的关键。你还要确保自己选择了隐藏情绪技术。一旦你弄清楚隐藏的问题或情绪（并解决问题或表达出情绪），焦虑通常会减轻甚至消失，就像莉莉娅的情况那样。

怎样才能发现隐藏的问题或情绪呢？以下提示供你参考。

- 隐藏的问题或情绪很少是被埋藏在心底的创伤性事件，尽管有些人确实仍受过去的创伤性事件困扰。隐藏的问题或情绪的根源往往在当下，而非过去。
- 隐藏的情绪常常是一种你认为自己"不应该具有"的情绪，比如愤怒。它也可以是其他积极情绪或消极情绪。你把这种情绪隐藏起来是因为你认为自己不应该产生这样的感受。
- 焦虑常常是潜在矛盾的一种伪装性的、象征性的、近乎诗意化的表达。还记得吗，在对莉莉娅的焦虑进行精神分析时，我们发现她"正在杀死"她现在的孩子，以及那个还没孕育的孩子。她感到焦虑是她不想要二胎的一种表达方式，因为她丈夫在养育孩子方面贡献太少。

你如果发现潜在矛盾与人际关系有关，就可以使用人际关系日志，就像我和莉莉娅一起完成的那份。本章末尾有一个空白模板供你使用（表13-8）。

记住，如果你正在与焦虑作斗争，那么第一步就是消解你自己的结果阻抗和过程阻抗。消解结果阻抗的办法是列出焦虑对你起到的所有保护作用、帮助作用，以及它体现出的你身上积极的和了不起的特质。消解过程阻抗的办法是直面最恐惧的事物，让焦虑的洪水把自己淹没，然后等待洪水消退。这一步可能是你最抗拒的，因为暴露实在太可怕了。

除了本章介绍的方法，还有其他许多方法可以帮助你克服焦虑。如果你想更深入地了解这个话题，我推荐我的另一本书——《伯恩斯焦虑自助疗法》。在那本书中，你会了解到更多用来克服所有你能想象到的焦虑的方法。

## 表 13-8　人际关系日志 [①]

**第一步**：准确写下对方的话，尽量简短。

他（或她）说：_____

| 画出对方此刻可能的情绪 |
| --- |
| 悲伤、忧郁、抑郁、情绪低落、不快乐 |
| 焦虑、担忧、惊慌、紧张、害怕 |
| 内疚、懊悔、遗憾、羞愧 |
| 低人一等、没有价值、不胜任、有缺陷、无能 |
| 孤独、不被爱、不受欢迎、不被接受、无依无靠、被抛弃 |
| 尴尬、愚蠢、耻辱、难为情 |
| 无望、泄气、悲观、绝望 |
| 受挫、无力自拔、受阻、被打击 |
| 生气、抓狂、怨恨、恼火、激愤、不高兴、暴怒 |
| 其他（详述）：_____ |

**第二步**：准确写下你的回应，尽量简短。

你说：_____

| 画出你此刻的情绪 |
| --- |
| 悲伤、忧郁、抑郁、情绪低落、不快乐 |
| 焦虑、担忧、惊慌、紧张、害怕 |
| 内疚、懊悔、遗憾、羞愧 |
| 低人一等、没有价值、不胜任、有缺陷、无能 |
| 孤独、不被爱、不受欢迎、不被接受、无依无靠、被抛弃 |
| 尴尬、愚蠢、耻辱、难为情 |
| 无望、泄气、悲观、绝望 |
| 受挫、无力自拔、受阻、被打击 |
| 生气、抓狂、怨恨、恼火、激愤、不高兴、暴怒 |
| 其他（详述）：_____ |

---

① Copyright © 2019 by David D. Burns, MD.

**第三步**：分析沟通方式——你的回应是良好的沟通方式还是不良的沟通方式？请利用下表分析你在第二步中写下的内容。

| EAR 分析项目 | 良好的沟通方式 | 勾选符合你情况的表述 | 不良的沟通方式 | 勾选符合你情况的表述 |
|---|---|---|---|---|
| E<br>（Empathy，共情） | 承认对方的感受，并从他的话语中发现一些客观事实。 | | 忽视对方的感受或辩解，坚持认为是对方"错了"。 | |
| A<br>（Assertiveness，自信表达） | 坦率而直接地表达出自己的感受。 | | 不表达自己的感受，或者充满攻击性地表达感受。 | |
| R<br>（Respect，尊重） | 保持尊重和体贴的态度。 | | 态度不尊重，不体贴。 | |

**第四步**：分析后果——你在第二步中的回应让问题得到改善还是变得更糟？为什么？

_____

_____

_____

_____

_____

**第五步**：改变沟通方式——使用有效沟通的五大秘诀修改你在第二步中写下的回应。如果修改后的回应仍然不能解决你的问题，请继续修改。

_____

_____

_____

_____

# 第 14 章

# 夸大或缩小

---

我最近治疗了一位名叫基肖恩的单身男子，他一边工作，一边照料 80 多岁的老母亲。基肖恩深爱着他的母亲，非常担心她的健康状况，担心她死了自己怎么办。他告诉我，他会在半夜惊恐地醒来，然后无法再次入眠。

以下是基肖恩给自己的一些灾难性信息，这些信息导致他感到恐慌。

- 我妈妈就要死了，我就要孤身一人了。

- 她离世就没人帮我了。

- 我将独自一人生活在世界上。我会很孤单。

- 如果我不停止感到恐慌，我就很难完成我的工作。

- 我可能再也睡不着了。

- 没有家人的陪伴，我没法一个人度过我的一生。

- 一到半夜我就会醒来，惊恐发作，无法让自己平静下来。

基肖恩的问题是客观存在的——他的母亲身体很虚弱，他已经与失眠斗争了 2 个月——所以我满心同情他。尽管如此，他的严重焦虑也并不是实际问题造成的，而是歪曲的思维方式造成的。

具体说来，基肖恩的想法属于一类常见的认知歪曲——夸大或缩小，以下是其定义。

- 你把事物夸大（放大化）或缩小（微小化）到不合理的程度。例如，你可能夸大自己的缺点，或者缩小自己的优点。这种认知歪曲又被我叫作"双筒望远镜"法，因为这种思维方式就像透过一架双筒望远镜来看东西。从目镜看时，你的问题变得更大、更可怕。从物镜看时，你的积极特质又被缩小、矮化。

有些人用"灾难化"这个词来形容"夸大"行为：想象自己正面临一场可怕的灾难（然而事实并非如此）引起了焦虑和恐慌。

基肖恩显然是在夸大事实。他母亲虽然年事已高，但并没有濒临死亡，甚至没有生病。他也在放大他面临的危险。惊恐发作和失眠确实会使人感觉身体极度不适，但它们并不危险，也不会使基肖恩"再也睡不着了"。

基肖恩的想法也涉及"缩小"。他母亲去世后，他在世界上并不会特别孤独。事实上，他有一个庞大的朋友圈，朋友们都爱他，在他母亲去世后会一直支持他。他还"缩小"了自己的优势，尽管他失眠，但他在工作中表现出色，他的能力也非常强，完全能够自力更生。

我并非在批评基肖恩或任何与恐慌和不安作斗争的人。基肖恩的症状鲜明地反映出了他的核心价值，以及他对母亲的爱，我由衷地敬佩他。他的大部分（或全部）痛苦都来自认知歪曲，尤其来自夸大和缩小。夸大和缩小在以下问题中扮演关键角色。

- **焦虑障碍**：你放大了你所恐惧的事物的危险性。这一点在恐惧症患者身上尤其明显。几个学生曾一起来我家进行统计学培训，其中一个女学生看到我家那只可爱的小猫乐乐时，大声尖叫起来，惊恐地跑出了房间。很显然，她有恐猫症，她坚信乐乐会跳到她身上凶狠地攻击她。
- **愤怒**：你夸大了你讨厌的那个人的"恶劣"，并缩小了他的积极品质，因为你非常失望和生气。
- **否定恐惧**：哪怕只有一个人反对你、评判你或拒绝你，你也觉得极为糟糕，你放大了这件事的糟糕程度。你可能告诉自己，这些关于你的消极观点会传播开来，很快你就会被所有人排斥和抛弃。回顾一下我在第 13 章列出的常见的自我挫败信念，你会发现这个想法也被称为野火谬误。
- **无价值感、自卑感或缺陷感**：你放大自己的缺点，缩小自己的优点，认为自己没有什么特殊的、独特的或讨人喜欢的地方。

- **拖延**：你放大了一些你推迟的任务的困难程度和耗时程度，你觉得自己着手做这件任务时会感到极其焦虑和糟糕，夸大了这些情绪的程度。
- **完美主义**：你告诉自己不应该犯某些错误，这些错误啮噬着你的心。你夸大了错误的重要性，告诉自己失败是可耻的和可怕的。
- **习惯与成瘾行为**：当你想要吃一些美味但不健康的高热量食物时，你告诉自己这些食物美味到能让你感觉好极了！
- **惊恐发作**：这可能是夸大的极端形式。惊恐发作时，你的身体会出现诸多症状，比如胸闷、头晕、手指发麻。你会告诉自己这些症状非常危险，从而得出结论——你就要昏厥、窒息、发疯或死掉了。你感到非常害怕，所以你断定这些症状极度危险。

我相信这个清单还能继续扩大。然而，现实的问题在于，你如果在自己的消极想法中发现了夸大或缩小，那么你能做些什么？很多方法都可能对消除这种认知歪曲有效，因此让我们回到基肖恩的案例，我来教你如何使用它们。

## 正向重构

正向重构是最强大的方法之一，它绝对是我用来治疗基肖恩的首选武器。因为我必须先减少基肖恩在康复过程中面临的僵局，或者说减轻他对改善重度焦虑的阻抗，才能帮他改变他一直以来的消极想法和情绪。

基肖恩向我诉说了他心中的种种消极情绪，我将它们一一列在表 14-1 中。

请你认真分析基肖恩的每一种情绪，问自己：这种情绪可能带来哪些好处，以及它可能体现了基肖恩的核心价值中哪些积极的和了不起的特质。

不要担心答案是否"正确"。没有所谓的正确答案，这份清单只要对基肖恩来说是真实、客观的，不是由时髦的术语、虚伪的赞美或哄人开心的假话堆砌而成的就够了。此时你的目标并不是鼓励他立即改变，恰恰相反，你的目标是找出他那些挣扎、抑郁、恐慌、无望，甚至绝望所蕴含的美好和积极之处。

如果你有兴趣，你还可以对基肖恩的消极想法进行正向重构，但为了简单起见，眼下我们只专注于分析他的消极情绪。

完成下表后,你可以去看我和基肖恩列出的清单(表 14-2)。

表 14-1 基肖恩的正向重构分析表(你的答案)

| 消极情绪 | 好处和核心价值 |
|---|---|
| 悲伤 | |
| 焦虑 | |
| 羞愧 | |
| 有缺陷 | |
| 孤独 | |
| 尴尬 | |
| 绝望 | |
| 受挫 | |
| 生气 | |

表 14-2 基肖恩的正向重构分析表

| 消极情绪 | 好处和核心价值 |
|---|---|
| 悲伤 | 我的悲伤表明:<br>• 我深爱我的母亲;<br>• 我希望她和我都能过得更好;<br>• 我非常热爱生活,心存感恩。 |
| 焦虑 | 我的焦虑促使我:<br>• 为母亲做了许多充满爱意的事情,让她在晚年感到舒适、安全、被关心;<br>• 亲近他人,这样母亲离世后我能拥有自己的朋友圈;<br>• 保持警惕。 |

续表

| 消极情绪 | 好处和核心价值 |
|---|---|
| 羞愧 | 我的羞愧感表明：<br>• 我心中有严格的道德准则；<br>• 我在用很高的标准要求自己。 |
| 有缺陷 | 这种感受表明：<br>• 我诚实、尊重客观现实，因为我确实有很多缺点和缺陷；<br>• 我在用很高的标准要求自己；我的高标准激励着我努力工作，在过去取得了很多成就；<br>• 我同情那些像我一样饱受不自信折磨的人，因为我能理解他们的挣扎和自我怀疑；<br>• 我是谦逊的，谦逊是一种精神力量。 |
| 孤独 | 我的孤独感：<br>• 说明我想与他人建立更深刻的关系；<br>• 表明我重视与我在意的人建立深层次的关系；<br>• 促使我主动与他人接触。 |
| 尴尬 | 这种感受有时能让我谨言慎行！ |
| 绝望 | 我的绝望：<br>• 说明希望对我来说无比重要；<br>• 避免我失望；<br>• 说明我能面对事实、正直诚信，因为我的母亲确实年事已高，而我一直在与恐慌、焦虑和失眠作斗争，但没有成功；<br>• 体现了我对母亲的深厚感情。 |
| 受挫 | 我的挫败感表明我没有放弃！ |
| 生气 | 我的生气：<br>• 说明我在用很高的标准要求自己；<br>• 说明我有采取行动的动力；<br>• 说明我非常在乎这件事。 |

基肖恩惊讶地看到，他所谓的"消极"情绪竟然藏有如此多的美好之处！我建议他用魔法刻度盘把每一种消极情绪都下调到一个较低的程度，这样他的情绪会好转，同时他还不会失去以上任何一种好处或核心价值。

他同意了，同时迫不及待地想用一些方法来粉碎消极想法。之后，他迅速就实现了这个目标。以下是一些对基肖恩特别有效的方法。

• **证据检验**：你可能因为某个消极想法感到极度难受，你可以检验一下你的想法是否有验证其正确性的实际证据。

• **接纳悖论**：不试图战胜消极想法，而是本着自尊自爱的精神接受它。

　　证据检验可以评估出基肖恩的前两个消极想法（"我妈妈就要死了，我就要孤身一人了。"和"她离世就没人帮我了。"）正确与否。

　　基肖恩提醒自己，母亲并没有濒临死亡，相反，她的健康状况良好。此外，他有很多爱他、支持他的朋友。并且，他一直都是一个坚强而自立的人。这样想之后，他对前两个消极想法的相信程度大幅度下降了。

　　基肖恩还用证据检验和接纳悖论挑战了他的第三个消极想法——"我将独自一人生活在世界上。我会很孤单。"他提醒自己，他有很多朋友，他可以参加志愿工作与他人建立联系。并且，他时常也喜欢独处。他还提出，感到有点孤独是合理的，甚至可能是一件好事，因为这反映了他对母亲强烈的爱和思念。

　　证据检验对他的第四个消极想法（"如果我不停止感到恐慌，我就很难完成我的工作。"）也有效。虽然这个想法有一定道理——精疲力竭却不得不工作的感觉相当糟糕——但是他也必须承认，在一夜的辗转反侧之后，他总是能很好地，甚至出色地完成工作。

　　正如你所见，证据检验和接纳悖论对基肖恩非常有用，他对那些可怕的消极想法的相信程度全部大幅度下降了。我相信，先采取正向重构是消极情绪得以迅速减轻的关键。当阻抗被消解后，一个充满爱与疗愈效果的声音就会在心底响起。

　　基肖恩的消极情绪随着阻抗的消解而大幅度减轻了，这再次证明你只要改变了想法，你就能改变情绪。

　　现在，你已经对这两种方法有了一定的了解。接下来，就请你回顾一下你自己的情绪日志中的消极想法清单，看看你的想法中是否存在夸大或缩小。如果存在，选择其中一个想法，将它写在这里。

_____

_____

_____

_____

_____

现在，看看你能否解释这个想法为什么存在夸大或缩小。比如，你可能夸大了某件事的严重程度或重要性。请把你的答案写在这里。

_____

_____

_____

_____

_____

最后，试着使用证据检验或接纳悖论，想出一个客观、真实的积极想法，粉碎该消极想法。

_____

_____

_____

_____

_____

## 其他方法

如果你的一些消极想法存在夸大，它们无休无止地困扰着你，那么你可能还需要考虑使用其他一些方法来粉碎。这种情况在强迫症患者身上尤其常见，他们的脑海中整天萦绕着满含焦虑的想法。他们试图通过一些仪式性的、强迫性的行为来对抗焦虑，尽管这些行为确实能让焦虑暂时减轻，但是强迫性的想法和焦虑总会不可避免地卷土重来，于是强迫症患者会一次又一次地重复强迫性的行为。

重度强迫症会严重干扰生活，影响情绪健康。严重时，它甚至可能导致精神残疾。

自我监测、再归因和暴露技术（比如现实暴露、认知淹没法）对改善强迫症可能有效。

### • 自我监测和再归因

如果一个消极想法反复出现，你曾经打败过它，但它总是时不时又突然地冒出来，那么你可以用卡片或计数器记录这个想法出现的次数，这就是所谓的"自我监测"。同时，你还可以对自己说："哦，那个消极想法又出现了。"这种方法叫作"再归因"，可以提醒你消极想法只是一个习惯，你不必反复纠结于它。

你可以轻轻放它过去，将注意力集中在你正在做的事情上，这样你就可以回归正常生活，而非无休止地与不正确的消极想法纠缠。这种方法又被我称作"日常生活中的正念①"，因为它与人们试图通过冥想进行正念非常相似，但它见效更快。这种方法其实是一种"关于放手的艺术"。

如果你愿意试试，那么我建议你用 4 周时间，每天统计消极想法出现的次数，并记录在日历上。对很多人来说，大约 3 周后，消极想法每天出现的次数就会下降，甚至可能降到 0。与其他方法一样，这种方法只对某些人有效，并非对所有人都有效，但它简单易行，值得尝试。

### • 现实暴露和认知淹没法

这两种方法与上两种方法刚好相反，只要你勇敢一点，它们就可能产生不可思议的效果。做法是：你如果是因为放大了某些危险而感到恐惧和焦虑，那么就直接面对（即现实暴露）或者尽情想象（即认知淹没法）令你恐惧的那件事，让自己尽可能地焦虑。

例如，基肖恩可以闭上眼睛，想象他的母亲已经去世，他非常孤独，被全世界抛弃了。他可以尽情想象最可怕的画面，每隔一两分钟就记录消极想法和情绪，直到焦虑减轻，最后完全消失。基肖恩在这里就使用了认知淹没法。

整个过程可能需要 1 小时或更长时间，也可能只需要几分钟。时长因人而异。关键在于不要试图避免焦虑，不要分心，不要试图让自己冷静下来。相反，要试着"发疯"，看你能否使自己的焦虑程度飙升到 100%。你会发现，随着时间的推移，焦虑会自行消失，你战胜了你的恐惧！

---

① 正念：指对当下现实有意识地、不加判断地觉察。——译者注

这个过程需要勇气，它会使人感到非常不适，甚至感到极度恐惧，但这是对抗焦虑和夸大非常有效的方法。如果你想试试，我在本章末尾（表 14-3）附上了一个"认知淹没法流程表"，你可以在表中写下你的观察结果。

记住，有很多种方法可以挑战和战胜你的消极想法，帮你克服抑郁和焦虑。如果本章的方法对你无效，没关系，我还有很多种方法，总有方法能帮你杀死所有纠缠着你的恶龙！

### 表 14-3　认知淹没法流程表

说明：闭上眼睛，想象你害怕的事物或场景，使自己尽可能地焦虑。每隔几分钟重复以下步骤：在第一列写下当时的时间；在第二列写下你的焦虑程度，从 0（完全不焦虑）~ 100%（能想象到的最严重焦虑）；在第三列描述你脑中可怕的画面；在第四列写下你的消极想法。

让自己焦虑得越久越好，不要试图控制或避免它。相反，试着加强它。最终，焦虑会减轻，直到完全消失（除使用认知淹没法之外，你还可以使用渐进式暴露，即在多天内，以 10 ~ 20 分钟为一个周期进行多次暴露）。

| 时间（每 2 ~ 3 分钟一次） | 焦虑程度（0 ~ 100%） | 恐惧画面 | 消极想法 |
|---|---|---|---|
|  |  |  |  |
|  |  |  |  |
|  |  |  |  |
|  |  |  |  |

# 第 15 章
## 情绪推理

你如果没耐心看长篇大论，那么就记住以下这句话，因为这句话是对本章内容的概括：**弄清楚自己的感受是件好事——这一点毫无疑问，但它也可能是一个深深的陷阱。**

很长时间以来，无数心理疗法的关注点都放在让患者弄清楚自己的感受上。有些心理治疗师一直声称，增进心理健康和获得快乐的秘诀就是弄清楚（或遵从）自己的感受或将自己的感受表达出来。

听起来相当有吸引力！但是这个"药方"是不是好到有点不真实？

我还在斯坦福大学医学院求学时，曾经想要验证一下这个说法。我决定用一整周的时间向我遇到的每一个人表达出我的全部感受——无论我的感受是好是坏。我随身带着一个录音机在帕洛阿尔托和旧金山四处乱逛，记录发生的一切。

坦白讲，前六天里，一件有趣的或激动人心的事都没发生，直到实验的第七天，我坐在斯坦福大学的校园食堂里吃午餐时，才发生了一件有趣的事。我看到一个家伙在独自吃饭，毫无缘由地，我对他产生了强烈的消极情绪。于是我按照实验计划，拿着录音机走到他面前，说："我只是想让你知道，我不喜欢你。"他说："我对此一点都不觉得奇怪。"

我问他为什么。他问我是否看过早上的报纸。我说我没看过，也不知道他指的是报纸里的什么事。他说，他原计划炸掉斯坦福大学里的一座楼，结果被捕了，照片被刊登在《旧金山纪事报》（*San Francisco Chronicle*）的头版上，此时他正在取保候审。

我吓了一大跳！然后我注意到他手上戴着一枚别致的纳瓦霍族<sup>①</sup>（Navajo）绿松石戒指。因为我是在菲尼克斯<sup>②</sup>长大的，对纳瓦霍族珠宝很有感情，于是我说："我非常喜欢你的戒指。"

他说："要不这样吧，这个戒指就送给你吧，因为我要去的地方不能戴戒指。"

他真的把那枚纳瓦霍族戒指送给了我！

太不可思议了！这是一周来我四处表达感受所实现的唯一一个不寻常的收获。我发现，仅仅弄清楚自己的感受，并没有发生奇迹。

因为我是一名心理治疗师，所以我知道人有时很容易被自己的情绪误导。情绪推理的定义如下。

- **情绪推理**：从自己的情绪出发进行推理、得出结论。比如，你觉得自己是个废物，于是你就得出结论："我真的是个废物。"再比如，你觉得自己不讨人喜欢，于是你就得出结论："我真的不讨人喜欢。"还比如，你感到没有希望了，于是你就得出结论："我真的没有希望了，永远无法克服抑郁。"

情绪推理的后果可能是灾难性的。一些无望型抑郁患者坚信他们真的没有希望了，于是选择结束自己的生命。绝望可能是导致自杀的最常见原因，而自杀对患者、他的家属和心理治疗师来说，是一个毁灭性的悲剧。

更可悲的是，导致自杀的绝望并非源于客观事实，而源于严重歪曲的消极想法。**我常说，抑郁是世界上最古老的骗局，它甚至能骗走你的生命。**

为什么我要把情绪推理列入十大认知歪曲名单呢？这是因为你所有的情绪都是你的想法产生的。如果你的想法是歪曲的，你的情绪就会受到误导，你就会像从游乐园的哈哈镜里看自己一样，觉得自己又古怪又滑稽。任何一种情绪都可能蒙骗你。

---

① 纳瓦霍族：北美洲地区最大的一个美洲原住民族群，生活在美国西南部，人口大约 30 万。纳瓦霍族有使用绿松石制作首饰的悠久历史。在 19 世纪末期，纳瓦霍族的首饰设计师首次将绿松石镶嵌在银饰上，而后这一风格的首饰逐渐风靡全世界。——译者注

② 菲尼克斯：又名凤凰城，是美国亚利桑那州的首府、美国第六大城市。亚利桑那州位于美国西南部，曾是纳瓦霍族等美洲原住民族群的居住地。——译者注

但这并不意味着探索自己的情绪是件坏事。只有在没有其他证据的前提下，仅从自己的情绪出发，对自身、周围的人和环境得出结论，才是对你有害的。幸运的是，这个问题有很好的解决方案！

在我职业生涯的早期，我致力于研究抑郁障碍治疗领域中所谓的"化学失衡"理论，为患者开具抗抑郁药处方，但我的患者中很少有人真正彻底地摆脱抑郁。有些人的情况稍有好转，也有些人的情况变得更糟，还有许多人保持原状，极少有人完全摆脱抑郁，重新变得快乐起来。这使我感到很困扰，于是我开始寻找更有效的方法。

我听说一位名叫亚伦·贝克（Aaron Beck）的同事正在开发一种治疗抑郁障碍的新方法，叫作"认知疗法"。贝克博士认为，抑郁障碍是消极想法引起的，患者可以通过学习和掌握更积极的思维方式来战胜抑郁障碍。

我对此非常怀疑。这好像太简单了。说实话，当时的我觉得这个理论是一派胡言。

我决定去参加几次贝克博士每周进行的工作坊，然后在一些重度抑郁障碍患者身上试用他的方法，以证明这个理论是无效的。可治疗结果出乎我的意料。

我的患者中有一位老妇人，名叫卡特里娜。她有过一次严重的自杀未遂行为，抢救过来后从我所在的医院的重症监护室转到我这里。起初，我一直用抗抑郁药和传统谈话疗法对她进行治疗，但没有多大进展（如果硬要说有进展，其改善程度也只能说是微乎其微）。当时我治疗过的大多数患者都是这种情况。

我问贝克博士该如何用认知行为疗法帮助卡特里娜。他提示我，人们的想法制造了人们全部的情绪，他说我应该问问卡特里娜，她在决定自杀的那一刻是怎么想的，她在告诉自己什么？

在接下来的一次心理治疗里，我向卡特里娜提出了这两个问题。她回答说，她告诉自己，她是一个毫无价值的人，因为她一生中从来没有完成过任何有意义的事情。她问我，她还能做些什么呢。

我告诉她我也不知道，但如果她能再等一周，我会问问贝克医生，然后在下一次治疗时告诉她答案。

贝克博士让我请卡特里娜列出一些她已经完成的事情。你可以把这种方法看作证据检验。这种方法的理念在于，虽然卡特里娜觉得自己是一个失败者，并认为自己从来没有完成过任何有意义的事情，但是她有证据吗？仅仅有这样的强烈感受，并不意味着这个想法是客观、真实的。

又一次治疗时间到来时，我让卡特里娜列出几个她的成就。她说：

> "呃，这正是我的问题所在啊！我想不出自己曾经做过哪些有价值的事情。所以我才决定自杀。我觉得自己一无是处。"

我被难住了，于是我告诉卡特里娜，她可以把回答这个问题作为作业，看看自己能否在过去的人生里找到几个成就。

在下一次治疗时，我忘了给她布置过作业这码事，像往常一样，检查她服用抗抑郁药后的副作用，鼓励她分享她的消极情绪。谈话进行到一半时，卡特里娜说："你不打算问问我的作业吗？"

我赶紧道歉，问她有没有想出答案来。

卡特里娜递给我一张清单，上面写着她有生以来完成的十件事。第一件事是她在第二次世界大战期间带着她的孩子逃离战乱，想方设法把他们带到了美国。她说，她的丈夫和所有亲戚都在那个时期去世了，只有她和两个儿子活了下来。

她说："这可以算一个成就。"只回应一句"我同意"太轻描淡写了，于是，我的反应是："哇哦！"

清单上的第二件事是到美国后，她靠给人做保洁来养活自己和儿子们，让他们有饭吃、有床睡。她说，这也许算一个成就。她补充说，她的大儿子刚刚以全班第一名的成绩从哈佛大学商学院毕业，她为他感到无比骄傲！

清单上的第三件事是她能流利地说 5 种语言。下一件事是，她厨艺高超。清单上的其他成就同样令人咋舌。

看完后我问她："你是怎么将这张清单的内容和'我毫无价值、一事无成'的想法联系到一起的呢？"

她说："我现在确实无法将它们联系到一起！我的那个消极想法一下子显得毫无根据了。想自杀时，我觉得那个想法是正确的，可现在，我不再觉得它是正确的了。"

我问："你现在感觉怎么样？"

卡特里娜说："我突然感觉好多了！这种方法真是太有用了！您还有其他类似的方法吗？"

我说："到目前为止，我只学会了这一种方法，但我会在贝克博士这周的工作坊中再学习一种方法，我们可以在下一次见面时使用它。"

卡特里娜愉快地同意了。

3周后，卡特里娜摆脱了抑郁情绪，发自内心地感到快乐，提升了自尊。

卡特里娜因为情绪推理差点丢了性命。她觉得自己毫无价值，所以断定自己的确毫无价值。她觉得自己没有希望，所以断定自己的确没有希望。情绪推理非常普遍，在本书每一个故事主人公的消极想法中，你几乎都能发现这种认知歪曲。当你对某件事的感受特别强烈时，你就理所当然地断定这种感受一定是客观、真实的。

就像其他认知歪曲一样，情绪推理也有正向和负向两种形式。以下是负向情绪推理的若干例子。

- "我感到非常焦虑和害怕，所以我一定处于危险中。"
- "我感到内疚，所以我一定是个坏人。"
- "我感到很生气，所以这一定是你的错。"
- "我感到羞耻，所以这些人可能正在对我评头品足。"
- "我感到害羞和没有安全感，所以她很可能注意到了我的焦虑，为此不喜欢我。"
- "我觉得他是个十足的浑蛋，所以他一定是个浑蛋！"
- "惊恐发作时，我觉得自己快要死了或疯了，所以我真的濒临死亡或精神崩溃。"

正向情绪推理与负向情绪推理相反。你感到非常快乐和有价值，于是你推断好事一定即将发生。以下是一些例子。

- "他这么可爱，所以他一定是个特别好的人！"（他可能是一个你刚认识的人，慢慢你会发现，他其实控制欲极强、自恋、有虐待倾向或以自我为中心。）

- "她的话非常鼓舞人心、富有远见卓识。在她身边我感觉非常好，所以她一定是一个非常棒的人！"（她可能其实是个骗子。）
- 你刚刚在赌桌上赢了一把，于是告诉自己："我觉得我今天很幸运，所以我要追加赌注！"
- 你觉得自己比某些人优越，所以你断定他们绝对是坏的、错误的或卑劣的。

如何推翻情绪推理？许多方法都可能对此有效，但证据检验非常适合作为第一个拿来尝试的方法。它对卡特里娜很有效，也许对你也有效。

## 证据检验

你已经对这种方法有了一定的了解，但我们在这里还是简要地复习一下。不要根据自己的感受妄下结论，要积极搜寻支持或推翻消极想法的证据。

看一看你的情绪日志，你能否找出一个存在情绪推理的消极想法，比如与以下几个相同或相似的想法。

- "我从未完成过任何有意义的事情。"
- "我觉得自己是一个失败者，所以我一定是一个失败者。"
- "我觉得自己不讨人喜欢，所以我一定是不讨人喜欢的。"
- "我觉得自己没有希望了，所以我一定没有希望了。"
- "我特别害怕乘飞机，所以乘飞机一定很危险。"

找到这样一个想法后，把它写在表 15-1 的证据检验表的顶部横线上。然后列出所有你能想到的支持或反对这个想法的证据。

列出你能想到的所有证据后，在表格底部的圆圈里填入两个数字，二者相加之和是 100，它们分别代表了支持消极想法的证据和推翻消极想法的证据所占的分数。

**表 15-1　证据检验表（你的答案）**

请在这里写下你的消极想法：_____

_____

| 支持消极想法的证据 | 推翻消极想法的证据 |
| --- | --- |
|  |  |

## 具体化

　　还有一种可以用来推翻情绪推理的方法叫作"具体化"。这种方法非常简单，效果却极其明显。你如果有某种情绪困扰，那就问自己一些具体的问题。例如，我有时在工作坊或现场治疗中会得到低于预期的评分，我会觉得自己很失败。这是一种针对整个自我的感受，包含羞耻感。

　　这时我就会问自己："我在这次工作坊中具体犯了哪些错误？怎样才能纠正这些错误呢？"这个办法总能让我从消极情绪中解脱出来，因为错误几乎都是可以被纠正的。当你感到挫败时，你会觉得自己的确是一个不可改变的、有缺陷的失败者，进而觉得自己注定会失败！

　　具体化对推翻包含愧疚的情绪推理特别有用，尤其适合推翻像"我感到愧疚，所以我一定做错了什么"的想法。这是一类极为常见的想法，但它总能使你烦恼。

　　有时我会困于愧疚，即使我很确定我做的是对的。例如，我刚执业时，治疗过一个患有重度抑郁障碍的少女，她非常愤怒和叛逆，拒绝做所有心理治疗作业。我跟她硬碰硬，告诉她如果不做作业她就无法康复。她说她根本不在乎什么作业或康复，她打算在这次治疗结束后就自杀。

我告诉她，我不允许她那样做。

她说："你管不着我！"然后向门口冲去。我跳起来挡住她，说我能管住她！她开始尖叫，捶打我，拼命往外跑，不停地说她要去死。

我用一只手按住她，另一只手努力抓起电话，拨通了 911，说我急需警察的帮助。

不到 3 分钟，警察就赶到了，并告诉我他们会把她带去医院进行检查。他们把她从我的办公室里拖出来时，她又踢又叫，说伯恩斯是个可恶的大骗子，是全世界最糟糕的心理治疗师。

那时我刚当医生不久，这评价听上去可不是个好广告。我感到非常愧疚和力不从心，觉得自己做错了什么。

后来我对自己说："戴维，你到底做了什么错得离谱或特别糟糕的事情？具体点！"

我仔细回想，实在想不出做错了什么。从逻辑上讲，我认为我可能确确实实实挽救了她的生命；关于作业，我认为那也是她需要被告知的信息。

这种方法对我相当有用。之后我再也没有见过她。

几年后，我接到马里兰州贝塞斯达美国国立卫生研究院（National Institutes of Health, NIH）院长的电话，我吓了一跳。他问我是否治疗过一个叫某某的年轻女子。那正是几年前我治疗过的那位少女，我担心院长批评我——他是精神病学研究领域最知名的专家之一，也是我心中的榜样之一，但我们素未谋面。

我尴尬地承认，我为她治疗过几次，但效果不太好，我想知道他为什么打电话过来。我以为他打算向医务委员会投诉我。

院长却说：

> "她因为自杀倾向在费城住院后，接受过十几位心理治疗师的治疗，现在她转到我所在的医院了。我问她有没有哪个心理治疗师曾对她有帮助，她说只有一个，就是戴维·伯恩斯博士。所以我打电话来是想知道，

你用过什么好办法。"

关于具体化，我就说这么多！

## 正向重构

就在这个星期，我接待了一个名叫伯纳的女患者，她一边流泪，一边对我讲了一件她从 12 岁起一直守口如瓶的秘密——她的亲哥哥性侵过她，还对她做过其他许多极为荒唐和残忍的事。她深受困扰，感到极度悲伤、羞愧、不被爱、尴尬、气馁、沮丧、愤怒和怨恨。她的消极想法之一是"我被毁掉了"。

这是一个情绪推理的经典例子。伯纳觉得自己被毁掉了，所以她断定自己真的被毁掉了。她还坚信我会对她评头品足，治疗小组的其他人也会对她评头品足。

当我给她提供魔法按钮方案时，她立刻说自己会按下按钮！

在尝试帮伯纳改变她的想法和情绪之前，我建议她先列出她的每一个消极想法和每一种情绪所体现出的积极因素。

以下是我俩一起想出的积极因素。

- "被毁掉"的感受促使我在事业上取得了巨大成功。
- 强烈的消极情绪强调了我的遭遇的严重性。如果我的消极情绪突然消失，那我哥哥的虐待行径和其他残忍行径就会被轻视。
- 我的愤怒让我远离那些可能伤害到我的人。
- 我的愤怒说明我有强烈的道德感和正确的是非观。
- 我的悲伤和罪恶感让我对别人有更多的同理心和同情心。
- 这些情绪也促使我成为一个更好的母亲。
- 我的自我批评说明我在用很高的标准要求自己。
- 我担心被人评判说明我非常在意人际关系。
- 我强烈的消极情绪说明我愿意正视自己的感受，而非否认自己的感受。
- 我有消极情绪是合理的，也是符合现实的，因为我真切地经历了很多次虐待事件。

这份清单令伯纳非常吃惊，也令她解脱。她以前从不认为自己的消极想法和情绪还含有积极因素——事实上，她一直用巨大的羞耻感包裹它们，直到那个星期她在治疗小组里敞开心扉的那一刻。

尽管找出了这些积极因素，伯纳还是说她非常想改变自己的想法和情绪。她厌倦了这种深刻的痛苦和"被毁掉"的感受。由于她还坚信小组里的其他人都在评判她，所以我想调查技术应该适合作为下一种被采取的方法。

## 调查技术和实验技术

你可能还记得，在使用调查技术时，你要询问别人是否产生过你认为的那些感受，或者直接询问他们对你的看法和感受。例如，伯纳坚信治疗小组的人（包括我）都在评判她，我建议她调查一下其他组员对她的看法。

她说她害怕这么做，并且坚信人们不会对她说实话。我还是鼓励她去询问，我说，如果他们听上去不够真诚，她可以反复盘问他们。

她首先询问了一个叫雷吉娜的女人。雷吉娜的眼泪一下子涌了出来，她抽泣着吐露自己与伯纳有相似的经历，听完伯纳的遭遇后，她一下子觉得和伯纳无比亲近，她非常感激伯纳能敞开心扉。

看得出，雷吉娜无比真诚，伯纳的内心似乎有所触动。

然后又有 2 个男性组员表达了他们对伯纳强烈的尊重和钦佩，他们也流下了眼泪。每个组员都说他们有同样的感受。

调查结果令伯纳大为震撼，在我刚刚收到的她的邮件里，她说这次经历让她如在云端！

这次小组治疗结束后，我在给组员的电子邮件里总结了十几个要点，以下是部分要点，希望你对它们感兴趣，这或许对你有所帮助。

"大多数人，可能几乎所有人，都有不为人知的一面，害怕被拒绝或被评判，认为自己是残缺的、不够好的、有错误或有缺点的，诸如此类。

"当你分享并接受自己身上被隐藏和被压抑的那一部分时，你认为'最糟糕的'的那部分自我往往会成为你身上'最好的'特质。这种现象我在心理治疗过程中见过几百次甚至几千次。

"在本次小组治疗中，我们也目睹了这极富戏剧性的场面。伯纳勇敢地站起来，面对她最害怕的恐惧，不再讳言往事，这无论对她自己还是对小组里的其他人来说，都是令人振奋的蜕变。

"这就是 TEAM 认知行为疗法的精髓，或说奥妙所在。这种疗法包含了'自我'的死亡和重生，让人能突然以一种与以往完全不同的方式看待和感受世界。它也包含了 2500 年前就被阐述过的'接纳悖论'。有人曾说，自我接纳实际上是一个人可能做出的最大改变。

"我的治疗目标并非让你变得完整、完美、有价值、与众不同，等等。可以说，'不断完善自我'的想法从方向上就是错误的，这是一个没有尽头的陷阱。昨晚，我看到了一次伟大的自我接纳。

"我刚才所写的这些话，只能指明一个特定的方向，只能在通往顿悟的道路上给你少许提示。我很确定，在你弄清楚这个道理之前，你必须先亲眼见证他人的改变并自己亲身体验。

"所以，我要再次感谢这位美丽而勇敢的'患者'，她的视角非常独特，感谢她的支持和坦诚，她的改变让我流泪。"

推翻情绪推理的方法除了前文的几种还有很多，比如以下几种。

• **双标法**：你能像对一个和你有同样问题的好朋友一样对自己说话吗？你会对他说些什么？

• **灰度思维法**：与其用非黑即白、全或无的方式来思考自己的缺点和错误，你能否在灰色地带中思考问题？几乎没有人、没有事处于"0"或"100%"的状态。

• **术语界定**：你觉得自己毫无价值、毫无希望或不讨人喜欢，所以你认定自己的确毫无价值、毫无希望或不讨人喜欢，或者是一个失败者——问问自己这些词的真正含义是什么。"一个毫无价值、毫无希望或不讨人喜欢的人"的定义是什么？"失败者"的定义是什么？你会发现无论你如何定义这些词汇，你的定义都存在致命缺陷，原因有以下几点：

　—你的定义要么适用于所有人；

——你的定义要么根本不适用于所有人；

——你的定义毫无意义、荒谬或是错误的；

——你的定义不适用于你。

在本书的第三部分，我会给出大量关于术语界定的例子。

最后，请记住，任何包含情绪推理的消极想法都包含其他多种认知歪曲，你可以查阅"帮你摆脱认知歪曲的 50 种方法一览表"，寻找其他可能有效的方法，你会看到很多可以用来挑战和战胜这类消极想法的方法。

# 第 16 章

# "应该"陈述

在最近一次周日徒步中，一个名叫茱莉娅的软件工程师向我吐露，她因为自己9岁的儿子雅各布而情绪低落。雅各布是一个特殊儿童，他虽然性格温和，很有爱心，但在语言能力、协调性和学习能力方面存在较大的困难，这导致他在家里和学校里过得并不轻松。

茱莉娅和丈夫给了儿子足够的爱，为他提供了各种各样的辅导、咨询和丰富多彩的活动，但他仍然远远落后于其他同龄的孩子。

茱莉娅去雅各布的学校参加家长会，看到孩子们的艺术作品被贴在墙上展示。雅各布的作品比班上其他孩子的作品要幼稚得多。茱莉娅觉得很尴尬，担心其他家长会因为她儿子的落后而看不起她。

她同时又感到羞愧，因为她告诉自己："一个慈爱的母亲不应该为自己的儿子感到羞耻。"这是"应该"陈述的一个典型例子。

茱莉娅告诉我，她有时也会因为雅各布没有好好努力就轻易放弃或在做作业时发脾气而感到挫败。她对自己说："雅各布不应该这么轻易就放弃。他应该更加努力。"

这些"应该"陈述使她感到恼怒和挫败。然后她又告诉自己："我不应该对雅各布发火。我应该对他更有耐心。"这么做使她感到更羞愧了。

你可以看出，茱莉娅的消极情绪源于"某件事*应该*……"的想法，"应该"陈述的定义如下。

- **"应该"陈述**：你用"应该""不应该""必须""应当"来打击自己、他人或外界。

"应该"陈述有以下几种类型。

- **指向自我的"应该"：**你告诉自己"我不应该犯那样的错误""我不应该那么易怒"。在茉莉娅的例子中则表现为她告诉自己："我不应该为我的儿子感到羞耻和挫败。"这个类型的"应该"陈述使人感到内疚、羞耻、焦虑、抑郁和不胜任。

- **指向他人的"应该"：**当你生某人的气时，你可能告诉自己"她不应该那样说"或"他不应该那样觉得（或他不应该那样想）"。这个类型的"应该"陈述使你感到愤怒和怨恨，引起你与他人的矛盾。

- **指向世界的"应该"：**例如，"今天不应该下雨，因为我计划出门野餐"或"这个软件不应该这么不好用"。这个类型的"应该"陈述使人感到挫败和恼怒。

此外，你还可能使用**隐蔽的"应该"**。这类消极想法虽然没有出现诸如"应该""应当"这样的词，但是隐含着"应该"的意思。

例如，回想一下第 6 章玛丽莲的例子，在被诊断出肺癌晚期后，她的消极想法之一是"我不够虔诚"。这是一个隐蔽的"应该"，玛丽莲实际上是在告诉自己："我应该更虔诚。我应该对信仰更坚定。"

隐蔽的"应该"也可能隐藏在消极想法背后，以反问句的形式出现。小伙子约翰极度害羞，在社交场合中他会不停地流汗。他为此非常羞愧，对自己说："我怎么会这样呢？难道我有什么毛病吗？"

这种消极想法不容易被战胜，因为它们没有提出任何主张。可是把反问句转换成"应该"陈述很容易。约翰其实是在对自己说："我不应该出那么多汗！""应该"陈述会造成巨大的伤害。它会引起一个人内在的痛苦，如抑郁、焦虑，也会引起人际关系冲突。

事实上，纵观人类历史，人们一直以否定自己或他人的方式来捍卫自认为的"应该"和"不应该"。

"应该"陈述是大多数情绪困扰的根源，摆脱它们极其困难，因为它们使人成瘾，能制造道德优越感。有时候，对他人生气或看不起他人能让自己感觉良好，甚至对自己生气或看不起自己也能让自己感觉良好！

你明白我的意思吗？我得承认我有时喜欢鄙视某些人。事实上，只要一看电视新闻，我立刻就会被"应该"陈述和强烈的愤怒淹没。如果你有类似体会，我也不会惊讶。

在我向你展示如何摆脱"应该"陈述之前，我想强调，某些"应该"陈述实际上是有益的和正确的。我在其他书中曾提到过，英语词汇"should"适用于以下三种语境。

- **按照宇宙法则应该如此，**如：钢笔从我手中滑落，根据万有引力定律，它应该掉在地上。钢笔"做"了它应该"做"的事：遵循宇宙法则。由于重力作用，它必然下落。
- **按照法律应该如此，**如：在高速公路上开车时，你不应该以每小时 145 千米的速度行驶，因为这是违法的。超速的话，你会被开罚单，甚至可能造成交通事故。
- **按照道德规范应该如此，**如：你不应该做不道德的事，比如杀人、撒谎或欺骗。

现在让我们来分析一下茱莉娅的"应该"陈述。

- 我不应该为我儿子感到羞耻。一个慈爱的母亲不应该有这种情绪。
- 雅各布不应该这么轻易就放弃，不应该在做作业受挫时大发脾气。
- 他发脾气时，我不应该对他那么失望。我应该支持他，对他更有耐心。

这些包含宇宙法则层面的"应该"吗？茱莉娅并没有违反任何科学定律，几乎所有人都会时不时感到羞耻或沮丧。所以这些显然不是宇宙法则层面的"应该"陈述。

这些包含法律层面的"应该"吗？为儿子感到沮丧或羞愧并不违法，发脾气也不违法，所以这些都不是法律层面的"应该"陈述。

这些包含道德层面的"应该"吗？几乎所有父母都会时不时对自己的孩子感到羞愧或沮丧。这些感受可能使人非常不舒服，但它们并非不道德的。所以这些也不是道德规范层面的"应该"陈述。

那么它们包含什么类型的"应该"陈述呢？在表 16-1 中勾选出你的答

案。正确答案可能是一个，也可能是多个。

表 16-1　茱莉娅的消极想法包含什么类型的"应该"陈述？（你的答案）

| "应该"陈述 | 是 | 否 |
|---|---|---|
| 指向自我的"应该" | | |
| 指向他人的"应该" | | |
| 指向世界的"应该" | | |
| 隐蔽的"应该" | | |

完成后，请阅读我的答案。

### 我的答案

茱莉娅的想法中有指向自我的"应该"（"一个慈爱的母亲不应该为自己的儿子感到羞耻。"）和指向他人的"应该"（"雅各布不应该这么轻易就放弃。"）。她的想法中没有指向世界的"应该"。

如果一个孩子有发育方面的问题，你能帮这个孩子想出一个指向世界的"应该"吗？

如果茱莉娅告诉自己，她有一个发育有问题的儿子是不公平的，那么这就是一个隐蔽的且指向世界的"应该"。这很可能令她对命运感到愤怒。

查找单词 should 的起源，你会发现它可以追溯到一个古英语单词：scolde[1]。所以当茱莉娅使用"应该"陈述时，你可以说她在责怪自己和儿子。

虽然茱莉娅完全有权利用"应该"陈述来责备自己和儿子，但这么做实际上可能使情况变得更糟。茱莉娅先是对自己深爱的儿子感到失望和羞耻，然后又深深自责。于是，她承受了双倍折磨。

那么，摆脱"应该"陈述的最好方法是什么呢？

---

① 现代英语单词 scold 为责骂之意。——译者注

## 正向重构

我有很多可以挑战"应该"陈述的好用方法，其中正向重构非常适合作为第一个使用的方法。在帮助茱莉娅克服种种"应该"的想法之前，我们必须先消解她的阻抗。否则，她会和我们对抗。

进行正向重构时，你需要问自己两个问题：朱莉娅使用"应该"陈述能带来哪些好处，以及这种陈述可能揭示了她的核心价值里哪些积极的和了不起的特质？在表 16-2 中写下你的答案。完成此表后，你可以继续阅读茱莉娅和我想出的答案。

**表 16-2　茱莉娅的正向重构分析表（你的答案）**

| 消极想法 | 好处和核心价值 |
| --- | --- |
| 我不应该为我儿子感到羞耻。一个慈爱的母亲不应该有这种情绪。 | |
| 雅各布不应该这么轻易就放弃，不应该在做作业受挫时大发脾气。 | |
| 他发脾气时，我不应该对他那么失望。我应该支持他，对他更有耐心。 | |

以下是茱莉娅和我想出的答案。

我在表 16-3 中把好处和核心价值分成了两栏，但你在填写正向重构分析表时，并不一定要这么做。在通常情况下，将积极因素填写在一栏中就足够了。

**表 16-3 茱莉娅的正向重构分析表**

| 消极想法 | 好处 | 核心价值 |
|---|---|---|
| 我不应该为我儿子感到羞耻。一个慈爱的母亲不应该有这种情绪。 | 朱莉娅的羞耻感可以促使她更关注儿子的良好表现。她的高标准激励她为自己和家庭做出巨大努力。 | 这个想法表明：<br>• 朱莉娅心中有严格的道德准则。<br>• 她深爱着自己的儿子。<br>• 她对自己和他人有很高的要求。<br>• 她想要无条件地接纳自己的儿子。 |
| 雅各布不应该这么轻易就放弃，不应该在做作业受挫时大发脾气。 | 这个想法可能促使朱莉娅寻找更有创意的办法帮助她的儿子。尽管雅各布有自身的局限性，但来自妈妈的爱和支持对他的成长和发展至关重要。 | 这个想法表明：<br>• 朱莉娅信任自己的儿子，希望他能充分发挥他的潜力。<br>• 她没有放弃儿子。<br>• 她想让儿子负起自己的责任。 |
| 他发脾气时，我不应该对他那么失望。我应该支持他，对他更有耐心。 | 与上同。 | 这个想法：<br>• 表明茱莉娅深爱她的儿子。<br>• 提醒她在养育子女的过程中有耐心和同理心很重要。 |

完成正向重构分析表后，茱莉娅一下子放松了很多，她对自己的接纳程度大大提高了。她能看到"应该"陈述中有一些非常好的特质，也有她时不时的焦虑、羞耻、挫败和愤怒。她现在有强大的动力去反驳那些"应该"陈述了。

正向重构也会对你摆脱"应该"陈述有效。一旦你意识到这种陈述在很多方面对你有益，还揭示了你的核心价值里一些真正闪光之处，那么摆脱"应该"陈述就会变得容易得多。

当然，你也可以决定不摆脱"应该"陈述，毕竟这涉及你的个人哲学、自我观和世界观的重大转变。

## 语义重构

对付"应该"陈述最简单的方法之一是语义重构。你只需要用"如果……那就更好了"或"如果……那就好了"这样的陈述来代替"应该"陈述。例如，与其告诉自己不应该有某种的感受，不如告诉自己："如果不这么想，那就更好了。"

这种简单的改变减少了"应该"陈述中的指责成分，因为它减少了批判性语言的使用。

例如，与其告诉自己"我不应该为我儿子感到羞耻"，朱莉娅不如告诉自己：

> "我非常爱雅各布，如果我不为他感到羞耻那就更好了。可有时产生这种感受也是相当符合人性的。我也经常为他取得的成绩感到骄傲。"

请注意，只需要简单地将"应该"或"不应该"换成"如果……那就更好了"。茱莉娅不必为雅各布感到羞耻，但她也不必为自己有这种感受惩罚自己。

类似地，茱莉娅与其告诉自己"雅各布不应该这么轻易就放弃，不应该在做作业受挫时大发脾气"，不如这样对自己说：

> "我希望雅各布不要老是感到挫败，他的行为太有破坏力了，让每个人都不好过。可他毕竟还是个孩子，在社交和学业上都遇到了困难。学习对他来说太难了，他感到孤独和力不从心。他跟不上其他孩子的步伐，所以产生挫败感是完全可以理解的。我和我丈夫可以继续努力，试着把他的行为朝更积极的方向引导，他已经进步很多了。"

最后，与其告诉自己"他发脾气时，我不应该对他那么失望"，茱莉娅可以告诉自己：

> "如果能成为一个圣人，永远不对儿子失望，那就太好了，但雅各布有时真的很让人头疼。大部分父母都会为孩子的坏行为或坏脾气抓狂。"

茱莉娅告诉我，想法的改变让她摆脱了原来强烈的羞耻感、愤怒感和挫败感，取而代之的是对儿子所面临的严峻挑战的同情和怜悯。

语义重构并不花哨，但它能减轻"应该"陈述产生的道德刺痛感，同时仍然承认问题的存在和有待解决。

这就是语义重构！

## 苏格拉底式提问

苏格拉底式提问也能帮你挑战"应该"陈述，让你看到它们不合逻辑。问自己一系列问题，这些问题的答案会证明你认为的事情非常荒谬、不合理。这种方法最早是古希腊哲学家苏格拉底提出的，并在 20 世纪由认知行为疗法创始人之一亚伦·贝克博士推广开来。

让我们看看能否使用苏格拉底问题法帮助茱莉娅。记得吗，茱莉娅告诉自己，她不应该对雅各布失望。也许你也告诉过自己，你不应该产生这样或那样的情绪。

我们可以问朱莉娅以下问题。

- "所有父母都会在某个时刻对自己的孩子失望吗？"
  回答："是的。"
- "你的身份是？"
  回答："我是一个母亲。"
- "那么？"
  回答："那么我也会在某个时刻对自己的儿子失望。"

苏格拉底式提问也是一种相当简单、直白的方法，能帮你接受那些真实存在的失败和局限性，而非用无尽的"应该""不应该"责备自己、惩罚自己，坚持认为自己应该比目前做得更好。

然而，是否改变由你自己决定。你是想接受自己本来的样子，还是想一直用"应该"陈述"鞭策"自己？这绝不是一个容易做出的决定！

## 双标法

你可能还记得，双标法的理念基于许多人都按双重标准行事。人们做不到某事时，就会用批评的话语无情地抨击自己，措辞非常苛刻。人们这么做实际上是在霸凌自己。可他们如果与一位与他们有同样问题的好朋友交谈，就会用一种温暖的、富有同情心的、更客观的方式对这位朋友说话。

在使用双标法时，你要问自己："我会对一个与我有同样问题的好朋友说些什么？"然后再问自己："我是否愿意以同样富有同情心的方式对自己这样说？"

就像我在本章提到的其他方法一样，使用双标法也需要你自行做出决定：是放弃自我批评还是继续苛责自己。别忘了，自我批评能带来很多好处，反映了你对自己的要求严格。

所以，如果你不想对待自己就像对待一个和你一样受伤的好朋友那样，我也完全理解你。这是只有你自己才能做出的决定！

## 接纳悖论 / 自我防卫

自我防卫和接纳悖论是战胜消极想法的两种截然相反的方法。使用自我防卫时，你要与消极想法争论，指出它不是客观、真实的；自我防卫的基本理念是你应当保护自己免受攻击——即使这种攻击来自你的内心。使用接纳悖论时，你则要用幽默的话语、平和的心态去赞同消极想法，从而打败它。

几乎所有人都倾向于使用自我防卫，它在消解某些类型的消极想法（比如"我总是把事情搞砸。"）时很好用。证明这种消极想法不是客观事实很容易，因为你不会总是把事情搞砸。

不过，接纳悖论有时候更好用。事实上，接纳悖论可以令你顿悟。你会从瞬间抑郁、焦虑和自我怀疑中挣脱出来，感到快乐、平静。

接纳悖论一直是我最喜欢的方法之一，它对我本人特别有效。这种方法起初可能很难掌握，但你一旦领悟了其中的秘诀，效果就会非常明显。

它的基本原理是这样的：你在遭受失败或感到不胜任时，不要批评自己，只需要简单地接纳自己，无论自己有什么样的缺点。矛盾的是，接受常常是一个人能做出的最大改变。事实上，你可能突然发现自我接纳和深刻的改变是一回事。这是一个悖论，一旦你理解了，人生就会豁然开朗。

接纳悖论涉及"自我"解构。也被称为"大死"（Great Death）。"自我"被解构的那一刻，你会体验到平静、快乐和新生：好像什么都没有改变，但一切都变得不同了，你变得欢乐和喜悦。在第 23 章，你会了解四种"自我"解构，它们分别对应着克服抑郁、焦虑、人际关系问题、习惯与成瘾问题。

让我们以"我应该比现在更好。"或"我不应该这么糟糕。"的想法为例，说明接纳悖论是怎样起作用的吧。你可以使用接纳悖论挑战以上想法：

> "是的，如果比我现在好，那就真的太好了。事实上，我有数不清的缺点，几乎没有什么是不能改进的！"

你能看出这种方法是怎么起作用的吗？你要学会接受自己的缺点而非讨厌自己。当你使用接纳悖论时，你放松了对自己的要求。事实上，你甚至可以把对自己的要求一直放松到没有。我就是这么做的。然而，这并不容易做到，很多年里，我一直不想降低我的完美主义标准。

你可能也有和我相同的感受。你可能认为，只要你苛责自己，惩罚自己的失败，你就会进步，成为一个更好的人，甚至是一个更优秀的人。这个想法已经融入了现代文化，反映了一个人对自己的高标准。

**拒绝接纳自我的重要原因之一就是，你可能不知道健康的自我接纳和不健康的自我接纳的区别。**

在我为心理治疗师们举办的工作坊中，我经常问在座有多少心理治疗师持有"我是有缺陷的。"这个想法。几乎人人都会举起手来，常常还伴随着有一些紧张的笑声。

然后我问，他们的缺陷值不值得庆祝，这些缺陷是不是自杀的理由。我向他们指出，"有缺陷"带来的一个非常大的好处是，如果今晚开个聚会，邀请所有"有缺陷"的人参加，那将是人山人海。每个人都会玩得很尽兴，因为每个人都不必试图给他人留下完美印象！

抑郁障碍患者在乍一接触接纳悖论时很难理解它。他们认为自己有缺陷，就应该自杀。当他们认为自己有缺陷时，他们无法区分健康的自我接纳和不健康的自我接纳。二者的区别在哪里呢？

表 16-4 对比了接受"我是有缺陷的。"这个观点的两种方式。

表 16-4　健康的自我接纳与不健康的自我接纳

"我是有缺陷的。"

| 健康的自我接纳 | 不健康的自我接纳 |
|---|---|
| • 自我尊重 | • 自我厌恶 |
| • 快乐 | • 抑郁 |
| • 高效行事 | • 无所作为 |
| • 充满希望 | • 无望 |
| • 亲密 | • 孤立 |
| • 成长 | • 倒退 |
| • 笑对人生 | • 愤世嫉俗 |
| • 醒悟 | • 迷惘 |
| • 生 | • 死 |
| • 尊重他人 | • 反社会行为 |

　　不健康的自我接纳指你真的接受了那些关于你的可怕说法。也就是说，你认为自己确实是一个有缺陷的或没有价值的人。不健康的自我接纳是在痛苦和放弃中完成的，它会引起绝望、孤立的情绪，甚至令人产生自杀的冲动。我在职业生涯中有数千小时是在治疗有这些感受的患者。许多人决定自杀或自残，是因为他们感到自己有无可救药的缺陷。

　　相反，健康的自我接纳会让你感到快乐、亲密、获得成长、有希望和有无条件的自尊。你甚至会发现自己并不需要无条件的自尊——你也可以抛弃它！健康的自我接纳会引导你获得远比自尊更珍贵的东西：在每一刻，都满怀对"生命"这种奇迹的感恩。

　　你可以用很多方法挑战"应该"陈述。回顾一下你在情绪日志中写下的消极想法，看看其中是否包含这种陈述。如果有，看看你是否可以用你在本章学到的以下几种方法来战胜它们。

- 正向重构
- 语义重构
- 苏格拉底式提问
- 双标法
- 接纳悖论 / 自我防卫

你的目标是用客观、真实的积极想法来挑战"应该"陈述，这种想法必须能大大降低你对消极想法的相信程度。不过,你对"应该"陈述的相信程度并不一定非要降到 0,因为"应该"陈述确实可能包含一些客观事实。

在这里写下你的一个消极想法,并解释它为什么属于"应该"陈述。

_____

_____

_____

_____

_____

现在,请在下面写下你的积极想法。

_____

_____

_____

_____

_____

你对消极想法的相信程度下降了吗?如果没有,也不要担心!还有更多的方法供你尝试。

# 第 17 章

# 贴标签

到目前为止，你已经学会了一些很好用的方法，可以对抗全或无思维、过度概括、精神过滤、正面折扣、妄下结论、夸大或缩小、情绪推理和"应该"陈述。现在我们来讨论第九种认知歪曲：贴标签。

你在第4章读过凯伦的故事，她因为女儿发生的悲剧而认为自己是个"坏妈妈"；你在第6章读过马克的故事，他坚信自己是一个"失败的父亲"，因为他没能和大儿子建立起亲密的关系。这些都是贴标签的典型例子。贴标签也有消极和积极两种形式。

- **消极贴标签**：你给自己或他人贴上贬义标签。例如，你可能认为自己（或你讨厌的人）是"废物""浑蛋"，甚至用更难听的名词形容自己（或他人）。贴标签是过度概括的极端形式，因为你认为你（或他人）的"自我"方方面面都是坏的。

- **积极贴标签**：你因为自己或他人取得了一些成绩，就称自己或他人为"人生赢家"。例如，励志演说家经常保证，如果你设定目标并努力工作，你就能成为"人生赢家"，走向成功。他用这种话激励听众。这种话听起来相当美好，可能推动你努力工作！但危险在于，当你有一天输了或失败了，你就可能得出结论，你根本不是"人生赢家"，你会再次觉得自己是个"废物"。可是，没有人能一直获胜或成功，失败是人生中不可避免的一部分经历，也是学习和成长的重要源泉。

战胜贴标签的最好方法是什么？在众多方法中，有两种方法很有效，一种是苏格拉底式提问，你在第16章已经了解这种方法了。还有一种方法是好、中、差评估法，它实际上是两种方法——具体化和灰度思维法——的结合。

## 苏格拉底式提问

回想一下，苏格拉底式提问是向自己提出一系列问题，这些问题将引导你发现消极想法的不合逻辑之处。在一次周日徒步中，一位名叫唐的高中老师向我吐露心声，他觉得自己是个"坏爸爸"，因为他会在他的两个儿子不做家务时失去耐心，冲他们大喊大叫。说这些事时，他难过得快要哭出来了。

我问唐，他是否因为自己有时会把局面搞砸，或者对儿子态度不好而觉得自己是个"坏爸爸"。

他说："没错。我因为这些事情而觉得自己是个坏爸爸。"

我继续问唐，他是否有时也会为儿子们做一些好的事情，对他们很好。他说确实如此，他和妻子竭尽所能养育两个儿子，送他们上昂贵的私立学校，去有趣的地方度假，辅导他们做作业，组织很多家庭活动。事实上，这就是当他们偷懒时，唐感到受伤和愤怒的原因——因为儿子们显得如此不知感恩。

我问唐，当他为儿子们做这些"好事"时，他是不是一个"好爸爸"。

他说："哦，当然是！"

然后我问："听起来你既是好爸爸又是坏爸爸？是这样吧？"

唐笑了，他一下子就明白了。他没有把注意力放在自己的错误（对两个儿子大吼大叫）上，而是以一种含糊的、整体性的方式给自己贴上了"坏爸爸"的标签。可以说，只要不贴标签和不过度概括，你就不会感到抑郁。抑郁存身于抽象的迷雾中。当你把注意力集中在客观事实上，并制订具体的计划来纠正错误时，抑郁通常就会消失。

我给唐介绍了有效沟通的五大秘诀，他认真地学习了如何更有效地与儿子们表达他的情绪和关心（关于有效沟通的五大秘诀，你在第 13 章已经了解过了）。唐做得很好。一周后，当他再次参加周日徒步时，他的情绪好极了，说他与儿子们的聊天非常轻松、愉快。

唐的改变非常简单和基础，以至于你可能都没弄懂它到底是怎么发生的。唐不再给自己贴标签，因为这种做法使他感到羞愧和没有价值，他转而专注于解决问题，这让他成长了，获得了快乐和更亲密的亲子关系。

真的没有好爸爸或坏爸爸、好妈妈或坏妈妈，以及其他"好某某"或"坏某某"之分。每个人都处于"好"和"坏"之间的某个位置。当你因为一些错误而给自己贴上一个笼统的标签时，这个标签会伤害你，使你无法集中精力解决具体错误。而专心解决具体错误可以让你有所收获和成长。

你如果在你的情绪日志中发现某个消极想法属于贴标签的例子，请把它写在下面，并解释它为什么属于贴标签。

_____

_____

_____

_____

现在，看看你能否想出一个积极想法来帮助你接受自己那些具体的失败和局限，而非给自己贴上一个笼统的、消极的标签。记住，你必须确保这个积极想法是客观、真实的，它必须能粉碎消极想法。

_____

_____

_____

_____

## 好、中、差评估法

要尝试这种方法，首先请选择一个一直困扰你的消极想法，比如"我是一个坏爸爸（或坏老师、坏母亲、坏配偶、坏女儿等消极标签）"。为了简单阐述这种方法的使用过程，我以"我是一个坏老师"为例。有时候我确实认为自己是这样的，这种想法令我相当痛苦。

接下来，请列出"好老师"应该具有的一些特质。你可以说，一个好老师应该具有以下特质。

- 讲课内容能令学生产生兴趣。
- 提前备课。
- 能把知识点讲解清楚。
- 能令学习过程充满乐趣。
- 对听不懂课的学生有耐心。
- 鼓励学生。
- 表扬学生的优点，以友好的方式指出他们的错误。
- 布置和检查作业。
- 以不抵触的、支持的态度回答和应对学生提出的问题和挑战。
- 做一个好的倾听者，不要滔滔不绝只顾着自己讲。

然后，请根据你自己在最差、最好和一般情况下的表现，在 0（糟糕）~100（优秀）之间给自己打分。打分不必力求准确，试着给出一个数字即可。

表 17-1 是我对其中的几项给自己打的分。

**表 17-1  伯恩斯对自己具有的"好老师"特质的评分**

| 身为"好老师"的一些特质 | 最差情况评分（0~100） | 最好情况评分（0~100） | 一般情况评分（0~100） |
|---|---|---|---|
| 讲课内容能令学生产生兴趣。 | 25 | 95 | 75 |
| 能令学习过程充满乐趣。 | 10 | 99 | 60 |
| 表扬学生的优点，以友好的方式指出他们的错误。 | 0 | 99 | 50 |
| 以不抵触的、支持的态度回答和应对学生提出的问题和挑战。 | 0 | 99 | 75 |
| 做一个好的倾听者，不要滔滔不绝只顾着自己讲。 | 0 | 90 | 50 |

对所有项目都进行评分后，你可以为其中评分不高的几个项目制订改进计划。例如，我认为我在"讲课内容能令学生产生兴趣"这方面通常来说做得不错，但在阐述知识或回答问题时有时说得太多。还有，我有时会吓唬学生，还习惯在别人提问时打断对方只顾着自己滔滔不绝。

以下是我的改进计划。

- 在阐述知识、回答问题或讲故事时，要更快地切入主题。
- 每节课的课后从学生们那里收取书面反馈，请他们写下他们在课堂上最喜欢和最不喜欢的地方。
- 以温暖而非防御的态度处理他们的负面反馈，让他们感到向我开诚布公是安全的。
- 别人讲话时，克制住自己插话的冲动。

这个计划能起作用吗？还是只是纸上谈兵？

今年夏天，我真的在两个培训班上认真执行这项计划了。我竭尽全力以温暖和尊重的态度对待每一位参与者，尽管做得并不完美，但效果惊人。事实上，我从这两个培训班中得到了我在过去25年里最高的反馈评分。两个培训班的学员都为我热烈地起立鼓掌，这令我无比开心。

好、中、差评估法如何帮助你呢？

当你给自己贴上"坏爸爸"或"坏老师"之类的标签时，你就把自己看成了一个坏人。你很可能感到羞耻和沮丧，甚至可能放弃。并且，这些标签并没有给你提供任何具体的信息，告诉你你做的哪些事或说的哪些话不太好，你最终只会沉浸于困顿感、缺陷感、挫败感和绝望感中。

相反，当你列出一个"好爸爸""好老师"或其他"好某某"的特质时，你关注的是具体的技能或行为，而不是用一种笼统的、苛刻的方式来评判自己。

然后，当你针对某一特质，对最差、最好和一般情况下的自己的表现进行评分时，你使用了灰度思维法，你最终会看到自己与这些特质有关的表现都介于0~100分之间，没有哪一项是0分，也没有哪一项是100分。有时你做得好一些，有时你做得差一些。大多数时候，你介于二者之间，但你永远不会是0分或100分，因为情况总能变得更糟，也总能变得更好。

接下来，当你制订改进计划时，你关注的是采取积极的措施能带来改变。这么做你就不会再感到抑郁、焦虑、羞愧、有缺陷或绝望，而会沉浸在自我接纳、不断成长和学习的体验中。

这是一种相当简单、直白的方法，可能出乎意料地有用。你如果有任何包含"贴标签"的消极想法，并且想尝试一下这种方法，就可以使用表 17-2"好、中、差评估法"模板。

### 表 17-2　好、中、差评估法 [①]

选择一个你给自己贴上的消极标签，比如"废物""坏妈妈"或"失败者"。然后写下这个标签的反义词，例如，"坏妈妈"的反义词可能是"称职的妈妈""好妈妈""足够好的妈妈"或"伟大的妈妈"。

请把积极标签写在这里：＿＿＿＿＿＿＿＿＿＿＿＿＿＿＿＿＿＿＿＿＿＿＿

在下表列出积极标签至少五个特质。

| 积极标签的特征 | 最差情况评分<br>（0～100） | 最好情况评分<br>（0～100） | 一般情况评分<br>（0～100） |
|---|---|---|---|
|  |  |  |  |
|  |  |  |  |
|  |  |  |  |
|  |  |  |  |
|  |  |  |  |

现在，针对你想要改进的某个特质或特征，写下几个你可以采取的具体措施：

＿＿＿＿＿＿＿＿＿＿＿＿＿＿＿＿＿＿＿＿＿＿＿＿＿＿＿＿＿＿＿＿＿＿＿＿＿

＿＿＿＿＿＿＿＿＿＿＿＿＿＿＿＿＿＿＿＿＿＿＿＿＿＿＿＿＿＿＿＿＿＿＿＿＿

＿＿＿＿＿＿＿＿＿＿＿＿＿＿＿＿＿＿＿＿＿＿＿＿＿＿＿＿＿＿＿＿＿＿＿＿＿

＿＿＿＿＿＿＿＿＿＿＿＿＿＿＿＿＿＿＿＿＿＿＿＿＿＿＿＿＿＿＿＿＿＿＿＿＿

＿＿＿＿＿＿＿＿＿＿＿＿＿＿＿＿＿＿＿＿＿＿＿＿＿＿＿＿＿＿＿＿＿＿＿＿＿

---

[①]　Copyright © 2018 by David D. Burns, MD (with help from David Bricker, PhD).

# 第 18 章
## 自责和他责

---

我想讲一位名叫娜丁的年轻医生的故事。在弟弟尼克不幸自杀后，娜丁也萌生了自杀的念头。尼克一直在与成瘾行为和重度抑郁障碍作斗争。娜丁非常爱她的弟弟，一门心思照顾他。她觉得父母在她和弟弟的成长过程中更偏爱她，因此，她为尼克患抑郁障碍感到自责，尽己所能帮助他。她鼓励他去上学，参加呼吸治疗师培训课程，甚至为他的心理治疗买单。

一天晚上，尼克打电话给娜丁，询问一氧化碳对血液的影响。他说他要为他的呼吸治疗课写一份报告，需要资料。娜丁有点恼火，因为他那天老是打电话过来，而她当时正忙着准备第二天的演讲，所以她简短地答复了他一下，然后挂断了电话。

几小时后，警察在娜丁的公寓窗下发现了尼克的车，以及驾驶座上一动不动的他。警察赶紧把他送到医院，但一到医院，医生就宣告了他的死亡。

娜丁如遭雷击，她对自己说："他打电话来的时候我本应该知道他想自杀。他的死都是我的错，所以我也不配活着。"

你可以想象，娜丁的自责引起了她无法承受的痛苦，几乎让她付出生命的代价。在我看来，亲人自杀是一个人所能经历的最具毁灭性的打击之一。许多有过这种经历的人会在长达几年，甚至数十年的时间里受抑郁、羞愧、内疚和愤怒折磨。

人们抑郁时的表现各不相同。许多人放弃了正常活动，甚至不想起床，因为他们相信没有什么事是值得做的。并且，许多人就像娜丁一样想要放弃生命。事实上，像娜丁这样的重度抑郁障碍患者最终都会住进医院。

但娜丁没有住院。尽管她严重抑郁，但作为一名极富同情心和敬业精神的儿科医生，她仍然坚持每天工作 18 小时，治疗重病儿童，给他们带去希望和欢乐，尽管她自己沉浸于巨大的悲痛之中。如果你见过她，你想不到她的内心正在"死去"。

在前几章，你学习了苏格拉底式提问，这种方法有时对克服自责心理也很有用。这不奇怪，因为"应该"陈述和自责心理经常同时出现。你可能还记得，使用苏格拉底式提问时，你需要问自己一系列问题，这些问题会引导你发现自己原先的想法不合逻辑、不公平。

大概在第五次或第六次治疗时，我问娜丁："如果你知道你弟弟那天想要自杀，你会出手挽救他的生命吗？"

娜丁立刻说，她当然会那样做，她非常爱他，愿意做任何事来挽救他的生命。

我又问娜丁，她是否知道她弟弟那天想要自杀。她说，她没有意识到他当时正处于绝望的情绪中，只以为他正在准备功课。

然后我问她，世界上最好的心理治疗师是否次次都能成功预测并阻止患者的自杀行为。她说，不能，几乎每一个心理治疗师都会面对患者自杀的情况。

我接着问娜丁，有没有人次次都能成功预测未来，她说："只有神才能预测未来。"

于是我说：

> "你一直在为你弟弟的死自责，并且告诉自己，你'应该'知道他那天要自杀。这说明你非常爱他，对他尽心尽力。可你觉得自己是神吗？你能预测未来吗？"

娜丁哭了起来，承认自己不能，这一认识帮助她摆脱了一直纠缠着她的强烈羞愧和内疚。又经过了几次治疗，娜丁不再抑郁了。她康复的关键在于她学会了反驳那些包含"应该"陈述的自责的话，正是那些话导致她产生了难以承受的失败感、内疚感和绝望感。

她不再抑郁后，就能哀悼弟弟的离去，然后好好地过自己的人生。矛盾的是，因为抑郁，娜丁曾经无法正常地悲伤。

责备有以下两种常见的形式。

- **自责：** 你总是吹毛求疵，对自己的缺点、缺陷、错误或失误自责不已，这会导致你把所有的精力都用在内疚或懊丧上，而非找出问题的真正原因，制订一个不断学习和成长的计划。自责几乎总是伴随着指向自我的"应该"，例如，娜丁告诉自己："我早就应该知道他想自杀。"
- **他责：** 你挑剔他人或外界的毛病，坚信自己是他人错误的无辜受害者。他责几乎总是伴随着指向他人的或指向世界的"应该"。

有些人同时在自责和他责的泥潭中挣扎。我把这种对心灵特别有害的组合称为"责备灯塔"，因为责备一圈又一圈地缠着你的心灵，就像灯塔外墙涂刷的红白相间的条纹。有时你认为自己不好，有时你认为别人不好，所以你的情绪在内疚（"我不好"）和愤怒（"你不好"）之间来回摇摆。

我的一位心理治疗师同事梅根也困在"责备灯塔"中。她的一个名叫黑尔佳的患者长期患有抑郁障碍，因为突发的自杀未遂被收治入院，梅根为此感到非常羞愧、焦虑、不胜任和意志消沉。虽然黑尔佳自杀没有成功令梅根松了一口气，但是她责怪自己没能消除患者的自杀倾向。她已经治疗黑尔佳的抑郁障碍将近 1 年了，却收效甚微。她告诉自己，她"应该"拥有更高明的医术，"应该"有能力为患者提供更多的帮助。

梅根告诉我：

> "患者企图自杀使我感到极度沮丧，这是我职业生涯中最糟糕的事件之一。这个打击巨大到使我整夜失眠。一大堆消极情绪堵在我的心口，我在脑海中不断复盘她的治疗过程，一遍又一遍，想知道我在哪方面还可以做得更好。
>
> "我非常担心黑尔佳和她的家人，虽然她自杀没有成功让我松了一口气，但是她的伤势非常严重，需要很久才能康复。"

梅根还对黑尔佳感到愤怒，怪她在治疗上没有取得任何进展。黑尔佳在接受治疗时不停地抱怨她的丈夫、孩子和命运，看上去对学习任何一种可以改变消极情绪的方法都没有兴趣，而且她很少在两次治疗的间隔期间完成梅根布置的作业。她会抱怨自己"太累了"或说自己"忘记了"，好像困于自怜、痛苦和不快乐中不愿自拔。

我不想过分批评黑尔佳——如果我看起来不是这样的，那么我道歉。每个人都有自怨自艾、满腹牢骚的时候。至少我是这样的！

我也不想批评梅根。无休止的抱怨基本上起不到帮助作用，反而还会使试图帮助你的心理治疗师感到非常挫败。

你可以在梅根的消极想法里看到自责和他责，以及指向自我型和指向他人的"应该"。她告诉自己：

- "我对黑尔佳的治疗本应该更有效。"
- "她想要自杀是我的错。"
- "她不应该这么抗拒治疗，这么冥顽不灵。"
- "她应该更努力地与自己的抑郁战斗，好好完成心理治疗作业。"
- "她不应该怨天尤人。"
- "她应该告诉我她有自杀的想法。"

一个训练有素、备受尊敬的心理治疗师竟然对自己的患者有非常强烈的消极情绪——我有点担心你被这个事实吓到。然而，我必须承认，尽管我是心理治疗领域"专家"，但我同时也是普通人，我也不可避免地会产生我接诊的患者所产生的消极情绪。

因此，定期进行心理疏导对心理治疗师来说无比重要。心理治疗师这个职业的回报可能很大——我在看到患者康复时所产生的喜悦无与伦比。然而，治疗重度抑郁障碍和情绪不稳定的患者时心理治疗师面临的压力也可能很大，这个职业可能会给治疗师本人带来深重的痛苦。

这就是我每周在斯坦福大学提供免费心理治疗培训，其中包括为本地的心理治疗师们提供心理疏导的原因之一。心理治疗师也需要时不时地调整一下自己——找个机会卸下心灵的重担，重新培养对生活的积极态度。

我相信，拥有愉悦、平和的内心会深深影响心理治疗师对患者的治疗效果。每一个心理治疗师都应当持续地从外界获得支持，不断地学习和成长，而不应当孤军奋战。

## 正向重构

现在，让我们看看能否帮助梅根。记住，认知行为疗法的基本理念是：**是你的想法，而不是外部事件，制造了你的情绪**。因此，尽管黑尔佳的自杀未遂事件确实令人惊心，但梅根的消极情绪其实是她对自己和患者的消极想法引起的。

在试图改变梅根的想法之前，让我们后退一步，问问自己：这些消极想法和情绪表明梅根有哪些积极的和了不起的特质？这些消极想法和情绪能带来什么好处呢？

在继续阅读之前，请尽可能地想出"自责"和"他责"的积极因素，列举在表 18-1 和表 18-2 中。

### 表 18-1　"自责"的正向重构清单（你的答案）

| 1. |
|---|
| 2. |
| 3. |
| 4. |
| 5. |

### 表 18-2　"他责"的正向重构清单（你的答案）

| 1. |
|---|
| 2. |
| 3. |
| 4. |
| 5. |

写完后，请看看梅根和我列出的清单（表 18-3 和表 18-4）。

以下是梅根和我想出的积极因素。你的答案可能与我们的有所不同，这是好事，你可能想到了一些我们没有想到的积极因素。

**表 18-3 "自责"的正向重构清单**

| |
|---|
| 1. 自责表明梅根有承担责任的勇气，愿意审视自己的错误。 |
| 2. 自责表明梅根在用很高的标准要求自己。 |
| 3. 梅根的高标准曾经帮助和激励了她自己。尽管发生了这起令人感到震撼的事件，但是实际上，梅根是一位业务能力优秀、极富同情心的心理治疗师。 |
| 4. 自责表明梅根想要不断学习和成长，提高自己的医术去治疗那些重症患者。 |
| 5. 自责说明梅根很谦逊。 |
| 6. 这种自责是实事求是的，因为她确实可以选择其他方法治疗患者，也许治疗效果会更好。 |
| 7. 这种自责反映了她想要挽救这个极其顽固、抗拒治疗的患者的坚定决心。 |

**表 18-4 "他责"的正向重构清单**

| |
|---|
| 1. 梅根对他人的指责和愤怒说明她心中有严格的道德准则。 |
| 2. 梅根对他人的指责和愤怒表明她认为患者应该对自己负责，而她的患者一直表现得不够负责。 |
| 3. 梅根以友好的、尊重的方式与患者分享自己的愤怒和失望可能对患者有帮助，打破治疗的僵局。这与许多心理治疗师秉持的原则刚好相反——心理治疗师接受的教导是要隐藏自己的情绪。其实，与患者就治疗陷入困境进行坦诚的对话常常能给治疗带来突破。 |
| 4. 梅根的愤怒表明她也是人，也有脆弱的一面，还表明她非常在乎患者。 |

在列出所有积极因素之后，梅根决定在不放弃它们的前提下，下调消极情绪的程度。当梅根看到消极情绪实际上反映了她巨大的力量、同情心和高标准，她在感到震惊的同时内心也得以治愈。

## 语义重构

在挑战包含自责和他责的想法时，语义重构是一种特别有用的方法。回顾第 16 章的内容，你会想起语义重构就是用更温和的、不那么苛刻的话来代替指责性的话。它被用于替换"应该"陈述。例如，不使用"我应该……"或"她应该……"，而使用诸如"如果……那就更好了"的说法。

梅根尝试了这种方法，用不那么挑剔的话成功代替了她对自己和患者的指责。在我向你说明她做到这一点的过程之前，请你试着先假想自己是梅根，看看你能否用语义重构（或其他你感兴趣的方法）来挑战她的消极想法。你能否在表 18-5 中列出的每一个消极想法的右栏中，写下一个客观、真实的积极想法？这个想法要能粉碎左栏那个消极想法。

做这个练习的时候，请你记住梅根实际上是一位医术高超而又富有同情心的心理治疗师。她在治疗黑尔佳时所犯的错误（如果非要找出一个错误的话）在于：当黑尔佳一再不完成心理治疗作业时，她没有给黑尔佳设置底线。这可以说是一个因为过多的同情心或善意而导致的错误。

有时候，看穿别人的消极想法比看穿自己的消极想法要容易，所以，我在这里给你一个练习的机会。

表 18-5　重构梅根的消极想法（你的答案）

| 消极想法 | 积极想法 |
|---|---|
| 我对黑尔佳的治疗本应该更有效。 | |
| 她想要自杀是我的错。 | |
| 她不应该这么抗拒治疗，这么冥顽不灵。 | |
| 她应该更努力地与自己的抑郁战斗，好好完成心理治疗作业。 | |
| 她不应该怨天尤人。 | |
| 她应该告诉我她有自杀的想法。 | |

## 我的答案

以下是梅根和我想出的答案（表 18-6）。

表 18-6　重构梅根的消极想法（梅根和我的答案）

| 消极想法 | 积极想法 |
|---|---|
| 我对黑尔佳的治疗本应该更有效。 | 我当然希望我的治疗对她更有效，但我已经尽力了，告诉自己"我本应该知道怎么做更有效"并没有任何帮助，也无法让我更同情她。 |
| 她想要自杀是我的错。 | 我希望我那时能知道她有多绝望，这样我就可以进行干预了。可她的责任更大。我可以为我的治疗负责，但我不能对她做什么或不做什么负全责。 |

续表

| 消极想法 | 积极想法 |
|---|---|
| 她不应该这么抗拒治疗，这么冥顽不灵。 | 我真希望她不要这么抗拒，而以更开放的态度与我合作。顽固是她的主要问题之一。如果她不存在抗拒和顽固的问题，她可能就不需要接受心理治疗了！ |
| 她应该更努力地与自己的抑郁战斗，好好完成心理治疗作业。 | 我真希望她能更努力地配合治疗。我说"她应该……"是没有道理的，听起来好像她触犯了什么法律，这太不合理了。如果她继续接受治疗，我可以将"必须完成作业"作为我们再次合作的条件。 |
| 她不应该怨天尤人。 | 如果她不抱怨那么多就太好了，这也是需要解决的问题之一。她可能在康复后才能停止抱怨，因为这就是她当下陷入的模式，是她前来接受治疗的原因。 |
| 她应该告诉我她有自杀的想法。 | 虽然我希望她告诉我，但是她可能感到羞耻或担心我会采取干预手段强制她住院。如果我们再次合作，我会鼓励她谈论这个问题，并给她提供支持。 |

梅根说，这些积极想法极其有效，她重新感到了平静，并且对自己的专业能力有自信了。她说，再次发现自己的焦虑并非源于患者可怕的自杀行为，而源于自己看待这件事的思维方式，也相当引人深思。

即使是经验丰富的心理治疗师，比如梅根，也会时不时地陷入情绪的黑洞。这是人性的一部分。在接受了心理疏导之后，心理治疗师可以更有效地治疗患者，可以告诉患者："我知道焦虑、愤怒和无价值感是多么可怕——因为我自己也有这种经历！我会教你走出困境，那会让你获得无上的快乐！"

## 再归因

再归因要求人们找出导致坏事发生的全部可能原因，而非把它完全归于自己（或他人）。例如，一个周六的早上，纳撒尼尔在杂货店排队结账，他是个非常害羞的年轻人。他觉得女收银员好像在打量他，他想和她搭讪，又害怕被拒绝，显得自己像个傻瓜。

当他排到队伍的最前面时，他非常紧张。收银员给他要买的商品扫描条码时，他只敢盯着柜台。她说："一共 9.96 美元。"他递给她 10 美元。她找钱时，他也死死地盯着柜台。走出杂货店后，纳撒尼尔觉得很丢脸，他对自己说："我又搞砸了！"

纳撒尼尔的消极想法——"她如果拒绝我，就说明我是个废物。"——是自责的典型例子。当然，这里面还包括其他认知歪曲，比如以下几种。

- **全或无思维**：他认为自己不是"人生赢家"就是"废物"。
- **过度概括**：他将一次经历扩及对"自我"方方面面的认识。
- **妄下结论（读心术）**：在没有证据的情况下，他认为她不会对他感兴趣。
- **夸大**：他认为向一个对他不感兴趣的人搭讪是一件了不得的大事。
- **情绪推理**：他觉得自己是个废物，所以他推断她也会这么看待他。
- **隐蔽的"应该"**："我永远不应该被拒绝"和"我应该有能力俘获她的芳心"。
- **贴标签**：他觉得"被拒绝"会使自己成为一个"废物"。

我教纳撒尼尔使用再归因，请他列出以下这个问题的全部可能答案——一名年轻女性在收银时，为什么没有对一名年轻男性试图搭讪自己的举动做出积极回应？你能想出哪些答案？我想这个练习很有趣，而且也并不难。写下你的答案后，请继续阅读，看看纳撒尼尔和我想出了什么。

_____

_____

_____

_____

_____

_____

### 我的答案

以下是纳撒尼尔和我想出的各种可能答案。

- 这可能违反了杂货店的规定。

- 她可能结婚了或有男朋友。

- 杂货店经理可能正在注视着她的一举一动。

- 她可能厌倦了总有男人对她献殷勤。

- 我可能不是她喜欢的类型。她可能喜欢更成熟或更年轻一点的男人。

- 她可能很害羞。

- 她可能心情不好。

- 她可能身体不舒服。

- 她可能没察觉到我的意图，因为我还不擅长向女孩搭讪。

这个清单让纳撒尼尔的情绪得到了极大改善，他做了两个重要的决定。首先，他决定试着去搭讪（虽然可能被拒绝），毕竟他才刚刚开始学着如何与异性攀谈。其次，他决定当他遇到有魅力的姑娘时，不说一些显得自己很聪明或了不起的话，而只是微笑着打个招呼。不管对方的回应是否积极，这都是一个巨大的进步。

我告诉纳撒尼尔，我想教他用调查技术和人际关系暴露技术帮助他克服害羞。

- **调查技术：** 询问别人他们在社交场合是否也会感到害羞或尴尬，他们是否有时会看不起害羞的人，或者是否会因为你害羞而看不起你。

- **微笑和打招呼练习：** 每天对至少 5 个陌生人微笑和打招呼，哪怕你为此感到极度焦虑。

- **脱口秀主持人练习：** 害羞的人大多会认为必须谈论自己或说一些显得非常睿智的话才能给别人留下深刻印象。可这样其实往往招人厌烦。相反，我让纳撒尼尔"扮演"脱口秀主持人，有些脱口秀主持人的工作内容就是在节目里与陌生人交谈。脱口秀主持人都会使用哪些交流技巧呢？在大多数情况下，脱口秀主持人使用以他人为中心的谈话技巧，极少谈论自己或试图说些令人印象深刻的话。他们鼓励嘉宾谈论嘉宾自己，赞美嘉宾，向嘉宾提问，引导嘉宾更大程度地敞开心扉。大多数人都喜欢你真诚地对他们表现出兴趣。我鼓励纳撒尼尔在日常生活中的每一天都这么做，无论身处什么环境。

- **自我暴露**：每天至少告诉一个人（可以是陌生人，也可以是熟人），你一直在与害羞作斗争，你一直为此感到极度羞耻，总是试图掩饰自己的害羞。现在，你不想再藏着掖着了，所以你选择向他们坦白。
- **羞耻攻击练习**：在公共场合做一些疯狂或古怪的事情来克服你对被鄙视或被人认为是怪人的恐惧。例如，你可以在商场里走到一群陌生人面前，告诉他们："我想给你们唱首歌。"问他们想听什么歌，然后大声唱出来！
- **拒绝练习**：与你感兴趣的异性交谈时，你即使认为自己可能遭到对方的拒绝，也要以友好和尊重的态度向他们提出约会邀请。每周积攒至少5次被拒绝的经历。接受约会邀请不计入次数。只有被拒绝才能计作1次。这个练习的目标是尽可能多地积累被拒绝的经历！

纳撒尼尔觉得这些任务既令人恐惧又令人兴奋。完成任务的过程中，他确实被拒绝了很多次，但也成功了很多次。没过多久，他的社交生活就变得丰富起来了。

在讨论下一种方法之前，我要对再归因做最后一点说明。与其他方法一样，这种方法也可能被滥用。有时候，一个人在被自己在乎的人批评或拒绝时会使用再归因作为防御手段，以抵抗自己的无价值感。他会告诉自己对方是个"浑蛋"或"废物"。然而，这只是从自责转向他责。在我看来，这既不合乎事实也没有实际效果，因为对他不满或批评他的人实际上并非浑蛋或废物。

那么，当你对某人感到非常恼火时，你该如何克服他责心理呢？答案是使用成本效益分析！

## 成本效益分析

当你因为人际关系冲突或问题而感到愤怒并责怪某人时，成本效益分析是最简单也最有用的解决方法之一。你只需要列出他责的好处和坏处，然后在总分为 100 分的前提下给好处和坏处打分。也许你会发现自己并不想停止责怪别人——那也没关系，成本效益分析一定会帮助你做出决定。

表 18-7 是一个成本效益分析表。在表中你会看到他责带来了很多实实在在的好处。例如，指责他人非常容易，并且能让你产生优越感。另外，你不必审视自己在问题中扮演的角色。你可以告诉自己，你是对的，别人是错的。每个人都喜欢认为自己才是手握"真理"的那一方！他责至少能带来 20 个好处。

他责也可能带来一些坏处。其中一个比较严重的问题是，你会深陷其中，因为你根本不想接近你责怪的那个人。并且，对方也几乎总是做出防御姿态，反过来责怪你，这会激怒你。你将陷入愤怒和敌意之中，精疲力竭。

### 表 18-7　他责的成本效益分析表 [①]

| 他责的好处 | 他责的坏处 |
| --- | --- |
| 很容易做到。我不需要改变自己。 | 情况不会发生改变。 |
| 我将以正人君子自居，占据道德制高点。 | 这种态度会使对方反感。 |
| 我不必努力接近他人，可以与他人保持距离。 | 我们之间的关系无法得到改善。 |
| 我会觉得自己很强大。 | 我无法解决冲突。 |
| 我会坚信这个问题真的是对方的错，这么想让我得以解脱。 | 对方同样会坚信问题都是我的错。我们会因此无休止地互相指责，没有人让步。 |
| 真理将站在我这边，我会觉得我是对的，对方是错的。 | 对方同样坚信我是错的，他才是对的。 |
| 我可以扮演受害者的角色。 | 受害者的角色令人厌倦，我会困于自怨自艾。 |
| 我不会感到脆弱，我会感到很安全。 | 我的情绪将被隐藏，别人将无法看到我内心的真实感受。 |
| 他责能保护我的自尊和骄傲。 | 我会丧失获得爱和建立亲密关系的机会。 |
| 我不必内疚。 | 无论如何我都会感到内疚。 |
| 我可以掩盖自己的错误，否认自己在问题中扮演的角色。 | 我会忽视自己在问题中扮演的角色，过高地评价自己。 |
| 我不必体验自我反省的痛苦和折磨，不会感到羞耻。 | 我不会获得成长或学到任何新的东西。 |
| 这能体现出我不会任人摆布或利用。 | 我给了别人把我惹毛从而控制我的权力。 |

---

① Copyright © 2019 by David D. Burns, MD.

续表

| 他责的好处 | 他责的坏处 |
|---|---|
| 我可以幻想向对方复仇。 | 对方也会幻想报复我。 |
| 我可以做一些刻薄、小气的事情，然后告诉自己对方活该。 | 对方可能反击。 |
| 我可以背地里采取肮脏的手段报复对方。 | 我可能伤害到他。 |
| 我可以告诉自己，我完全有权利生气。 | 我可能忽略自己有权利快乐。 |
| 愤怒使我的生活有了目的和意义。 | 我可能陷入愤怒不能自拔。 |
| 生活将变得充满戏剧性和令人兴奋。冲突会让我觉得自己与众不同，是个重要人物。 | 持续战斗会使人精疲力竭、意志消沉，也浪费时间。 |
| 我可以到处说对方是多么差劲，以获得众人的支持。 | 人们可能厌倦我的抱怨。 |
| 我可以把对方当作替罪羊，鄙视他。 | 这可能给朋友和家人树立一个不好的榜样。 |
| 我可以告诉自己对方是个浑蛋，不值得我付出努力。 | 这种心态可能成为一种自证预言。 |
| 我可以筑起一堵人际交往的高墙，躲在后面攻击对方。 | 我可能在自己筑起的高墙里撞得头破血流。 |
| 我可以拒对方于千里之外。 | 我将失去解决问题和与对方拉近关系的机会。 |
| 我可以通过暴饮暴食、酗酒或使用成瘾药物来安慰自己。 | 持续的怨恨可能导致头痛、疲劳或高血压。 |

现在，你已经了解如何对他责进行成本效益分析了，你可以在自己身上试一下。看看你的情绪日志，其中有与他责有关的消极想法吗？如果有，请在表 18-8 中列出自己继续坚持这种认知歪曲的好处和坏处。

列出你能想到的所有好处和坏处之后，在总分为 100 分的前提下分别对好处和坏处进行权衡、打分。问问自己，这么做是好处更多还是坏处更多。然后把两个相加之和为 100 的数字填在表格底部的圆圈里，这就是你对他责的成本和效益的评估。

不要顾虑你在每一栏里最终列出了几条内容——有时候，一个巨大的好处可以压倒众多坏处，反之亦然。你要做的是对两栏中的内容进行总体的比较和权衡。

表 18-8　他责的成本效益分析表（你的答案）

| 他责的好处 | 他责的坏处 |
|---|---|
|  |  |

如果他责的好处分数更高，你该怎么办？你就不用做出改变！你可以继续责怪对方！就这么做吧！如果某件事对你的好处大于坏处，你就没有理由做出改变。

如果两个圈里的数字都是 50，你该怎么办？我建议与上一种情况相同。做出改变是艰难的，化解人际关系冲突尤其具有挑战性。当一件事暂时处于平衡的状态、没有任何明显的做出改变的理由时，实在没有必要投入全部精力解决它。

如果他责的坏处更大，你该怎么办？嗯，你可以试着用语义重构反驳他责心理，就像你在梅根的故事中所做的练习那样。如果你现在迫切地想要克服他责心理，那么你可以尝试一种很酷、很有启发性的方法，叫作"引导式共情"（Forced Empathy）。

## 引导式共情

我在数十年前就发明了引导式共情，但这种方法在很长一段时间内被压在箱底。我没有大力推广它的原因是它只在部分情况下起作用。然而最近，我发现了这种方法时而效果极好、时而却失败的原因。这种方法的效果完全取决于你是否真心想要接近那个与你意见不合的人。如果你真心想要接近，这种方法就会像魔法一样有效。你如果并不想，那么包括引导式共情在内的任何方法都帮不了你。

接下来我来展示一下如何使用这种方法。假如你非常生某人的气，你将一些不好的事情怪罪于他。可你其实并不了解他的想法或感受，还为他的行为假想出各种各样的原因。比如，你可能告诉自己对方是一个"浑蛋"。再比如，你可能告诉自己对方总是认为他是对的，从不倾听你的心声，根本不理解你，不关心你。

这些想法几乎都包含了他责在内的多种认知歪曲，它们使你抱着消极情绪去思考和行动。例如，因为你失望、感到愤怒或伤心，所以你可能以防御、对抗或敌视的态度对待对方。然后对方也不可避免地变得无礼，摆出防御的架势。于是你就会告诉自己："看，我是对的！他果然是个十足的浑蛋！"

这样你就陷入了自证预言，觉得自己像个受害者。但你没有意识到，正是你的表现触发和强化了对方的恶劣行为。

当然，除非你自己想要改善自己和对方的关系，否则你没有理由改变。没有规定说你必须努力与每个人和睦相处。如果你想要收获一段更好的人际关系，并且愿意与对方拉近关系，那么引导式共情可能对你非常有用。引导式共情的目标在于让你与和你发生龃龉的人在更深的层面上相互理解。当你能从对方的角度看待冲突时，事情就可能一下子变得完全不同了。

为了实现这个目标，你需要扮演那个你讨厌的人，再找一个人扮演那个人的好朋友。在进行角色扮演时，你必须遵守以下规则。

- 当你扮演那个你讨厌的人时，你说的每一句话必须都是客观事实——只说客观事实，不说其他的。事实上，你可以假装你服了"吐真剂"，必须说实话。
- 你不许为自己辩解、找借口或否认任何事情。
- 你必须尽己所能代表对方的显意识和潜意识说话。

接下来，我来举例说明如何使用这种方法。

2年前，在一个咨询小组里，我的同事吉尔·莱维特博士提到，她近来一直感到伤心、烦恼和沮丧，因为她和她那年方12岁、上小学六年级的大儿子亚历克斯之间冲突不断。亚历克斯想要更多的自由，对任何受到限制的事情都要争执一番。例如，他抱怨就寝时间过早；他想要有更多的时间玩电子游戏；当吉尔提醒他把东西放好或做作业时，他报之以白眼。

吉尔理解亚历克斯渴望独立的心情，但对他变得如此叛逆感到伤心和难受。尽管她给了他更多的自由——设定更晚的就寝时间、允许他骑自行车去朋友家，以及给他买了他人生中的第一部手机——但他仍然因为妈妈把他当幼儿对待而大发雷霆。吉尔不知道她的孩子到底怎么了，不明白他为什么对她这么愤怒。

小组里的另一位同事理查德·拉姆建议吉尔试一试引导式共情。所有采用 TEAM 认知行为疗法的心理治疗师都在努力实践这种方法。当我们陷入自我怀疑的情绪黑洞中，或者与所爱的人发生矛盾时，我们就会使用我们自己发明的方法。通过自我实践，我们提高了专业水平，找出了真正有效的方法。毕竟有时候，自己才是最难医治的患者！

理查德让吉尔扮演亚历克斯，而他扮演亚历克斯的一个朋友。他让吉尔闭上眼睛，想象自己就是亚历克斯，正在对朋友诉说他和母亲的关系。吉尔说，闭上眼睛的那一刻，她看到了亚历克斯，忍不住又伤心起来。

下面就是一段使用了"引导式共情"的对话。

**理查德（扮演亚历克斯的朋友）：** 我听说你在生你妈妈的气。给我说说，到底是怎么回事？

**吉尔（扮演亚历克斯）：** 她老是烦我，老是提醒我做这个、做那个。我有脑子，也很有责任感。我有喜欢我的朋友们，也很会照顾自己。不用别人监督，我也能按时做作业。我和我妈妈关系很好，我非常爱她，但她总是控制我，总是提醒我做一些我明明记得的事情。她时时刻刻都在监督我。

**理查德：** 这让你有怎样的感受？

**吉尔：** 我觉得她不信任我，认为我没有能力管好自己的事。

**理查德：** 你想对你妈妈说些什么？

**吉尔：** 我想告诉我妈妈，我是一个好孩子，可以做出正确的选择，她不必时时刻刻盯着我的一举一动。我想告诉她，她应该更相信我，比现在更相信我。

吉尔突然号啕大哭起来，并描述了刚才的对话对她的影响。她说，她突然意识到自己没有关注亚历克斯心中那些细腻的情感，只注意到了他的不耐烦和好斗。她没有看到他脆弱的一面，因为她一直认为他很能干。

她也发现自己一直把他当小孩子对待，而他不应该再被这样对待了。她说他已经变得很独立，她让他觉得不被信任。她没有告诉过亚历克斯，她为他感到非常骄傲，他非常成熟和有责任感。她很难过地意识到自己恰恰正在破坏亚历克斯的这些特质。

结束心理疏导后，吉尔回家告诉亚历克斯，她意识到他长大了，放手是她必须努力做到的事情。她对儿子解释说，她习惯扮演他的看护者和组织者，但有时她越界了，这是她应当努力纠正的地方，这无论如何都不是他的错。她告诉亚历克斯，她认为他非常有责任感，她已经意识到自己让他觉得不被相信了。她说，学会放手是她正在努力进修的课题。

亚历克斯听到这些非常开心，并且完全理解了母亲的心！

我希望你觉得这个引导式共情的例子很有趣。这种方法可能非常强大、有效，特别是在你非常希望与和你有冲突的朋友、家人或同事建立起更和谐的关系时。

你如果发现自己的消极想法中存在自责或他责，请记住，本章讨论的方法——正向重构、语义重构、再归因、成本效益分析和引导式共情——对这两种认知歪曲都有效。

要注意的是，在你自责或他责时，你对改变的阻抗可能非常强烈。指责是极容易成瘾的。如果你在自责，那么你对自己的高标准会使你深陷其中无法自拔；如果你在他责，那么你的愤怒和道德优越感会使你深陷其中无法自拔。这就是为什么自责和他责通常来说是最难战胜的认知歪曲，愤怒是最难消解的情绪。

这也是为什么当你想粉碎一个含有自责或他责的消极想法时，有关动机的技术（比如正向重构或成本效益分析）非常适合作为首先使用的方法。当你决心停止苛责自己或他人后，本章提供的几种方法，以及我在本书中介绍的其他许多方法和工具都可能帮到你！

现在，你已经手握很多种可以粉碎各种认知歪曲的武器了。请记住，我给你的仅仅是"入门套装"，还有更多、更神奇的方法供你使用。当你翻到附录 1 "帮你摆脱认知歪曲的 50 种方法"时，你会发现足足有 50 种方法可以帮你改变消极想法和情绪，令你重新"感觉好极了"！

第三部分

精神 / 哲学层面的
讨论：如何摆脱
"自我"的桎梏？

# The Spiritual/Philosophical Dimension: The Four "Great Deaths" of the Self

# 第 19 章
## "自我"真的存在吗？你需要自我吗？

你害怕被人评判吗？你会时不时感到自卑，担心别人发现你的缺点或你内心的真实情绪后看不起你吗？

如果你和大多数人一样，坚信可以根据自己的收入、智力、才能、成就、外貌、社会地位或其他标准来衡量或定义"自我"或"身份"，那么当你情绪低落或没有安全感时，你就可能觉得"自我"有缺陷或不够好。这些想法将引起抑郁、焦虑、羞耻、无价值感、孤独、绝望等消极情绪。

你也许已经发现，有时候为了坚信"自我"的存在，你不得不付出相当沉重的代价。

前几天晚上，我和一个名叫乔纳森的朋友一起吃比萨。他告诉我，过去的 9 年里，他一直在与心魔作斗争，有一个无情的、自我批评的声音对他说他是一个"失败者"，因为他没有丰厚的收入、显赫的事业，也没有找到一生的挚爱。这些想法导致他产生了强烈的自卑感，这种感受每天直到他入睡时才会消失，第二天早上在他醒来时又会排山倒海般袭来。

当然，自我批评总是符合部分事实。从事商业绘画的乔纳森最近在一次重要的竞标中失败了，而他为这次竞标付出了巨大努力。他在竞标中排名第二，没能签下合同从而获得急需的收入。

此外，他与前女友的关系也时不时生起波澜。他们虽然不再相爱，但她是他孩子的母亲，他们协议共同抚养孩子。乔纳森去探望他们母子时，经常遭到前女友的批评，然后矛盾就会升级。乔纳森告诉我："我俩之间的争吵和我小时候我爸妈的争吵一模一样。我曾经下决心不让这种事情发生在自己的人生里。"

乔纳森并非身处这种困境的个例。许多人觉得自己不够好是因为自认为事业不够好，或者没有找到梦想中的爱情。事实上，乔纳森的商业绘画业务足以养活自己和另外两名雇员；虽然他与孩子母亲的关系磕磕绊绊，但他过去曾与很多异性相处融洽；他是骄傲而慈爱的父亲，有一个可爱的 1 岁儿子。当乔纳森告诉自己他是一个"失败者"时，这个想法听上去非常真实，他的痛苦非常鲜明。

乔纳森认为他的"自我"不够好，这就是他产生情绪困扰的根源。

人们普遍都有不自信的感受，至少在我认识的人中是这样的。上周，我遇到了一个年轻的牙买加姑娘，她叫贾内尔。她对我倾诉，说自己从还是个孩子的时候起，就一直被抑郁、焦虑和羞耻的感受萦绕。

在贾内尔的成长过程中，她的母亲和姐姐总是告诉她，她的棕色皮肤是"低等"的象征，她必须努力表现得像个"白人"才能被周围人接受。她们还告诉她，不会有人对她感兴趣，不会有人真正想要了解她。

所以从孩提时起到今天，贾内尔一直在与自卑作斗争，坚信他人不会发现她的闪光之处。然而事实是，贾内尔有一个爱她的丈夫，有顶尖大学的博士学位，并在一家著名的医学中心从事重要的研究工作。尽管如此，在她内心深处，依然总有一个声音不停地对她说，她仍然"不够好"。

同样的自我怀疑和自卑感还会产生在经济状况欠佳的人身上。我在费城时曾为我所在的医院的患者建立了一个"十步治疗"小组，方法源于我的另一本书《十天重建内心强大的自己》（*Ten Days to Self-Esteem*）。这个医院所在的社区治安很差，有很多犯罪活动和帮派活动。许多患者不仅生存资源有限，还存在严重的精神健康问题，有相当一部分人不会读写，还有些人无家可归。

一天下午，我组织治疗小组开展活动。我请患者们描述一个令他们感到自尊崩塌的具体时刻。一个名叫胡安的流浪汉描述了人行道上一个西装革履的男人从他身边走过时他心里的感受：

> "我告诉自己，他有一份工作，有一张可以睡觉的床，还有一个爱他的家庭。而我睡在人行道上。我连小学五年级都没读完。我从来没工作过。我没有为任何人做过任何贡献。我只是社会的寄生虫，是一个毫无

价值的人。"

泪水顺着他的脸颊滚落下来。你能看出，胡安的想法与乔纳森和贾内尔的想法惊人地相似——他也认为他的"自我"不够好。

也许你有时也有这种感受，对吗？你有没有曾经：

- 觉得自己不如朋友或同事，因为他们看起来更成功、更有魅力或更受欢迎？
- 觉得自己是有缺陷的，或者因为自己一直在掩藏某些缺陷而感到羞耻？
- 害怕别人看到真实的你以后会看不起你？
- 在社交场合感到害羞或尴尬，担心如果自己说错了话或看起来紧张、没有安全感，别人就会对自己评头品足？
- 非常害怕公开演讲，担心到时自己的大脑会一片空白，或者自己会语无伦次、显得像个傻瓜？
- 因为觉得自己不够聪明或不够成功而感到自卑或羞愧？
- 因为被在意的人拒绝，或者因为没能与自己爱的人建立起一段有意义的关系，所以认为自己毫无价值或不讨人喜欢？

虽然世界上的确可能有一些"幸运儿"，他们几乎总能保持着快乐和自信，但是我相信，大多数人都时不时地在与不安和自我怀疑作斗争。尽管总的来说，我算一个相当快乐的人，但是我也曾纠结于这些感受，所以我知道这令人非常痛苦——甚至可以说令人痛不欲生。

例如，2017 年时，我曾获得过在"心理治疗发展大会"（Evolution of Psychotherapy Conference）上作报告的机会，那一年的会议在加利福尼亚州的阿纳海姆举行。该会议被称为"心理治疗界的伍德斯托克音乐节"，因为它汇聚了心理治疗领域数十位顶级专家，吸引了世界各地几千名心理治疗师共襄盛举。你可能认为，能参加这样一个盛大的活动，那几天我一定兴奋至极，然而我内心的感受并非如此。

我的前两场报告吸引了大约 1 000 名听众，看似进行得很不错，甚至可以说是非常不错。可后来，我开始纠结于自己在某一场报告中出的一些错，没有做到十全十美。我感到气馁，认为报告做得也许还算可以，但没有达到令人震撼或效果爆棚的程度。我开始情绪低落。我发现我在告诉自己：

- 我不属于这里；
- 我不配站在这里；
- 我本应该做得更好；
- 我是个过气的专家，属于我的辉煌时代已经过去；
- 整个心理治疗领域都在向前发展，只有我留在历史的尘埃里。

　　这些想法令我无比痛苦，而且它们看上去非常正确。我觉得自己正在面对着一些可怕但无从逃避的"真相"。

　　你能在我的想法中发现哪些认知歪曲？请对照表 19-1 中的项目逐一进行判断，勾选出答案。没有绝对正确或错误的答案，尽力做出你的猜测即可。

**表 19-1　认知歪曲判定表**

| 10 种认知歪曲 | 你的答案 |
| --- | --- |
| **全或无思维**：用非黑即白、全或无的方式看待自己或世界，不认可灰色地带的存在。 | |
| **过度概括**：用"总是"或"从不"这类词把一个负面事件拓展成永无止境的失败。 | |
| **精神过滤**：总是想着事物消极的一面，过滤掉或忽略掉其积极的一面，就像用一滴墨水染黑整杯清水。 | |
| **正面折扣**：这是一个更严重的心理错误。你告诉自己，你的优点都不值一提。你会因此对自己的各个方面都持有负面评价。 | |
| **妄下结论**：在没有事实依据的前提下草率得出结论。<br>• 读心术：你认为别人对你持有消极想法和感受。<br>• 算命式预测：对未来做出坏的预测。 | |
| **夸大或缩小**：错误地夸大或缩小事情的重要性。我称这种心理为"双筒望远镜错觉"——分别从双筒望远镜的两端望出去，物体看起来要么比实际大得多，要么小得多。 | |
| **情绪推理**：从情绪出发进行推理。比如，你感到挫败，所以你就认为自己真的是一个失败者。再比如，你感到绝望，于是你断定自己真的没有希望了。 | |
| **"应该"陈述**：你用"应该""必须"或"应当"令自己（或他人）痛苦不堪。指向自我的"应该"令你感到内疚、羞耻、抑郁和没有价值；指向他人的"应该"令你感到愤怒，引发人际关系问题；指向世界的"应该"令你感到挫败或有特权。 | |

| 10 种认知歪曲 | 你的答案 |
|---|---|
| **贴标签**：你给自己或他人贴标签，而非着眼于具体的问题。贴标签是过度概括的极端形式，你认为你整个自我或他人不好或有缺陷。 | |
| **自责和他责**：挑自己的错（自责）或别人的错（他责）。 | |

你选好了吗？你有试着找出我这些想法中的认知歪曲吗？选好后，请继续阅读，看看我的答案。你在给出答案之前，不要偷看我的答案！

## 我的答案

你发现了多少种认知歪曲？很明显，我的想法包含相当多的认知歪曲，甚至可以说有全部 10 种！答案如下。

- **全或无思维**：我告诉自己，既然没有做到十全十美，我就是彻底失败。
- **过度概括**：我认为自己已经"过气"，属于我的辉煌时代已经过去。
- **精神过滤**：我反复回忆两场报告中效果相对较差的那场，完全忘记了另一场报告实际上非常成功。
- **正面折扣**：我认为自己在最近多次工作坊中获得的全场起立鼓掌，以及每天从粉丝那里收到的大量表扬信都不值一提。
- **妄下结论**：我认为观众对我讲的内容不感兴趣（读心术），并预测观众对我其余的几场报告也不会有太大兴趣，我的职业生涯即将走到尽头（算命式预测）。
- **夸大或缩小**：这一条也许有点牵强，但我可以说，我夸大了我在作报告时所犯的每一个错误的重要性，缩小了我传授的知识可能给观众带来的影响。
- **情绪推理**：我觉得自己是一个失败者，所以我断定自己就是一个失败者。
- **"应该"陈述**：我告诉自己，我应该更有魅力，让人们折服。
- **贴标签**：我称自己为"过气的专家"。
- **自责**：我一直在批评和责备自己，觉得自己"不够好"。

你可以看到，我的消极想法存在这么多种认知歪曲，因为当时我并没有意识到，所以它们如雨后春笋般在我的脑海中疯狂生长，我变得越来越焦虑。下一场报告开始前，我处于极度紧张不安和意志消沉的状态中。于是，我提前 90 分钟来到了报告厅。报告厅很大，可容纳 2 400 人，但当时里面只有一个人，一个女人，坐在最后一排。我的心一沉！

我问她有没有会议日程表，我好确定我是不是找到了正确的报告厅。她用手机查了一下日程表，结果发现她走错了房间，于是她离开了，留我独自一人待在那个空洞洞的大厅里。我感到无比丢脸，我想：等会儿来听我作报告的人一定特别少。

我沮丧地走上讲台，设置好电脑，然后坐下来等待。我焦虑到竟然睡着了！突然犯困是我在强烈焦虑时偶尔表现出的一个古怪症状。

报告开始前几分钟，我醒来了，震惊地发现报告厅里已经坐满了人。当我开讲时，观众异常热情，不时爆发出掌声和欢呼声。这是我执业以来人数最多、场面最火热的报告现场！

很显然，我的消极想法大错特错，我终于从焦虑中解脱了。这个结局体现了阿尔伯特·艾利斯博士所说的**"低级解决方案"：你的情绪突然转好是因为你发现自己的消极想法反映的根本不是客观事实。**

**而"高级解决方案"则不是这样的：即使你发现自己的消极想法反映的是客观事实，你依然能感到快乐。**

如何做到这一点呢？比如，假设那场报告的观众人数确实很少，观众表现得也并不热情，那又怎样？那就意味着我的"自我"真的"不够好"吗？

上周，在斯坦福大学，我的"星期二培训小组"活动结束时，我找到了第一个问题的答案。当时我正准备离开，一位名叫罗伯特的心理学学者含着眼泪来到我面前。我被他吓了一跳。

罗伯特说他想感谢我创建了"星期二培训小组"，并为小组活动投入非常多的时间和精力。他说这个小组对他来说意义非凡，然后他哽咽了。

我非常感激罗伯特的评价。我告诉他，这些课程对我来说也很重要，参加小组活动也是我一周中的"高光时刻"之一。

每当"自我"试图告诉我，我正在"走下坡路"或"不够好"时，我就努力回忆罗伯特对我说的话。那些话能提醒我在生命中真正重要的是什么，是什么给了我最深切的满足和喜悦——并不是成为什么"重要人物"，而是与其他有缺点的人一起，聆听他们分享自己的脆弱、失败和成功，与他们共同学习和成长——这就是我的"高级解决方案"！

在接下来的几章，我们将详细讨论"我或其他人可能不够'好'。"的想法，我想首先向你提出以下几个问题。

- 能用"更有价值"或"没那么有价值"来评价一个人吗？
- 他人能批评你所思、所感、所做或所说的具体事件，但他们能评判你的"自我"吗？
- 你真的具有"自我"吗，你真的需要"自我"吗？
- 如果你确实具有所谓的"自我"，那么摆脱它的最好方法是什么？

这些问题的答案都很简单，但刚听到这些问题时你可能难以理解它们是什么意思。你必须耐心学习和思考，直到顿悟。

你见过那种可以从两个不同角度观赏的图片吗？比如下图，从某个角度看，它是一只兔子，从另一个角度看，它又是一只鸭子。

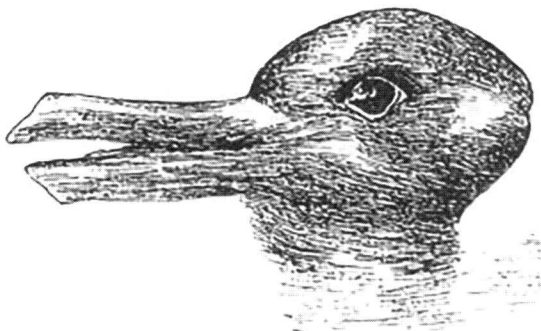

**图 19-1 从不同角度欣赏图片，看到的动物不同**

图片来源：维基共享资源（Wikimedia Commons）

看待自己的缺点和短处时，情况也是如此。你如果从"人是有'自我'的"这个角度看，就会认为缺点和失败意味着"自我"是有缺陷的、低劣的、糟糕的，甚至是毫无价值的。这种观点会引起焦虑、绝望、自卑、羞耻，有时甚至还会引起自杀的冲动。

但从另一个角度看，你可以把缺点或不足看作学习和成长的机会，或者是与你在意的人变得更亲密的机会。一切完全取决于你怎么看待。

我上面所说的其实就是"大死"这种概念。当你放手，让"自我"被解构，你就会突然体验到深刻的成长、自由和快乐。这听起来可能有点荒谬甚至可怕，但它确实能够带来彻底的解脱。事实上，在第 23 章，我将讨论四种"自我"解构，即通往顿悟的四条道路。

# 第 20 章

# 有些人更有价值？你属于这类人吗？

很明显，在某些事情上，一些人可以比另一些人做得更好——甚至好得多。他们可能更聪明，更有天赋，更成功。可这会让他们成为高人一等的人或更有价值的人吗？

有时候，巨大的成功好像真的会让人显得高人一等或更有价值！比如，几年前，我打开电视，发现我的大学室友——约瑟夫·斯蒂格利茨（Joseph Stiglitz）获得了诺贝尔经济学奖。我在网上搜索他的资料，得知他已经在英国剑桥大学、美国哈佛大学等知名大学获得了 40 多个荣誉学位，还被《时代周刊》（*Time*）评为全球 100 位最具影响力的人物之一。

呵！我等众人如何与之相比？

为了回答"是不是只有一部分人更有价值，而另一部分人没那么有价值？"，你必须先回答以下问题："一个有价值的人"的定义是什么？如果你不能合理地定义这个概念，那么这个概念就没有意义，世界上就不存在"有价值的人"，所以你也不必为此焦虑。

为什么辨析这个概念可能对你有益呢？因为抑郁和焦虑的两种最常见的表现——感到自卑和没有价值——往往源于你认为自己"不够好"，而别人在某些方面"更好"。

让我们来审视几条关于"更有价值的人"的定义，看看它们是否说得通。有人说，"更有价值的人"是下面这些人。

- 成功人士或努力工作并取得很大成就的人
- 聪明或有才华的人

- 快乐的人

- 被爱或能付出很多爱给别人的人

- 有名气或有权势的人

- 吸引人的、有魅力的或受欢迎的人

- 富有的人

- 有精神信仰的人

- 特别善良和富有同情心的人

- 帮助他人的人

你还可以给出自己的定义。如果你愿意，你可以把你的定义写在这里。

_____

_____

_____

　　让我们来审视一下第一个定义。"更有价值的人"就是那些成功人士或努力工作并取得很大成就的人，这是真的吗？

　　这个流行的想法体现了加尔文主义 ①（Calvinism）的理念之一：你是你行为的总和（You are what you do.）。你如果好好工作，就是一个好人。你如果懒惰、成就不大，或者做坏事，就是一个卑劣的、毫无价值的人。这种观点可以说是西方文明的基础，大多数人都接受这个观点。

　　你能看出把"有价值的人"定义为"非常成功的人"有什么问题吗？

　　在继续阅读之前，请在这里写下你的想法。即使你没有想出确切的答案，也请简单地猜一下。错误的猜测同样能带来新的见解。你的目标不是给出"正确"答案，而是学习如何挑战造成情绪困扰的消极想法和消极信念。

_____

_____

_____

_____

① 加尔文主义：欧洲宗教改革家约翰·加尔文（Jean Chauvin）于 16 世纪创立的基督教神学学说，主要观点包括"救赎预定论"和"救恩独作说"。——译者注

### 我的答案

如果你把"有价值的人"定义为"非常成功的人"，那么你必须回答以下问题：多大的成功才算有价值？必须时时、事事成功吗？或者只在某些时候、某些事情上成功就可以？

如果你说"必须时时、事事成功"，那么没有人是有价值的，因为没有人能时时刻刻、在每件事上都成功。每个人在一生中都会在很多事情上遭遇失败。事实上，失败对学习和成长至关重要。

如果你说"在某些时候、某些事情上成功就可以"，那么所有人都是有价值的，因为在生命的历程中，每个人都曾在很多事情上取得过成功。例如，你成功地学会了走路、说话、读写和做加减法。事实上，就在此刻，你正在阅读本书，你可能成功萌发出了一些以前从未有过的新想法。根据这个定义，每个人都是有价值的。

所以，要么每个人都有价值，要么每个人都没有价值，人们都在同一条船上。

你可能仍然坚信有些人更有价值，有些人没那么有价值，而成功是有价值的关键。没关系。这种信念是不会轻易消失的。

所以让我们换一种不太一样的方式来定义"有价值的人"吧。比如，你可以把"有价值的人"定义为"成功率超过 50%"的人。

你能看出这个定义有什么问题吗？在继续阅读之前，请在这里写下你的想法。即使你没有想出确切的答案，也请简单地猜一下。

------

### 我的答案

在分析这个新定义时，我们会遇到一个逻辑问题——哪里是分界点？

例如，如果我现在声称某个人在 50% 的时间里成功就是有价值的人，那么另一个在 49% 的时间里成功的人就不是有价值的人了。这说不通，因为这两个人的成功程度几乎是一样的。我们不管选择何种程度作为分界点，都会遇到这个问题。

假设你仍然相信只有一些非常成功的人更有价值，比如我的大学室友，或者你崇拜的某位著名田径运动员、歌手、电影明星……这个想法看起来很可能是正确的，因为它好像很符合客观事实。你是这么想的吗？

让我们尝试分析一个也许更好的新定义。我们可以说，一个人越成功就越有价值。让我们看看这个新定义是否合理。想象一下，存在一个刻度从 0 到 1 000 的成功量表。一个不幸的无家可归者的分数很低，大概在 25 分，而像比尔·盖茨或爱因斯坦这样的人的分数很高，超过 950 分。如果你的成功分数是 650，那么你的价值分数也是 650。

这种对"有价值的人"的定义看起来更有说服力。你能看出"一个人越成功就越有价值。"这种说法有什么问题吗？思考一下，在继续阅读之前，请在这里写下你的想法。

_____

_____

_____

## 我的答案

"一个人越成功就越有价值。"似乎很有道理，对吗？

这里有一个潜在的问题：人们的成败状况始终在变化。人们有时成功，有时不那么成功。例如，小学五年级是我在学业生涯里表现得最好的一年！我的成绩全是 A，而且实现了全勤。我为我的成绩感到骄傲，也很喜欢老师。这是否意味着那一年的我是一个"特别有价值的孩子"？

高中时，我在一家聚会设备租赁公司找到了人生中第一份真正的工作。我负责在仓库里填写订单，将货物正确地交付给顾客。我兢兢业业地填写每一份订单，但渐渐有顾客抱怨说他们收到的活动设备不对。我真的很努力了，但经理还是不断地收到投诉。

终于有一天，我去上班时，他们说他们雇用了别人，我被解雇了。这份工作只持续了不到两周！显然，我尽管尽了最大的努力，但还是失败了。这是否意味着我当时是一个"没那么有价值的人"？

你真的想根据某个具体的缺点或技能总结"自我"吗？

所有名人都曾经历过反复的失败。比如爱迪生尝试发明白炽灯时用了很多种灯丝材料做试验，结果都失败了。那时的他"毫无价值"吗？当他最终发现了一种合适的灯丝材料时，他是否突然变得"更有价值"了？

关于衡量成功和价值，还有另一个问题：每个人的成功都是具体到某一方面的。一个人是网球明星，那说明他在网球运动领域非常成功。可他未必在其他方面（比如唱歌）也成功。

那么这个人到底是更有价值的还是没那么有价值的？

你明白我的意思了吗？我们可以给某人的某个具体方面——比如唱歌或打网球——进行打分或评判，但我们不能对一个人的"价值"进行打分或评判。因为没有一种合理的方法能根据某些具体的技能或失败经历总结、归纳"自我"。世界上存在具体的成功和失败案例，但不存在谁有价值谁没有价值一说。

假设你仍然坚信成功和价值必定以某种方式相互关联。没关系！有时候这些想法真的很难被克服。

在我刚开展临床工作时，我曾反复思考过这个问题。和你一样，当时我也相信越成功的人越有价值。然而，道理现在似乎很清楚了——在任何事情上取得巨大成功都不会让我们成为一个更有价值的人。

让我们试着分析关于"更有价值的人"的另一个定义。我们可以说，一个人必须在某些事情上取得成功才有价值。你在某件特定的事上越成功，你就越有价值。

你对这个新定义怎么看？你能看出这个定义有什么问题吗？在继续阅读之前，请把你的想法写在这里。

_____

_____

_____

### 我的答案

推翻这个新定义非常容易。如果你在非法的或不道德的事情上非常成功，是否意味着你是一个特别有价值的人？显然，不是这样的！

我们是否可以换句话说：一个人必须在遵守法律和道德要求的领域内取得成功才有价值？考虑到我在本章已经指出的种种原因，比如哪种程度才是成功的分界点，这个定义也不成立。

无论你怎样定义"更有价值的人"，你都会发现类似的矛盾和逻辑问题。无论你下的定义是与爱、幸福、智慧、财富、名望有关，还是与权力有关，都一样。所有这些定义都不成立。

为什么会发生这种情况？为什么"更有价值的人"这么难被定义？

因为我们在试图定义一些根本不存在的东西。根本不存在"更有价值的人"！

你可能还是不愿放弃你的想法！也许我们可以尝试用一个更人文主义或更理想主义的定义。例如，我们可以把"更有价值的人"定义为"乐于助人的人"。

这个定义看起来好像站得住脚。谁能反对这么说呢？

你能看出这个新定义有什么问题吗？让我们看看你的想法。在阅读我的答案之前，请把你的想法写在这里。

_____

_____

_____

### 我的答案

让我们仔细看看"有价值的人"就是"乐于助人的人"这一观点。一个人应该必须时时刻刻帮助所有人还是时不时帮助一部分人？

如果你说"他应该时时刻刻帮助所有人"，那么没有人是有价值的，因为没有人能时时刻刻帮助所有人。如果你说"他应该时不时帮助一部分人"，那么每个人都是有价值的，因为每个人都在某个时刻帮助过别人。

正如你所看到的，根据帮助他人的频率或成功率来定义更有价值的人，同样会陷入死胡同。

当然，你仍然可以争辩说，如果一个人帮助了"很多人"，那么他更有价值——帮助的人越多，这个人就越有价值。

这个新定义看上去非常高尚，相当令人信服！它有什么问题吗？请把你的想法写在这里。

_____

_____

_____

## 我的答案

如果一个人必须帮助"很多人"才算有价值，那么又存在另一个问题："必须帮助多少个人才算有价值？" 5 个人？ 35 个人？ 100 个人以上？显然，这个定义也行不通，因为我们又遇到了分界点问题。

你如果认为一个人帮助的人越多就越有价值，那么想想丹尼斯·雷德（Dennis Rader），著名的美国连环杀手。他也出于自己的职务为人们做了大量好事，这让他特别有价值吗？

现在你可能想知道，那些遵纪守法、一生都在努力帮助他人的人，难道他们不是特别有价值的人吗？

如果你很勇敢，我们可以一起做一个小小的思想实验，看看那些帮助了很多人的人是否真的特别有价值。

我将邀请你尝试一种我发明的、看起来有点可笑的方法——恐惧性的幻想。你可能还记得，我在第 11 章提到过这种方法。这是一种基于幽默的技术，目的是厘清一个相当严肃的观点。

想象你中了 5 亿美元的大奖，你决定把全部的时间和资源都用来帮助别人。你为世界各地的人们提供食物、住房、教育和医疗服务。

你因此登上了《时代周刊》封面，被评为世界上最乐于助人、最慷慨大方的人。专家们说你赢得了今年的"全世界最乐于助人奖"。

　　现在，假设你我在一个聚会上相遇，我们开始攀谈，但你必须遵守一个不太寻常的规则，那就是你必须坚持说实话，你所说的必须全都是事实，除了事实，你不能说其他任何事情。你不可以否认、文饰、缩小、淡化任何客观事实。你必须诚实！

　　我们可以想象你刚刚喝了大剂量的"吐真剂"。你同意吗？

　　好的，让我们开始吧，看看会发生什么。首先，我想对你说：

　　"嗨，我在《时代周刊》上看到了你的事迹，了解到你做了很多了不起的慈善工作，帮助全世界的穷人。我觉得这太了不起了！但我能问你一个私人问题吗？"

　　作为一个乐于帮助他人的人，你大方地表示同意，于是我说：

　　"谢谢！我很感激！我的问题是：我通过小道消息听说了关于你的一件事，听起来有点消极，绝对让人大跌眼镜，我是否可以和你提一下这件事，听听你的想法。我不想散布任何关于你的谣言。"

　　你一口答应，用你那极为温暖和友善的语气，然后问我听到了什么。我说：

　　"呃，这么说有点尴尬，但我听说你认为一个人'越乐于助人就越有价值'。鉴于你刚刚获得了'全世界最乐于助人奖'，我听说，你觉得你是世界上最有价值的人。你是这么想的吗？你是否因为你助人的事实而觉得自己是一个特别有价值的人？我希望你诚实地回答我。"

　　因为你已经同意诚实作答，并且你相信人的价值可以通过帮助过多少人来衡量，于是你这样说：

　　"当然！不是这样吗？毕竟，他们说我是乐于助人的典范！世界上没有人像我这样乐于助人！我用我那助人为乐的壮举把其他人都打败了。

　　"所以坦白讲，我只能说，是的，我是一个非常有价值的人。事实上，很多人都认为我是全世界最有价值的人！头号有价值的人物！"

然后我可能问：

"我很钦佩你为帮助世界各地的穷人所做的那些慈善之举。不过，你真的认为自己比别人更有价值吗？"

你可能说：

"呃，难道不是吗？别忘了，人的价值是建立在乐于助人的基础上的。既然我是全世界最乐于助人的人，那不就意味着我是全世界最有价值的人吗？"

然后我又问：

"我还有最后一个尴尬的问题。你觉得你比我更有价值吗？我也在到处帮助别人，并且乐在其中，但我帮助过的人远没有你多，远远没有。所以你觉得你是一个价值更高的人吗？你是不是看不起我，觉得我没有你那么有价值？"

如果你回答"不是这样的"，那么我们就达成了一致观点——帮助别人并不能让你成为一个更有价值的人。帮助别人是一件很棒的事情，但这并不能说明你比别人更好。

如果你坚持己见，认为你就是世界上最有价值的人，那么你看起来就像个浑蛋！人们通常不会把那些到处评判别人、认为自己比别人强的人当作榜样。

你明白我的意思了吗？

不要对我的论点产生误解。我相信成功和努力工作是可取的，乐于助人是非常有价值的。我抨击的是根据一个人所说或所做的具体事件总结"自我"的方方面面。

**你可以评判一个人所说或所做的具体的事，但不能评判他的"自我"。一旦你领悟了这一点，你的痛苦就会消失。抑郁总是存在于抽象的迷雾中，总是源于你认为"自我"不够好，或者你有一个可以任人评判的"自我"。**

# 第21章

## 某些人没那么有价值？你属于这类人吗？

在第 20 章中，我们讨论了这样一个观点，即有些人能根据他们的智力、地位或成就更高而被认为更有价值。我们最终看到，对"更有价值的人"下定义是毫无意义的。

现在让我们来看看另一个观点。你是否会因为你的缺点和失败，或者没有达到自己或社会的标准，而成为一个"没什么价值"或"毫无价值"的人？

你如果正在抑郁中苦苦挣扎，就很可能认为这个问题的答案是肯定的。在这一章，我将试图让你明白，答案是否定的——世界上不存在没有价值的人。不过，我不会试图让你相信你没有缺点。疯子才相信这个观点。每个人都有很多缺点！

相反，我要告诉你的是，你感到痛苦不是因为你的缺点、失败或不足。只有当你试图根据这些缺点、失败或不足概括"自我"时，你才会被痛苦折磨。你可能发现了，这是最常见的认知歪曲之一——过度概括的典型例子。

在第 7 章，我讲过一个名叫珍妮的女孩的故事，她爱上了一个很有魅力的人，但对方只想和她短暂地玩玩，珍妮因为被拒绝而深感痛苦。她发现对方寻求的并不是一段稳定的恋爱关系，她对此非常失望。

我常说，"被拒绝"本身永远不会令人痛苦——因"被拒绝"产生的歪曲想法才令人痛苦。让我们来看看这是不是真的。在被拒绝后，珍妮是这样告诉自己的：

- "我一无是处，因为我的魅力不如别人。"

- "没有爱情就不可能幸福。"
- "我的内在有一些毫无价值的东西，使我不讨人喜欢。"

珍妮坚信这 3 个消极想法都是正确的。真的是这样吗？你如何看待珍妮的想法呢？

珍妮的消极想法实际上存在两个独立的问题：珍妮真的不如别人有魅力吗？她作为一个人的价值取决于她的魅力吗？

看看你能否在珍妮的消极想法中找出认知歪曲。以下是珍妮的一些背景资料，可能对你有所帮助：珍妮虽然不是时尚模特或电影明星，但是她绝对很有魅力，曾经吸引过很多异性；事实上，她经常健身，身材很好，甚至曾在一次选美比赛中获得了亚军，收获了无数掌声和欢呼声！

并且，珍妮是个聪明伶俐的姑娘，气质出众，很有幽默感，有一份很好的工作，对朋友和家人也非常慷慨。不过，她也有缺点，有时她的坏脾气令人生厌，有时她只考虑自己，对他人很苛刻。然而，她也会非常善良体贴，给他人以帮助和支持。

现在，看看你能在珍妮的这个消极想法中发现多少种认知歪曲。在表 21-1 中勾选出你认为珍妮存在的认知歪曲，之后请继续阅读，看看我的答案。

### 表 21-1　认知歪曲判定表

| 10 种认知歪曲 | 你的答案 |
| --- | --- |
| **全或无思维**：用非黑即白、全或无的方式看待自己或世界，不认可灰色地带的存在。 | |
| **过度概括**：用"总是"或"从不"这类词把一个负面事件拓展成永无止境的失败。 | |
| **精神过滤**：总是想着事物消极的一面，过滤掉或忽略掉其积极的一面，就像用一滴墨水染黑整杯清水。 | |
| **正面折扣**：这是一个更严重的心理错误。你告诉自己，你的优点都不值一提。你会因此对自己的各个方面都持有负面评价。 | |
| **妄下结论**：在没有事实依据的前提下草率得出结论。<br>• **读心术**：你认为别人对你持有消极想法和感受。<br>• **算命式预测**：对未来做出坏的预测。 | |
| **夸大或缩小**：错误地夸大或缩小事情的重要性。我称这种心理为"双筒望远镜错觉"——分别从双筒望远镜的两端望出去，物体看起来要么比实际大得多，要么小得多。 | |

| 10 种认知歪曲 | 你的答案 |
|---|---|
| **情绪推理**：从情绪出发进行推理。比如，你感到挫败，所以你就认为自己真的是一个失败者。再比如，你感到绝望，于是你断定自己真的没有希望了。 | |
| **"应该"陈述**：你用"应该""必须"或"应当"令自己（或他人）痛苦不堪。指向自我的"应该"令你感到内疚、羞耻、抑郁和没有价值；指向他人的"应该"令你感到愤怒，引发人际关系问题；指向世界的"应该"令你感到挫败或有特权。 | |
| **贴标签**：你给自己或他人贴标签，而非着眼于具体的问题。贴标签是过度概括的极端形式，你认为你整个自我或他人不好或有缺陷。 | |
| **自责和他责**：挑自己的错（自责）或别人的错（他责）。 | |

## 我的答案

在我看来，珍妮的消极想法包含全部 10 种认知歪曲。

- **全或无思维**：珍妮告诉自己，如果她没有最完美的外貌，如果她在情场上没有做到"战无不胜"，她就是一个毫无价值、不讨人喜欢的失败者。

- **过度概括**：珍妮从这一次被拒绝的经历扩及对"自我"方方面面的否定。她还告诉自己，这一次被拒绝代表着未来她将永无止境地失败，永远被拒绝，永远孤苦伶仃。

- **精神过滤**：珍妮满脑子想的都是自己的缺点和感情上的失败。

- **正面折扣**：珍妮认为自己的众多优点，以及曾经吸引过那么多异性的经历都不值一提。

- **妄下结论**：珍妮认为别人会像她看待自己那样消极地看待她（读心术）。她告诉自己，她在余生中将一直孤独、不快乐、没有人爱（算命式预测）。

- **夸大或缩小**：珍妮过分夸大了这次被拒绝的重要性，夸大了自己的缺点。她还将自己的优势缩小了。

- **情绪推理**：珍妮觉得自己没有价值、没有魅力，所以她断定自己确实没有价值、没有魅力。

- **"应该"陈述**：珍妮的消极想法存在很多隐蔽型"应该"陈述。珍妮告

诉自己，她应该有更好的外表；她应该被某个人爱着，这样才能感到快
乐和满足。

- **贴标签**：珍妮给自己贴上了"不如他人""没有吸引力""不讨人喜欢"
  的标签。
- **自责**：珍妮告诉自己，被拒绝都是她的错，与那个人的生活方式——只
  想游戏人间——无关。

在这些认知歪曲中，最严重的认知歪曲就是过度概括。珍妮告诉自己，
她毫无价值，因为她在魅力上不如其他人。确实，有一些女人比珍妮更有魅
力。这些女人在魅力方面可能比世界上大多数女人都出色，其中有一些人甚
至因此成为职业模特。

这是否意味着其他人仅仅因为自己没有那么有魅力而毫无价值？那样的
话，世界上绝大部分人都毫无价值！

珍妮把她的自尊建立在外表上，这看上去很荒谬，但她不是唯一一个这
么想的人。现代文化非常看重个人魅力和完美身材，许多人将自己身体上的
"缺点"——比如太重、太瘦、太矮、太高、肌肉不够多或胸部不够丰满——
或缺陷扩展到对"自我"方方面面的否定。这种痛苦可能很深重，总是建立
在人们对（原本不存在的）"自我"的歪曲的想法上。

即使你并不认可外表的不足等同于"自我"的不好，你也仍然可能认为
自己不如他人、毫无价值或有缺陷，因为你确实有一些缺点或不足。

所以，让我们看看我们能否弄明白以下问题：世界上真的有人——包括
你——是没有价值的人吗？为了找到答案，我们必须先弄清楚一个概念，让
我们看看是否能定义"没有价值的人"。

大多数人认为"没有价值的人"是以下这样的人。

- 没有取得过任何重要成就的人
- 没有达到个人标准或社会标准的人
- 抑郁、不快乐的人
- 欺负或伤害他人的人
- 不那么聪明的人

- 不被爱的人

- 自私、对他人缺乏同情心的人

- 违反法律的人

让我们来看第一个定义。假设我们把"低等的或没有价值的人"定义为"没有取得过任何重大成就的人"。你能看出这个定义有什么问题吗？在继续阅读之前，请把你的想法写在这里。

_____

_____

_____

_____

### 我的答案

你可能已经注意到了，我在第 20 章就已经驳斥了这个定义。这个定义的问题之一在于，每个人都曾达成过许多重要的成就。例如，当你瘫痪了不能走路时，你会突然意识到能够走路是多么重要，而"会走路"曾被人们认为是理所当然的事情。因此，如果一个"没有价值的人"是"没有取得过任何重要成就的人"，那么没有人是低等或没有价值的。

你可能说，几乎人人都会走路和说话，所以这些成就"不算数"。你可能争辩说，一个人如果没有取得真正重要和独特的成就，就是没有价值的。

如果这是你的论点，那么我想知道，如果按百分制衡量成就的重要性和独特性，你所谓的"真正重要和独特的成就"需要达到多少分。这听起来是不是很熟悉？又是分界点的问题！

每个人都有一些方面高于人均水平，也有许多方面低于人均水平。你可能是一个不错的歌手，但没什么运动天赋，或者反过来。然而，优点和缺点永远不会让你感到快乐或沮丧——只有当你将缺点扩及"自我"的方方面面时，你才会感到快乐或沮丧。

你可能记得本书前面的内容：我每周有几天会出门慢跑，我称之为"龟速跑"，因为我的跑步速度非常慢（我已经 77 岁了！）。几天前，邮递员路过我家前门，对我说："伯恩斯博士，我刚才看见你在散步。你太棒了！好样的！"

我想"杀了"他！我很想说："我不是在散步！我是在跑步，而且跑得很快！"

但事实是，我的跑步速度相当慢，很多邻居也说他们看到我在"散步"。今天，我甚至被一个拄着拐杖、步履蹒跚的老太太超了过去！对田径队来说，我不是一个很有价值的队员，我的跑步速度远不如其他人。这是否意味着我的"自我"低人一等？在我看来，这个说法不合理！

仔细思考这个问题，你可以对任何两个人的职业、收入、运动 / 音乐天赋、魅力、长相、身高或其他可以衡量的指标进行比较。一定会出现一个人在某些方面的分数低于另一个人的情况。

这是否意味着低分项目较多的那个人是"没那么有价值"的人？如果你这么认为，那么我必须承认，我不理解你所说的话。长得高固然好，但是，矮个子是否就"没那么有价值"呢？

你明白我的意思了吗？你仍然执迷地相信人有"自我"，这个"自我"可以根据成就或其他指标来衡量或判断吗？

如果你还没明白我的意思，不要担心！我虽然表达得很简单，但这个观点乍一听的确很难理解。

**人们很容易被误导，认为人有"自我"，并且每个人的"自我"可以用"更好"或"更差"来评判。这种思维方式的部分吸引力在于，当你根据性别、智力、地位或其他指标来评判他人时，一股优越感会油然而生，这种感受令人飘飘然！每个人都会这样，对吗？**

**但不好的一面是——你最终也会评判你的"自我"。**

你可能仍然认为有些人低劣或真的没有价值。如果是这样，让我们试试其他定义。我们可以把"没有价值的人"定义为"故意伤害或杀害他人的人"，比如希特勒，以及历史上其他众多暴君。这个定义看起来相当有道理！

真的吗？

你能看出这个定义有什么问题吗？把你的想法写在这里。

_____

_____

_____

_____

### 我的答案

有很多方法可以挑战这个定义。首先，如果你把"没有价值的人"定义为"杀害大量无辜百姓"的人，那么这个定义就不适用于你（除非你恰好是个连环杀手）。所以如果你想这样定义没有价值的人，那你就不是这样的人。

人们偶尔都会有报复他人的原始冲动，对吗？我有时就真的很生气，当我极度愤怒时，我想痛揍和伤害他人。也许你也有过这种感受。

这些冲动会让我成为一个没有价值的人吗？如果会，那我也认了！

但是希特勒呢？难道他不是毫无价值和邪恶的吗？毕竟，人们可能偶尔有暴力幻想，但是不会像希特勒那样将幻想转化为行动。

大多数人都会赞同：希特勒做了很多可怕的、无法想象的、卑劣的事情。如果人们能乘坐时光机回到过去，我想，大多数人都会认为在希特勒掌权之前把他杀死是替天行道，这样就能阻止第二次世界大战的爆发，挽救数百万人的生命，免除无穷的痛苦。

当你进一步说希特勒是"没有价值的人"时，我认为你指的是他做过的所有极端、可怕的事情没有价值。我认为你指的不是他的"自我"没有价值。我认为你在评判他的行为，而且评价是正确的。

希特勒领导了一个国家，征服了若干国家——他在成就方面真的高于大部分人。这是否意味着他特别有价值或高人一等？

再举一个例子，最近我看了一个电视纪录片，内容非常真实也非常悲惨，采访对象是连环杀手杰弗里·达默（Jeffrey Dahmer）和他的父亲。这个纪录片的名字叫《达默谈达默：一个连环杀手如是说》（*Dabmer on Dabmer: A Serial Killer Speaks*）。

说实话，当我看到对达默的采访时，我发现他承认了全部杀人事件，没有找任何借口或对自己的行为进行合理化。虽然他的父母在他小时候就离异了，但他并没有把罪责推到家庭教育上。他说他的成长经历很普通，和他的许多同学一样。

他说，从他还是个孩子的时候起，他就幻想着解剖尸体。一切始于他在树林里发现的动物尸体。随着渐渐长大，他的幻想变得越来越强烈，包含越来越多与性有关的内容。他说，他犯下的 17 起谋杀案是可怕的、没有道德的，他看上去真的很悔恨。

奇怪的是，在采访中，他的父亲说自己小时候也有同样的幻想，但没有付诸行动。这就产生了一种可能性，即达默的虐待冲动至少有一部分是遗传性的，并不是创伤性童年经历造成的。达默的行为绝对不可被原谅或宽恕，但他父亲的自述为这种残暴行为的根源提供了一个引人深思的假设。

我知道你可能仍然想给达默或希特勒这样的人贴上"卑劣"或"没有价值"的标签，几乎每个人都会同意你的观点。你可以这么做，但这样你就开创了评判他人——以及你自己——的先例。

**人们可以在道德上评判和谴责他人的言行或想法，但是不能评判他人的"自我"。"自我"只是一个抽象概念，具体的想法、情绪和行为才是客观存在的。**

这听起来可能像哲学层面上的划分方式，但它的意义非常实用且重大，因为人们的大部分痛苦（也可能所有痛苦）都源于人们相信自己有一个不够好的"自我"，一个可以被别人评判的"自我"。

# 第 22 章

# 让问题具体化：你的缺点或错误具体来说是什么？

第 19 ~ 21 章的话题是以哲学和逻辑为基础进行讨论的。我希望你能发现这些内容的有趣之处，但它们可能无法帮你克服深植于你内心的不安或认为自己"不够好"的信念。

**因此，在这一章，我们将针对性地讨论你具体的缺点和失败，而非对你的"自我"进行笼统的评判。你会发现，当你把注意力集中在客观事实上，而非对"自我"进行抽象的评判时，大部分（甚至全部）情绪困扰都会消失。**

为了解释清楚这个过程，请允许我向你介绍一位有魅力、有爱心、聪明且很有奉献精神的女性——阿莉娅，她的故事很有启发性。

阿莉娅和她的男朋友在很认真地经营一段恋爱关系，但他们最近常为一些看似微不足道的小事争吵不休。男友总是抱怨她太邋遢、他们的公寓太凌乱。他还抱怨说，有重要的事情要做时，比如他俩一起乘飞机时，阿莉娅总是迟到。

作为对这些批评的回应，阿莉娅反驳说："才不是真的呢！"然后争吵就升级了。阿莉娅跟我说，他俩恐怕已经处于分手的边缘。她流着泪问我："伯恩斯博士，我是不是不讨人喜欢？"

在继续分析这个案例之前，让我们看看你能否根据认知歪曲判定表在阿莉娅"我不讨人喜欢。"的想法中发现认知歪曲（表 22-1）。

**表 22-1　认知歪曲判定表**

| 10 种认知歪曲 | 你的答案 |
|---|---|
| **全或无思维**：用非黑即白、全或无的方式看待自己或世界，不认可灰色地带的存在。 | |
| **过度概括**：用"总是"或"从不"这类词把一个负面事件拓展成永无止境的失败。 | |
| **精神过滤**：总是想着事物消极的一面，过滤掉或忽略掉其积极的一面，就像用一滴墨水染黑整杯清水。 | |
| **正面折扣**：这是一个更严重的心理错误。你告诉自己，你的优点都不值一提。你会因此对自己的各个方面都持有负面评价。 | |
| **妄下结论**：在没有事实依据的前提下草率得出结论。<br>• **读心术**：你认为别人对你持有消极想法和感受。<br>• **算命式预测**：对未来做出坏的预测。 | |
| **夸大或缩小**：错误地夸大或缩小事情的重要性。我称这种心理为"双筒望远镜错觉"——分别从双筒望远镜的两端望出去，物体看起来要么比实际大得多，要么小得多。 | |
| **情绪推理**：从情绪出发进行推理。比如，你感到挫败，所以你就认为自己真的是一个失败者。再比如，你感到绝望，于是你断定自己真的没有希望了。 | |
| **"应该"陈述**：你用"应该""必须"或"应当"令自己（或他人）痛苦不堪。指向自我的"应该"令你感到内疚、羞耻、抑郁和没有价值；指向他人的"应该"令你感到愤怒，引发人际关系问题；指向世界的"应该"令你感到挫败或有特权。 | |
| **贴标签**：你给自己或他人贴标签，而非着眼于具体的问题。贴标签是过度概括的极端形式，你认为你整个自我或他人不好或有缺陷。 | |
| **自责和他责**：挑自己的错（自责）或别人的错（他责）。 | |

勾选出你认为存在的认知歪曲后，你可以继续阅读，查看我的答案。

## 我的答案

如果你在阿莉娅的想法中发现了至少 5 种认知歪曲，那么你可以在这次小测评中得到 A 的成绩。不过，我想你会发现用每一种认知歪曲诠释她的想法都说得通。

- **全或无思维**：阿莉娅非黑即白地看待"讨人喜欢"这件事。她认为自己要么"讨人喜欢"，要么"不讨人喜欢"，没有灰色地带。
- **过度概括**：阿莉娅将遭遇一个负面事件——与男朋友的一次争吵——扩及对"自我"的否定。

- **精神过滤**：阿莉娅满脑子只想着最近与男友发生的矛盾和争吵。
- **正面折扣**：阿莉娅认为她自身的许多优点都不值一提。实际上，她是一个可爱的、有才华的姑娘，事业有成，朋友众多。
- **妄下结论**：阿莉娅认为她的男朋友，乃至所有的男性，都觉得她"不讨人喜欢"。她这是在使用读心术。
- **夸大或缩小**：阿莉娅把事情夸大了。人际关系冲突固然令人痛苦，但也很普遍。大多数人都会时不时地与人争吵乃至大光其火。
- **情绪推理**：阿莉娅根据自己的感受得出结论。她觉得自己不讨人喜欢，所以她认定自己确实是不讨人喜欢的。
- **"应该"陈述**：阿莉娅告诉自己，她和她的男朋友不应该发生争吵，她的恋爱应该比现在更美好。
- **贴标签**：阿莉娅显然是在给自己贴负面标签。
- **自责**：阿莉娅把所有的精力都用来责备自己，而非找出自己所犯的具体错误并进行改正。

过度概括可能是这些认知歪曲中最严重的一种。阿莉娅正将"最近与男友发生的矛盾"直接上升到对"自我"方方面面的评判。你可能认为其中的差别很微小，但这会导致几个非常严重的后果。

第一，这给阿莉娅带来了巨大的痛苦，因为她的不快乐不是源于与男友的矛盾，而是源于她担心"自我"不讨人喜欢。

第二，她把所有的精力都浪费在抽象的迷雾中，试图弄清楚自己是否"讨人喜欢"。我不想刻薄地批评她，但这种做法有点像在争论一个针尖上能容下多少仙子跳舞。你永远也搞不清问题的答案，因为它实在是一个荒谬的问题。

第三，阿莉娅并没有采取任何措施来解决和男友不断升级的争吵。如果她有动力，她就可以学着更有效地回应他的批评。当然她不是必须这么做。她也可以做出分手的决定，说这段恋爱关系不适合她。无论选择哪条路，只忧心于自己"不讨人喜欢"的做法都起不到帮助作用，也不会推动她进步。

如果阿莉娅反其道而行之呢？与其焦虑于"不讨人喜欢"这样的抽象概念，她可以集中精力去找出和解决她在恋爱关系中的真正问题。你如果能想起第 9 章的内容，就知道她可以使用"具体化"，它是挑战过度概括的强大武器。

阿莉娅已经告诉我他俩之间的问题是什么了。当她对男友的批评做出防御性回应时，事态就变得一发不可收拾了。当然，阿莉娅既可以改变也可以不改变她回应男友的批评的方式，但是如果她想改善他们之间的关系，那么这就是她可以着手去做的事情。她可以在他们争吵时使用有效沟通的五大秘诀，她会有所收获的。

你可能还记得这五大秘诀包括以下几点。

- **解除防御技术**：阿莉娅可以从男友的批评中找到一些符合客观事实的地方，而非抵触性地反驳回去。解除防御技术是回应批评的一种强大方法。
- **想法共情和情绪共情**：阿莉娅可以承认，当她迟到或把事情弄得一团糟时，男友很可能感到生气、受伤、懊丧，甚至不被尊重。
- **"我感觉"陈述**：与其间接地表达愤怒（争吵和坚称对方是"错的"），阿莉娅不如让男友知道，她也感到难过、受伤和愤怒。
- **安抚**：阿莉娅可以让男友知道，尽管他们现在在吵架，但她还是很关心他，她对他的爱是她感到非常受伤的原因之一。
- **询问**：阿莉娅可以鼓励男友说出更多感受，并问他，他对她的言行是否还有其他不满的地方。

你能看出这种做法和"与男友吵个不休并怀疑自己不讨人喜欢"有很大的不同吗？学会使用五大秘诀并不容易——事实上，这相当难，需要大量的练习和巨大的决心。可如果你发自内心地学习和实践，这些技巧就会有效改善有问题的人际关系。

现在你可能在想，在与男友的沟通问题上，阿莉娅并非必须做出改变的那个人，对方也应该做一些改变才对。你甚至可以建议她和他分手，去寻找更好的对象。

我同意这个想法。阿莉娅不是必须做出改变，她男友显然也对他们的争吵负有责任。可他没有来寻求帮助，而她来了。所以，她如果想改善他们的关系，就必须将目光放在自己在问题中扮演的角色上。她必须努力改变自己，而非去争吵，去坚持说他的批评是"错的"。

就像你说的，她完全有权利和他分手。我想说的是，大多数实际问题都有解决方法。可"不讨人喜欢"这类"问题"并没有解决方法，因为这类问题没有实际意义。它只是一个刻薄的标签，一种贬低、苛责自己的方式。

具体化对我个人来说也是一种非常有用的方法。我是这样使用它的：如你所知，我给很多人上课，我一直致力于提高授课水平，所以每次上课时我都会让学生们给我打分。于是，每节课结束后我都会及时得到反馈。有人认为学生们不会给出诚实的反馈，可事实似乎并非如此。学生们非常诚实。有时我真希望他们不要这么诚实！

查看每一张工作坊、培训班的反馈表可以让我在教学上的不足变得一目了然，因为我可以确切地看到人们的评价。这些反馈能够极大地启发我的思考，但也可能令我痛苦。

我从反馈表中了解到，在我上课的时候，有几种具体的情况会使一部分人感到困扰。

- 当有人以夸张的方式提出具有挑战性或批判性的问题时，我有时会被激怒，并以轻蔑的态度回答他们，这可能令对方不快。然后其他学生就会变得谨慎或害怕，认为提问是有风险的，可能受到我的抨击。
- 有时我对其他心理治疗流派批评得过多。我经常说，是时候放弃其他各种各样的心理治疗流派了，我想要大力发展基于科学的、由数据驱动的心理疗法，也就是 TEAM 认知行为疗法。我本人确实深信这一点。可有些人不想听到我对其他治疗流派的批评，因为他们对自己学习、使用的心理疗法同样持有深信不疑的态度。他们觉得受到了威胁，很生气，有时会说我过于傲慢。他们真的被我的说法刺伤了！
- 有时我对 TEAM 认知行为疗法过于热忱，不停地"推销"，让一些人感到厌烦。

我意识到自己犯了这些错误时，有时会认为自己是一个"坏老师"，或者有某种性格缺陷。这使我感到情绪低落、羞愧、挫败、焦虑，并产生防御心理。在这个时刻，我会觉得"自我"不够好。

我如果退后一步，把心思放在具体的问题上，就会提醒自己，这些批评针对的都是具体的错误，而非"自我"的缺陷。当我以这种方式思考时，我就可以很轻松地想出纠正错误的办法。

例如，我发现，如果在每次工作坊开始时，我在讲义上写下"友善"这个词，它就会在工作坊进行的过程中时刻提醒我以温暖和尊重的态度对待每一位观众。我即使觉得他们的评论或提出的问题有点古怪或讨厌，也要从他们所说的内容中找到一些客观事实。这么做总是很有效。

另外，在每次工作坊结束后的第二天早上，我会宣读观众在反馈表上给出的意见，包括工作坊中至少五件最令他们讨厌的事，以及至少五件最令他们喜欢的事。观众很喜欢这个环节，因为我总能从他们的批评中找到客观事实！

当我大声读出最犀利的评论时，观众看起来非常开心，他们开怀大笑，那是充满支持的笑声。这么做似乎能把我和观众紧密地联系在一起，整个团队的士气得到了极大鼓舞。有时我宣读完毕，全场甚至会起立鼓掌。当我发现自己不需要做到完美的时候，我获得了巨大的解脱。

你也不需要做到完美！当你发现自己情绪低落的时候，请把所有的消极想法都写在情绪日志上，这样你就能清楚地知道你在对自己说什么了。如果你在告诉自己"你不够好"，那你就看看能否找出自己一些具体的缺点或错误。如果你确实犯了一些错误，那么你既可以纠正错误，也可以干脆接受自己做得不好的事实。

我认为世界上只存在具体的缺陷、错误和不足。每个人都会在某一天、某一刻、某一个场合犯某一些错误——对待这些错误，每个人都可以去纠正，也可以去接受。只有当人们过度概括，告诉自己"我只会把事情搞砸""我不应该犯那个错误"或"这说明我是一个非常糟糕的父亲（或母亲或老师）"时，人们才会遭受痛苦的折磨。**换句话说，造成人们痛苦的根源几乎总是——相信自己具有一个会被人评判的"自我"。**

这听起来可能让你觉得哲学意味过于浓厚，而哲学也许并非你的兴趣所在，但这个观点会对情绪产生巨大的影响。我们正在谈论的是一个宝贵的机会，教你将羞耻、忧虑和自我怀疑的感受转化为成长、解放和快乐的机会。

# 第 23 章
# 如何向"死"而生？

古代圣贤认为，人们逃脱出"自我"的思维陷阱就能从痛苦中解脱。很多先哲都讨论过"死亡""新生"或"重生"的概念。

**在本章，你将了解到，当你放手让"自我"被解构时，你会体验到快乐、平静、爱，以及从痛苦中的解脱。事实上，"大死"有四种，而不仅仅只有一种，也就是说，需要被解构的"自我"有四种。而四种"大死"分别对应着彻底解决抑郁、焦虑、人际关系冲突、习惯与成瘾问题。与某个问题对应的那个"自我"被解构时，你就会在瞬间获得不可思议的重生。除了痛苦和所谓的"自我"，你不会失去任何东西，而你获得的，将是整个世界。**

## 第一种"大死"："特别的自我"之死

第一种"大死"指克服抑郁、内疚、羞耻、自卑、不胜任和无价值感。这需要你痛苦地接受一个事实，那就是你其实一点也不特别。当你发现自己不必"特别"时，你就会奇迹般地获得解脱。

下图是我的爱猫——奥比的照片。一开始，我与奥比相处得并不好，但随着时间的推移，它成了我在世界上最好的朋友。我、我妻子与奥比一起度过了美好的 8 年时光，但在几年前的一个午夜，它失踪了。我们发动了方圆几千米内的邻居寻找这个小家伙，但一直没有找到。也许，它早已成了我家房后树林里的某只野生动物的腹中餐。

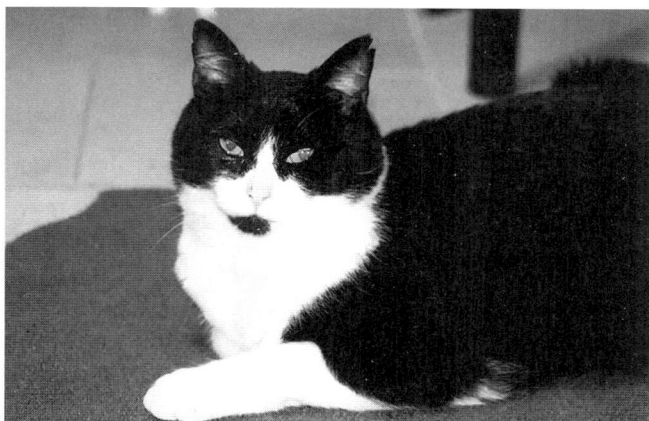

**图 23-1　我的爱猫——奥比**

我一直为奥比的离去伤心不已，经常走到第一次遇到它的厨房门前，希望再次看到它的身影。我慢跑时仍会呼唤它的名字，希望它突然出现在灌木丛后。可我知道，这永远不会发生了。它的离去使我和妻子无比悲伤。

我经常在工作坊中提到奥比。不知你注意到没有，本书的文前写着"献给奥比"。虽然奥比是一只野猫（在野外长大的一只猫），但它给我带来了一些宝贵的体验，这些体验对我的生活和工作都起到了帮助作用。

奥比原本住在我家房后的树林里，从来没有接触过人类。它常来我家后院闲逛，被我驱逐过很多次，因为它看起来很有攻击性，我和妻子担心它会欺负我们家养的小猫们。

奥比很怕我，但它还是不断光顾我家院子。回想起来，我想它可能是看到我们在养猫，希望我们有一天也能收留它，至少可以时不时地给它一些食物，或者那时它在寻找自己的爱情。

一天，奥比出现在我家厨房门前。我很惊讶，因为它一直很怕我。它看着我，举起了它的左前爪。我震惊地发现，它的左前爪肿得几乎和它的头一样大。我还难过地发现，它不再是那只无数次被我赶出院子、矫健逃跑的小兽了——眼前的它瘦骨嶙峋、羸弱不堪。很显然，它受了重伤，无法捕猎，处于绝境。

当时正值我们这里寒冷的雨季，我和妻子为它准备了一些食物，并在后院木台的桌子下面放了一个盒子，让它有一个可以遮风挡雨的栖身之所。它平时四处闲逛，晚上就开心地睡在盒子里。

我们希望它的爪子能好起来，但 3 周后，情况恶化了，它看起来已经到了垂死的边缘。我和妻子捉住它，把它带到兽医那里。它满身都是伤疤、跳蚤和虱子，肚子里还有寄生虫。显然，它一直活得很艰难。眼下只有手术才能挽救它的生命。兽医为它做了手术，清理了它爪子上的伤口，并说它必须在室内接受 10 天的治疗，我们要做的就是把抗生素混在食物里喂它吃下去。

回家后，我们把奥比安顿在客房里。然而，这个可怜的小家伙吓坏了。它用身子撞着窗户，想要逃出去。我们走进房间时，它就躲在床底下。我们伸手想抚摸它时，它就冲我们咆哮，扑打我们。我们在房间里放了一个猫砂盆，但它完全不用。它在地毯上小便，往地板上的通风口里大便。不到一周，地毯就被毁了，房间里臭气熏天。以至于后来我们不得不换掉地毯，重新粉刷房间。

10 天后，我们打开门，奥比像火箭一样冲出房间。然而，它不再走远，大部分时间都在厨房门附近的木台上流连，好像那里是它的领地。它看起来很想成为我们家的一员，但很胆怯，与我们保持着 3 米开外的距离。我妻子第一次试图抱它时，被它狠狠地咬了面颊。

有一天，我妻子偶尔碰了碰它的头，它竟然立刻发出呼噜声来。我们这才发现它喜欢被人拍头。我们用极温和的强化法一点点让它的行为合乎规矩。渐渐地，情况开始变化。

我们先把它的食物放在厨房门内侧，这样它就必须把头伸进厨房才能吃饭。它习惯后，我们把食物的位置往里挪了 2.5 厘米，这样它只有前爪迈进厨房才能吃饭。最后，它终于敢于全身进入厨房就餐了。

被这小小的进步鼓舞着，我和妻子继续设下一个个起初看起来不可能实现的目标。它能对我们足够信任，在房子里走来走去吗？有一天，这一幕上演了！它能对我们足够信任，跳上我们的腿来寻求爱抚吗？有一天，在我妻子看电视时，这一幕也上演了！

它能学会使用猫砂盆吗？它能和我俩还有另外两只猫共享一张大床睡觉吗？它能信任陌生人吗，比如信任每个星期日早上来我家参加徒步的我的同事和学生们?

它一个接一个地完成了所有这些目标。邻居们称它为"神奇小猫"。

随着时间的推移,奥比变成了你能想象得出的最可爱的小家伙。它会在半夜爬到我的胸口上。我摩挲它的时候,它会兴奋得发出呼噜声,流着口水。然后它会晃起脑袋,而我就像被洗了个"口水浴"。你如果不是"猫奴",就可能觉得这听起来很恶心。如果你喜欢猫,你就会明白,我快乐得宛如置身天堂。

只要我出门,奥比就会像小狗一样跟着我,每走几米,它就推推我的腿,让我停下来。然后它就翻身躺在地上,让我抚摸它的肚皮。让人碰它的肚皮又是一个巨大的里程碑。最初,它警觉到连背都不让我们碰一下。

我和妻子曾听说,野猫最多只会信任一个人,但事实证明并非如此。我的同事和学生们星期日来我家时,奥比会像交际花一样和每个人"搭讪"。奥比真的是一只神奇的小猫。

它成了我最好的朋友,我爱它胜过爱自己的生命。

我不想让你认为奥比是完美无瑕的,它也有很多缺点,就像你我一样。几年前,我和我妻子很荣幸地邀请到杰弗瑞·萨德(Jeffrey Zeig)博士来我家做客。萨德博士是举办我之前提到的业内久负盛名的心理治疗发展大会的组织的负责人。因为第二天萨德博士要为我的"星期二培训小组"做一个关于间接催眠的精彩演示,所以那天他就在我家下榻。

有那么一会儿,萨德博士和我坐在电脑前一起查找网络资料。我猜奥比可能是嫉妒了,有点觉得自己的地位受到了威胁,因为我和萨德博士待在一起的时间太长了。为了让我知道它的感受,奥比当着我们的面,堂而皇之地在调制解调器上撒了一泡尿,搞瘫了我家的网络。它好像在说:"请笑纳,老爹!这就是给你的教训,谁叫你老是和这个男客人待在一起!"

我只好换了一台调制解调器。可我必须承认,我竟然有点为这个小家伙感到骄傲。时至今日我仍然为它感到骄傲。

那么我从奥比身上究竟学到了什么呢?奥比与抑郁障碍的治疗或第一种"大死"有什么关系呢?

其一,奥比教会我拥有耐心、善良、乐观和同情心非常重要。虽然

TEAM 认知行为疗法有极强大的疗效，但你如果希望自己奇迹般地康复，那么仅仅掌握疗法是不够的。你的平和、温暖和同情心一定是康复的部分因素。因为，抑郁源于你认为自己有缺陷，是一个"失败者"或一个"废物"，而康复源于你决定好好地用爱和同情心对待自己。

其二，奥比教会我，当你不再需要变得"特别"时，生活就会变得特别。我从患者那里听得最多的话就是"我是一个失败者"或"我不够好"。当你产生自我怀疑的时候，你可能坚信自己因为不够"特别"，所以永远不会感到真正的快乐和满足。你可能因为自己没有结婚、工作平凡或从来没有在任何事情上表现得出色而感到自卑。我有时也会觉得自己不够"特别"或"不够好"。

在关于人们是否需要"是特别的"这件事上，奥比教会我很多。显然，奥比并不特别。它只是一只普通的、曾经身临绝境，在将死前出现在我家厨房门口，希望讨到一些食物的流浪猫。尽管它后来变得健康、漂亮又神气，但它不是纯种猫，在任何一个猫展上都不会得奖。

我也不够特别。我现在只是个垂垂老矣的老头子罢了。当我和我的朋友奥比在一起时，哪怕什么也不做，只是闲逛，我也觉得那是世界上最美好的时光。奥比教会我，当你不再认为自己必须变得"特别"时，生命就会变得特别起来。这就是四种"大死"中的第一种。

我得承认，我时常鼓励同事和学生们体验"大死"。多年来，我有幸培训过许多才华横溢的青年心理治疗师，其中就有马修·梅博士，当时他还是一名精神科住院医生。马修专业能力极强，和他一起工作很愉快。

一天晚上，我俩参加完一个会议，开车回我家，半路上看到了一个红灯。趁着停车的间隙，马修非常真诚地看着我说："伯恩斯博士，我只想让您知道，我每天都在努力成为一个更好的人。"

我同样真诚地看着他，说："马修，我真心希望你能早日克服这个毛病！"

他一下子明白过来，哈哈大笑起来。那一刻，他顿悟了。

我希望你也能立刻或很快顿悟。**当你的"特别的自我"被解构时——当你发现你并不特别，你也不需要变得特别时——生活就会美好得不可思议。**

谢谢你读完我和奥比的故事！谢谢你，奥比，谢谢你爱我，也谢谢你教会我这么多。我会永远爱你，永远想念你。

## 第二种"大死"："恐惧的自我"之死

第二种"大死"能让你克服焦虑。当你向最恐惧的"怪物"投降而非逃跑时，你会发现，怪物没有牙齿。你可能还记得，这类方法叫作暴露技术。2500 年前，这种方法就诞生了，它是治疗焦虑障碍必不可少的步骤。

例如，最近，一位名叫卢瑟的年轻人给我发了一封电子邮件，询问我他是否可以参加一次我的星期日徒步旅行。他说他是一名主修心理学的大学生。通常，徒步旅行仅对我的"星期二培训小组"的组员开放，但这次，我决定破一次例，因为卢瑟的信读起来很真诚，他说他将来可能投身心理健康领域。

上个星期日早上，卢瑟驱车好几百千米来到我的门前。这就是自驱力！

卢瑟告诉我，他特别爱出汗，尤其是焦虑时，他为此感到极度羞耻。他相信如果别人发现了他的隐秘缺陷，就会看不起他，所以他总是努力掩饰自己爱出汗的事实。

加剧这种焦虑的一个原因是，卢瑟长得很帅，还是他所在的大学里一个有名的兄弟会的成员，这使他更加认定，人的外表特别重要。你已经知道，情绪问题常常是自我挫败信念造成的，比如认知完美主义或对成就、被爱和被认可成瘾。这些信念是一个人价值观的一部分，能激励人们努力工作并取得成就，但也会造成情绪困扰。

认知完美主义是卢瑟的自我挫败信念之一。这种信念指你认为别人期望你是完美的，他们如果发现你的缺点，就不会爱你或接纳你。

卢瑟接受过很多次心理治疗，但显然没有取得任何进展。他说之前的心理治疗师已经放弃了他，并把他转到精神科医生那里接受药物治疗了。然而，卢瑟不愿服用抗焦虑药物，这点我赞成他。虽然有些时候，对严重的精神障碍患者来说，服用药物非常有效，甚至可以起到挽救生命的作用，但在目前，大部分焦虑障碍可以在不使用药物的情况下得到有效治疗。

我的同事桑尼·崔（Sunny Choi）也参加了这次徒步旅行，我们沿着郊外美丽的小路徒步了大约 11 千米，桑尼为卢瑟进行了很精彩的 TEAM 认知行为疗法治疗。徒步结束后，我们去我们最爱的粤式茶餐馆吃了午餐。

午餐后，我鼓励卢瑟进行羞耻攻击练习，检验一下他的想法——"别人期望我是完美的。"——是否符合客观事实。具体做法是，他走到陌生人面前，说出以下这段话：

> "嗨，如果可以，我想和你说几句话。我想让你知道，我比一般人更容易出汗，我试着掩盖这件事，因为我觉得这个毛病真的很丢人，我害怕人们发现这一点时会对我评头品足或会讨厌我。事实上，我现在就在哗哗流汗。你可能已经看到我脸上的汗珠了。我决定不再隐瞒，不再为这个毛病感到羞耻。这就是我来找你说话的原因！"

你可以想象得出，这项任务把卢瑟吓坏了，但出于勇敢，出于他那强烈的想改变自己的动力，他（相当不情愿地）同意了。

我们接触的第一组陌生人是三个年轻的亚洲男人，他们的外表看起来相当冷酷。我拦住他们，对他们说我的朋友有事要告诉他们。卢瑟刚开口说话时，他们看起来很恼火和不耐烦，卢瑟这时的紧张和焦虑程度肯定在飙升。卢瑟说完后，中间的小伙子伸出手来搭在卢瑟的肩膀上。我们就要看到一场打斗了吗？

然而，我惊讶地看到，那个小伙子的眼眶里蓄满了泪水，他开口说道："我也有秘密不敢告诉别人，我一直在隐瞒，你刚才的话对我来说意义非凡！我不会再隐瞒了！"然后他拥抱了卢瑟，我们友好告别。

这就是关于 "怪物" 的故事！

## 第三种 "大死"："愤怒和指责的自我" 之死

第三种 "大死" 对应着改善人际关系冲突、将敌对的关系转化为更加充满爱和信任的关系。这种 "自我" 解构包含了一个令人极度痛苦但又让人获得解脱的发现：我们实际上并非他人 "恶行" 的无辜受害者。虽然我们可以告诉自己，问题都是别人的错，但我们几乎总是问题的制造者。甚至可以说，我们几乎是在强迫别人对我们不好，然后我们就可以把指责的矛头指向对方。

我知道这听起来可能显得不那么正确，甚至可能很冒犯。可在你厌恶地扔掉本书之前，让我给你举个例子来证明我的说法。

我的一位同事——李告诉我，他的婚姻需要帮助。李说，他的妻子莉莎控制欲太强，对他总是有诸多挑剔。他把这归因于她有一个控制欲太强的母亲。这是大多数陷入不良人际关系的人的典型想法——总是责怪对方，李也不例外。李坚信莉莎是需要做出改变的那一方。

李起初以为我会提供夫妻治疗，但我更愿意治疗陷入困境的一方——也就是寻求帮助的一方。因为我可以让这个人负起自己的责任来，而当他改变的那一刻，他的伴侣很大概率也会随之改变。

我接待有人际关系问题的患者时，总是使用一个强大的工具——人际关系日志，你可以翻回第 13 章复习一下。使用人际关系日志可以帮你理解你为什么会与对方产生矛盾。它可以让你发现自己在问题中扮演的角色，这样你就可以一下子"看清"你制造出你一直抱怨的那个问题的过程。例如：

- 当你抱怨对方不愿表达感受时，你会发现是你一直在阻止对方表达这些感受；
- 当你抱怨对方不倾听你的心声时，你会发现是你一直在阻止他倾听；
- 当你坚信对方对你的感受不感兴趣时，你会发现，当你试图表达自己的感受时，你一直在迫使他做出消极的反应；
- 当你因为对方的控制欲或无情的批评而感到恼火和懊丧时，你会发现是你一直在迫使他变得热衷于控制和批评。

这些观点可能使你感到震惊和受羞辱，但如果你有勇气审视自己在这个问题中的角色，你就会发现那个"愤怒和指责的自我"被解构可以带来惊人的力量。

现在让我们深入具体事件，看看上述情况能否发生在李身上！

我让李仔细思考他和莉莎某一次不愉快的交流，然后完成人际关系日志的前两步：在第一步中，准确地写下对方对他说的话；在第二步中，准确地写下他的回应。李还要写出他认为莉莎当时的感受，以及李自己当时的感受。

在前两步中，李描述了一个场景，这个场景发生在他试图说服 18 个月大的女儿穿上睡衣时。女儿对他的要求没有反应，于是李提高了声音，用很严厉的语气对女儿说话。他在人际关系日志中这样记录当时的情景（表23-1）。

### 表23-1　李的人际关系日志

| 第一步：准确写下对方说的话，尽量简短。<br>莉莎说：“我觉得你没必要用这种语气跟小孩子说话。”<br><br>**圈出她此刻可能的情绪。** | 第二步：准确写下你的回应，尽量简短。<br>我说：“我不认为我哪里做得不对。我很严厉但我没有失控。有时候就是需要让她知道我是认真的，她不能为所欲为。”<br><br>**圈出你此刻的情绪。** |
|---|---|
| <u>悲伤</u>、忧郁、抑郁、情绪低落、<u>不快乐</u> | 悲伤、忧郁、抑郁、情绪低落、<u>不快乐</u> |
| <u>焦虑</u>、<u>担忧</u>、惊慌、紧张、害怕 | <u>焦虑</u>、<u>担忧</u>、惊慌、紧张、害怕 |
| 内疚、懊悔、遗憾、羞愧 | 内疚、懊悔、遗憾、羞愧 |
| 低人一等、没有价值、不胜任、有缺陷、无能 | 低人一等、没有价值、<u>不胜任</u>、有缺陷、无能 |
| 孤独、不被爱、不受欢迎、<u>不被接受</u>、<u>无依无靠</u>、被抛弃 | 孤独、不被爱、不受欢迎、不被接受、无依无靠、被抛弃 |
| 尴尬、愚蠢、耻辱、难为情 | 尴尬、愚蠢、耻辱、难为情 |
| <u>无望</u>、泄气、悲观、绝望 | <u>无望</u>、泄气、悲观、<u>绝望</u> |
| 受挫、无力自拔、受阻、被打击 | 受挫、无力自拔、受阻、被打击 |
| <u>生气</u>、抓狂、怨恨、<u>恼火</u>、<u>激愤</u>、不高兴、暴怒 | <u>生气</u>、抓狂、怨恨、恼火、激愤、不高兴、暴怒 |
| 其他（详述）：<u>烦恼</u>、<u>防御</u>、<u>失望</u>、<u>沮丧</u>、<u>不想沟通</u> | 其他（详述）：激动、防御、固执、恼怒、嘲讽、无能为力、被贬低、消沉、抗拒、困惑、妄下判断、脆弱、缺乏技巧 |

正如你所看到的，李通过反驳和自我防卫来回应莉莎。然后，这场不愉快的交流升级为一场关于如何养育女儿的激烈争吵，同样的争吵在他家上演了一次又一次。

接下来，到了最难的部分！

使用人际关系日志的第三步，是审视在第二步中写下的对话，用EAR分析表（表23-2）问自己：“这属于良好的沟通方式还是不良的沟通方式？”此外，要特别关注：“你是否承认对方的感受（共情）？是否向对方分享了自己的感受（坦诚）？是否向对方表达出了温暖和爱意（尊重）？”

在李的案例中，答案是显而易见的。显然，李没有认可妻子的任何感受，也没有从她的批评中寻找客观事实。相反,他为自己辩护(不共情)。他也没有坦诚和直接地分享自己的感受(不坦诚)。最后,他也没有对对方表达出任何温暖、爱和关心(不尊重)。

唉!看来李得在"不良的沟通方式"一栏里打上三个勾。

**表 23-2 李的 EAR 分析表**

| EAR 分析项目 | 良好的沟通方式 | 勾选符合你情况的表述 | 不良的沟通方式 | 勾选符合你情况的表述 |
|---|---|---|---|---|
| E(Empathy,共情) | 承认对方的感受,并从她的话语中发现一些客观事实。 | | 忽视对方的感受或辩解,坚持认为是对方"错了"。 | √ |
| A(Assertiveness,自信表达) | 坦率而直接地表达出自己的感受。 | | 不表达自己的感受,或者充满攻击性地表达感受。 | √ |
| R(Respect,尊重) | 保持尊重和体贴的态度。 | | 态度不尊重,不体贴。 | √ |

第三步是痛苦的,而且是有意令李痛苦,因为他必须停止责怪别人,审视自己在问题中的角色。还记得吗,李觉得妻子控制欲太强、过于挑剔。在他的意识里,指责的矛头指向的是妻子。当他被迫审视自己在这个问题中扮演的角色时,矛头的指向掉转 180 度,直接指向了他自己!

如果意识到这一点还不足以令李痛苦,那么接下来的一步就可能令李痛苦了。在第四步中,他需要问问自己,他的回应将对对方产生什么影响。李可以问自己以下这些问题。

"我的回答会对莉莎产生怎样的影响?她会得出什么结论?她会如何想、会有怎样的感受,会做什么?接下来会发生什么?我的回应使问题得到解决了还是恶化了?"

在继续阅读之前,请你先思考一下。

李一直抱怨莉莎总是批评他,试图控制他。可莉莎表达自己的担忧时,李无视她的感受,与她争执。这导致她继续批评他,因为她想让他明白她的意思。换句话说,李在迫使莉莎批评他。

并且，他一点也不在乎莉莎对女儿的担心，所以她的担心只会加剧。她担心他过分严厉会吓到女儿，使女儿感到不被爱和不安。因为莉莎非常爱他们的女儿，所以她一直试图说服李改变他的做法。而这正是他所抱怨的！

现在你明白症结所在了吗？

当李在治疗过程中突然"看清"这一点时，他崩溃大哭起来。他被这个事实震惊，但他无法否认人际关系日志揭示的事实。那时，李的"愤怒和指责的自我"被解构了。我必须承认，他崩溃时，我感到我的心和他的心一下子拉近了！

最后，在第五步，李需要用有效沟通的五大秘诀（表 23-3）修改他在第二步中写下的回应。在纸上写出一个很好的回应后，他可以和作为心理治疗师的我或朋友一起进行角色扮演，从而学会在现实中进行更有效的即时回应。

### 表 23-3　有效沟通的五大秘诀 [1]

| E（Empathy，共情） |
| --- |
| • 解除防御技术 |
| 即使对方的话听起来完全不合理或不公平，也要从中找到一些客观事实。 |
| • 共情 |
| 换位思考，试着从对方的视角看待问题。 |
| ——想法共情：解释对方的话语。 |
| ——情绪共情：根据对方的话语，承认对方可能具有的感受。 |
| • 调查询问 |
| 向对方提出一些温和的、调查性的问题，了解对方更多的想法和感受。 |

| A（Assertiveness，自信表达） |
| --- |
| • "我感觉"陈述 |
| 用直接而得体的方式表达自己的想法和感受。使用"我感觉"的陈述（比如"我感觉很难过。"）而非"你如何如何"的陈述（比如"你错了！"或"你把我惹火了！"） |

| R（Respect，尊重） |
| --- |
| • 安抚 |
| 你即使对对方感到失望或生气，也要表现出尊重的态度。即使在矛盾最激烈时，也要选择积极的言辞与对方交流。 |

利用"有效沟通的五大秘诀"，李可以这样修改他对莉莎的回应：

　　　"你是对的——我很懊恼，我对女儿太凶了（解除防御技术）。现在

---

① Copyright © 1991 by David D. Burns, MD. Revised 2006.

我感到内疚和羞愧，不够称职（"我感觉"陈述）。我是真的非常爱你和女儿，胜过爱世界上其他任何人。我想你现在和我在一起可能非常不开心（安抚、情绪共情）。你可能很担心，甚至对我有点生气（情绪共情）。你能跟我多说说你的感受吗（询问）？"

也许你可以看出，这样的回应会带来更多的信任，因为李打开了沟通的大门，传达出爱与尊重，而非喋喋不休地争吵然后摔门而去。

这个做法在现实中奏效了吗？治疗结束后，李发来这样一条美好的反馈：

"这周我有一个顿悟时刻，想跟您分享一下。按照您的指导，我一直在试着与莉莎沟通，一些我没预料到的情况发生了。开始时，莉莎仍然消极抵抗，对我冷嘲热讽。我没有很好地处理这种情况，又一次和她陷入了冲突，莉莎对我的指责进行了针锋相对的回击。

"我告诉她，治疗没起作用，我需要她也弄清她在这个问题里扮演的角色，我不接受这些嘲讽。然后我突然想到，她攻击我是因为她不开心。

"意识到这一点后，我开始表达我对她的理解而非愤怒。我不再必须作为一个'社会定义的男人'，而是作为我想成为的男人。我的态度发生转变、超越原来的自我后，她的态度也转变了，她与我重归于好了。

"我想要与您分享这种情况。在这之前，我差点发邮件告诉您我失败了。

"谢谢您做的一切！"

对李的治疗过程已被录制下来，在《感觉良好》播客中分三期（第96～98 期）发布。你可以免费收听。

李的案例与第三种"自我"解构有什么关系呢？自古以来，神秘主义者和哲学家都谈到过"自省"这一概念。他们说，人们必须观照自己的内心以找到"答案"。

可是，人们要寻找的"答案"到底是什么？人们该如何观照自己的内心？很长一段时间里，我一直不知道这两个问题的答案，直到我开始治疗存在人际关系问题的患者。

现在，答案非常清楚了。"人际关系日志"为你提供了"观照内心"的机会，让你知道在每一天的每一分、每一秒如何建立和维护自己的人际关系——如果你愿意这么做！

它还可以让你体验到"一体"。有一种广为流传的说法是，众生是"一体"的，人们的痛苦（以及邪恶）源于"人们与宇宙中其他众生分属于不同个体"的错觉。宇宙中既不存在"外相"，也不存在一个个"自我"。

你可以把人际关系日志的第四步看作"自我"解构实践，因为它能让你发现，你和那个与你产生矛盾的另一方并非彼此独立的。相反，你俩深陷于同一个因果循环的网中。你们不断地激发和强化对方的负面行为。对方并不是一个专门针对你的恶毒的独立个体，而是你在每一分、每一秒的人际互动中创造出的人际关系现实的反映。

你们双方其实是"一体"的。这一发现能带来不可思议的、巨大的解脱和力量，但代价也很高昂——这需要第三种"自我"被解构。审视自己在人际关系问题中扮演的角色可能令你极度震撼、痛苦，甚至感觉极度丢脸。

虽然第三种"自我"解构听起来可能不那么吸引人，但它能给你带来巨大的力量。

**当你放下防卫，真诚地表达出谦逊和尊重，努力在别人的批评中发现客观事实时，对方几乎也总会回报以同样的做法。**

因为不想让你对上述言论产生误解，我要发布一个免责声明：有些人陷入被虐待和遭受暴力的人际关系中，在这种情况下，无论你如何巧妙地运用"有效沟通的五大秘诀"，都难以或根本无法与对方建立起充满爱和信任的关系。你最好果断斩断与对方的关系，而非为一段注定会承受更多痛苦的关系继续投入。不过，当你决定离开对方时，安全摆脱这段关系的非常重要的一点是合理使用有效沟通的五大秘诀。

## 第四种"大死"："有权利感的、追求享乐的自我"之死

最后一种"大死"对应着克服习惯与成瘾问题——既包括那些典型的成

瘾行为，如暴饮暴食、酗酒、赌博、购物、性瘾、拖延症，也涉及一个人对被爱、被认可、成就、权力和财富成瘾。

很多人认为习惯与成瘾行为是情绪问题（比如抑郁、焦虑、孤独或人际关系冲突）引起的。该观点认为，你是在用食物、酒精或药物"治疗"孤独或抑郁。几年前，我有机会在斯坦福大学医学中心精神科新收治的患者身上检验这个观点是否正确。

我研究了这些患者的习惯与成瘾行为（比如暴饮暴食、厌食、酗酒和滥用药物）是否源于抑郁、焦虑、孤独、人际关系冲突等情绪问题。

你猜哪些问题与这些习惯和成瘾行为的关联性最强？

**研究结果令我惊讶：成瘾和情绪问题几乎没有显著的关联（即使真的有关联也极小）。抑郁与饮食确实有点关联，但这种关联与我想象的相反，实际上，一个人越抑郁，吃得就越少！**

唯一与习惯和成瘾行为有显著关联的变量是患者在成瘾程度测评中获得的分数，你在第 2 章做过这个测评。该关联非常显著。

**研究数据明确显示出习惯与成瘾行为主要源于人"想要"满足自身欲望，而非解决生活中的实际问题。换句话说，习惯与成瘾行为源于这样一种信念：人们需要"解药"，现在就需要！**没有那些美味的食物、心爱的饮料，人间将多么乏味和"不值得"！"有权利感的、追求享乐的自我"被解构将带来一个能令人解脱的发现：你实际上并不需要通过这些东西来感到快乐和满足。然而，解构"有权利感的、追求享乐的自我"并不那么容易，因为没有人愿意扔掉自己的"解药"。

在本书的初稿中，我曾写下两章关于如何改变习惯和戒瘾的内容，向读者介绍了一些极好的新方法，可以用来克服强烈的渴望和冲动，从而战胜习惯与成瘾行为。遗憾的是，本书内容太多了，定稿时我不得不删去这两章。

不过，好消息是，你可以去我的网站免费下载这两章内容，它们就在主页底部。如果你正在与习惯或成瘾行为作斗争，就读读这两章，然后告诉我你的想法吧！

## 向"死"而生

在这一章，我们讨论了四种"大死"。人们大都害怕死亡，因为人们认为，死亡会使人们失去一些非常宝贵和重要的东西。然而，当你的自我"死亡"时，你的感受并不会像参加一场葬礼，而会更像刑满出狱或参加了一场盛大的庆典。你失去了所谓的"自我"，却拥有了这个世界，拥有了探索和享受这个世界的自由。**事实上，"自我"一旦被解构，你就能向死而生！**

你将发现所谓的"大死"其实是伟大的重生。这是我在职业生涯和个人生活中获得的最非凡和最宝贵的知识之一。希望这个领悟也能帮到你。

如果你仍旧恐惧于"自我"解构，也许你会喜欢鲁米[①]（Rumi）的这首诗。我的一位亲爱的同事，布兰登·万斯（Brandon Vance）博士，在审阅本书的初稿时把这首诗寄给了我。他说他喜欢这首诗，因为它让他联想到"自我"解构。也许，这首诗也能激励你！

为投入这全新的爱而死去
Into this new love, die.

你的路会在另一片天地展开
Your way begins on the other side.

海阔天空
Become the sky.

拿起斧头砸破牢墙
Take an axe to the prison wall.

---

[①] 莫拉维·贾拉鲁丁·鲁米（1207—1273年）：东罗马帝国时代的诗人、哲学家、人文主义者，共有两部诗集存世——《玛斯纳维》（*Mathnawi*）和《沙姆斯集》（*Poems by Shams Tabriz*）。鲁米是波斯诗歌"四大柱石"之一，在波斯文学史上享有盛誉。英文版的译者为科尔曼·巴克斯（Coleman Barks）。——译者注

逃出去

Escape.

走出一个骤然绽放的绚丽新生——

Walk out like someone suddenly born into color—

现在就出发！

Do it now.

# 第四部分

## 复发预防训练

# Relapse
# Prevention Training

# 第 24 章

## 你现在情绪如何？

到目前为止，本书一直在讲如何改变消极情绪。现在让我们来看看你的消极情绪是否发生了变化！在阅读第 2 章时，你对当时的情绪进行了测评，现在，我希望你对自己的情绪再做一次测评。在表 24-1 至表 24-6 勾选出符合你当下情绪状况的选项后，把总分填入表格底部的方框里。整个过程只需要花上几分钟时间。

### 情绪测评 [①]

#### 表 24-1　抑郁程度测评表

说明：请阅读各项表述，在符合你当下感受的空格中画"√"。0 分表示"完全不"，1 分表示"轻度"，2 分表示"中度"，3 分表示"重度"，4 分表示"极重度"。

| 你的感受 | 抑郁程度 | | | | |
|---|---|---|---|---|---|
| | **0** | **1** | **2** | **3** | **4** |
| 我感觉悲伤或郁闷 | | | | | |
| 我感觉沮丧或无望 | | | | | |
| 我感觉自卑，自觉低人一等或没有价值 | | | | | |
| 我感觉做事无动力 | | | | | |
| 我感觉生活中的快乐感和满足感下降 | | | | | |
| 共计得分 | | | | | |

---

① Copyright © 1997 by David D. Burns, MD. Revised 2002, 2018.

#### 表 24-2　焦虑程度测评表

说明：请阅读各项表述，在符合你当下感受的空格中画"√"。0分表示"完全不"，1分表示"轻度"，2分表示"中度"，3分表示"重度"，4分表示"极重度"。

| 你的感受 | 焦虑程度 | | | | |
|---|---|---|---|---|---|
| | 0 | 1 | 2 | 3 | 4 |
| 我感觉焦虑 | | | | | |
| 我感觉害怕 | | | | | |
| 我感觉担忧 | | | | | |
| 我感觉紧张不安 | | | | | |
| 我感觉自己神经质 | | | | | |
| 共计得分 | | | | | |

## 人际关系测评 [①]

#### 表 24-3　愤怒程度测评表

说明：请阅读各项表述，在符合你当下感受的空格中画"√"。0分表示"完全不"，1分表示"轻度"，2分表示"中度"，3分表示"重度"，4分表示"极重度"。

| 你的感受 | 愤怒程度 | | | | |
|---|---|---|---|---|---|
| | 0 | 1 | 2 | 3 | 4 |
| 挫败的 | | | | | |
| 恼火的 | | | | | |
| 怨恨的 | | | | | |
| 生气的 | | | | | |
| 激愤的 | | | | | |
| 共计得分 | | | | | |

---

① Copyright © 1997 by David D. Burns, MD. Revised 2002, 2018.

## 表 24-4　人际关系满意度测评表

说明：选择一段重要的人际关系（如你与伴侣、朋友、同事或家庭成员的关系）进行评估，在符合你当下感受的空格处画"√"。0 分表示"非常不满意"，1 分表示"比较不满意"，2 分表示"有点不满意"，3 分表示"中立"，4 分表示"有点满意"，5 分表示"比较满意"，6 分表示"非常满意"。

| 人际关系的各方面 | 满意度 | | | | | | |
|---|---|---|---|---|---|---|---|
| | 0 | 1 | 2 | 3 | 4 | 5 | 6 |
| 对坦诚沟通的满意度 | | | | | | | |
| 对解决矛盾的满意度 | | | | | | | |
| 对爱与关心的满意度 | | | | | | | |
| 对亲密程度的满意度 | | | | | | | |
| 整体满意度 | | | | | | | |
| 共计得分 | | | | | | | |

# 成瘾程度测评 [①]

## 表 24-5　成瘾程度测评表

说明：请阅读各项表述，在符合你过去一周（包括今天）感受的空格中画"√"。0 分表示"完全不符合"，1 分表示"有点符合"，2 分表示"比较符合"，3 分表示"非常符合"，4 分表示"完全符合"。

| 你过去一周的感受 | 成瘾程度 | | | | |
|---|---|---|---|---|---|
| | 0 | 1 | 2 | 3 | 4 |
| 有时我心里会产生对酒精的渴望 | | | | | |
| 有时我有饮酒的冲动 | | | | | |
| 有时我真的非常想饮酒 | | | | | |
| 有时我很难克制饮酒的强烈冲动 | | | | | |
| 有时我要与酒精的诱惑作斗争 | | | | | |
| 共计得分 | | | | | |

---

① Copyright © 1997 by David D. Burns, MD. Revised 2002, 2018.

## 幸福程度测评 ①

**表 24-6　幸福程度测评表**

说明：请阅读各项表述，在符合你当下感受的空格中画 "√"。0 分表示 "完全不"，1 分表示 "轻度"，2 分表示 "中度"，3 分表示 "重度"，4 分表示 "极重度"。

| 你的感受 | 快乐程度 | | | | |
|---|---|---|---|---|---|
| | 0 | 1 | 2 | 3 | 4 |
| 感觉快乐和幸福 | | | | | |
| 感觉充满希望，乐观 | | | | | |
| 自我价值感高，自尊心强 | | | | | |
| 做事有动力、富有成效 | | | | | |
| 对生活感到满意 | | | | | |
| 共计得分 | | | | | |

对比第 2 章和本章的测评结果，你能从中得出什么信息？将你当时情绪测评、人际关系测评表、成瘾程度测评和快乐程度测评的得分与你现在的得分进行比较，你会看出从翻开本书读到现在，你的想法和情绪发生了多大的变化。

表 24-7 可以用来记录你的分数变化。

**表 24-7　各项测评的分数变化**

| 测评项目 | 读第 2 章时的分数 | 现在的分数 | 得分的变化 |
|---|---|---|---|
| 抑郁程度 | | | |
| 焦虑程度 | | | |
| 愤怒程度 | | | |
| 人际关系满意度 | | | |
| 成瘾程度 | | | |
| 快乐程度 | | | |

---

① Copyright © 1997 by David D. Burns, MD. Revised 2002, 2018.

希望完成本次测评并对两次测评的分数进行比较不会让你太为难。从这些分数中你可以得出什么结论呢？分数发生变化或没有发生变化又分别意味着什么呢？

如果你的抑郁程度和焦虑程度的测评得分已经降到 0 或接近 0，同时你的快乐程度测评得分上升到接近 20，那就说明你现在的情绪非常好，是时候进行第 25 章的复发预防训练了。

恭喜你！你太棒了！我为你感到骄傲，也为我的书帮到了你而无比开心。这正是我写本书的初衷。

如果你的抑郁程度和焦虑程度没有获得预期中的改善，你又该做些什么呢？

首先，寻求专业人士的帮助。这并不可耻。你可以在我的网站上查看推荐、建议，也可以直接在网上搜索你所在地区的心理治疗师的信息。我相信你会找到大量资源。

其次，你可以寻求免费的心理健康支持组织的帮助，比如"心理健康康复国际"（Recovery International），这个组织的名称乍听起来有点像匿名戒酒会，但它致力于帮助人们克服抑郁和焦虑。

最后，我本人也有许多资源，其中大多数完全免费，请看本书附录 2。

你如果认为你现在的情绪不错，已经可以进行复发预防训练了，那么请继续阅读本书，学习如何让自己持续保持"感觉好极了"！

# 第 25 章
## 持续保持“感觉好极了”！

---

成功摆脱抑郁和焦虑以后，你还要进行“复发预防训练”。这个环节非常重要，因为消极想法和情绪总会卷土重来。很少有人——也许根本没有人——能够一直感到快乐。人生路上，每个人都会时不时遇到坎坷。如果你知道如何应对消极情绪，它们就不会演化成灾难。

正如我在前言中提到的，福里斯特·斯科金博士和他的同事们发现，那些通过阅读我写的书康复的中度和重度抑郁障碍患者们在两三年后仍能持续自行改善情绪。

这些患者说，他们并非一直处于快乐状态。他们的生活和世界上其他人的一样，难免有起起落落。在他们感到情绪低落时，他们就会从书架上拿出我写的书，重新阅读那些在第一次阅读时对他们最有帮助的段落。然后他们的情绪又得以改善。你可能也想获得这样的效果。

进行复发预防训练只需要你在现在的基础上再多付出一点点努力，而这一步绝对值得，因为你将学会将消极情绪扼杀在萌芽之时。

复发预防训练只有当抑郁程度和焦虑程度的测评分数降到 0 或非常接近 0 时方可进行。所以，第 24 章的再次测评非常重要。它能让你准确知晓自己的改善程度：是已经康复了，还是需要利用本书提供的方法和工具继续努力以实现康复？

复发预防训练有三个步骤。

- 第一步，你必须接受这样一个事实：复发是必然发生的、不可避免的。
- 第二步，你必须知道：第一次帮你实现康复的方法很可能总是对你有效。

- 第三步，你必须提前练习驳斥那些会在复发时再次产生的消极想法。

## 第一步

首先，关键的一点是，你要知道情绪问题肯定会复发。没有人能一直感到快乐。问题不在于是否会复发，而在于什么时候复发。不要恐慌，我将教你如何应对复发，你无须害怕它的到来。

我之所以强调这一点，是因为我治疗过很多人，他们感到抑郁时处于全或无思维中"全"的一端，康复时又跳到了"无"的一端，就像我在第 8 章提到的索尔一样。换句话说，他们感到抑郁时，认为自己毫无价值、毫无希望，完全置身于黑暗中。之后当他们康复时，他们感觉良好，于是就会想："哇，我成功了！我到底还是有价值的！我的问题解决了！我将永远感觉良好。这太容易做到了！"于是他又站到了全或无思维中的"无"的那端。

"无"同样是不好的，它也属于全或无思维，你如果相信以上那些"无"的想法，就会将自己置于必败之地。复发时，你会感到震惊和崩溃，然后得出结论：你曾经的"康复"只是一个骗局，你被自己骗了。然而，如果你接受"每个人都会时不时地情绪低落"的事实，你就不会犯这个错误。

那么，到底什么是"复发"呢？我把复发定义为持续 1 分钟或更长时间感到情绪低落、焦虑、易怒或心烦意乱。根据这个定义，每个人都会复发。只要你知道消极情绪是可以被迅速摆脱的，复发就没什么大不了的。事实上，尽管复发会令你痛苦和沮丧，但你总会从复发中获得经验和成长。

其实我此刻就有点处于复发的状态。我感到非常不开心，因为我以前的一个学生在未经我允许，也不与我合作的前提下，根据我近来的研究成果开发了一个应用程序。她想售卖我的研究成果，却不征求我的同意，这让我很受伤。我感到伤心、焦虑、困惑，也有点愤怒。

可我知道我总会找到一个解决方案，虽然现在我还不知道那会是什么样的解决方案。可就像人们常说的："一切终将过去。"我会重新感觉良好，甚至

"感觉好极了"。

　　所以，如果复发不可避免，你期待的生活会是怎样的？多快乐才算正常？我的经验是，平均算来，每个人每周有 5 天感到快乐的日子和 2 天感到糟糕的日子。如果在一周里你没能拥有快乐的 5 天，那么你就被消极想法欺骗了，需要调整一下情绪。如果在一周里你没有 2 天情绪低落的日子，那么你就可能有点过度兴奋，可能需要锂盐治疗[①]！

## 第二步

　　复发预防训练的第二步是：你要知道，最初对你有效的方法可能总是对你有效。未来某一天，你的心情又一次变得低落，即使那时在你脑中浮现的消极想法并不是你在本书中写下的那些消极想法，它们也会是相似的。

　　大多数人的痛苦是单一的，这种痛苦会在他每一次情绪低落时重复上演。所以，帮助你第一次实现康复的方法对解决你之后出现的情绪问题也几乎总是奏效的。

　　因此，每当你发现自己又一次陷入消极情绪时，请重新使用当初对你有效的方法。例如，正向重构、双标法和接纳悖论曾对你有效，未来它们可能还对你有效。你会发现，第二次康复比第一次康复更简单，因为你已经对使用这些方法轻车熟路了。

## 第三步

　　复发预防训练的第三步是：提前练习驳斥那些会在你复发时再次产生的消极想法。我说过，复发时，你惯有的消极想法会卷土重来。人的想法各有不同，复发时，你会产生自己惯有的、特定的消极想法。你也可能产生一些大家普遍具有的消极想法，比如以下几种想法。

---

① 锂盐：治疗躁狂障碍的类药物，常用的是碳酸锂。作者在这里使用了夸张和幽默的说法。——译者注

- 上次治疗并没有真的起作用。

- 我就知道好景不长！

- 我真是没救了。

- 我的改善只是侥幸。

- 我并没有真的好转。只是我以为我好转了。

- 我的问题太严重了。

- 我毫无价值。

　　如果你没有在复发前做好回击的准备，卷土重来的消极想法就会显得非常可信和极具打击性。如果你在感觉良好时提前练习粉碎这些歪曲的想法，那么在复发时，战胜这些想法对你来说就容易得多。

　　你可以在复发之前为自己制作一份复发预防日志（表 25-1），用来练习粉碎消极想法。现在，让我们开始吧！

　　首先，请想象你已经摆脱抑郁和焦虑情绪，度过了非常快乐的 3 周时光。然后，在一个周五的晚上，你和伴侣吵了一架，你忘了使用"有效沟通的五大秘诀"。你憋着一肚子气上床睡觉，周六早上醒来时，你又一次感到极度抑郁和焦虑。

### 表 25-1　复发预防日志[①]

**困扰事件**：当我的消极想法和情绪卷土重来时，我可能有以下想法和情绪。

| 消极情绪 | 最初的程度（%） | 目标程度（%） | 治疗后的程度（%） |
| --- | --- | --- | --- |
| 悲伤、忧郁、抑郁、情绪低落、不快乐 | 100 | | |
| 焦虑、担忧、惊慌、紧张、害怕 | 100 | | |
| 内疚、懊悔、遗憾、羞愧 | 100 | | |
| 低人一等、没有价值、不胜任、有缺陷、无能 | 100 | | |
| 孤独、不被爱、不受欢迎、不被接受、无依无靠、被抛弃 | 100 | | |
| 尴尬、愚蠢、耻辱、难为情 | 100 | | |
| 无望、泄气、悲观、绝望 | 100 | | |

---

① Copyright © 1984 by David D. Burns, MD. Revised 2003.

续表

| 消极情绪 | 最初的程度（%） | 目标程度（%） | 治疗后的程度（%） |
|---|---|---|---|
| 受挫、无力自拔、受阻、被击败 | 100 | | |
| 生气、抓狂、怨恨、恼火、激愤、不高兴、暴怒 | 100 | | |
| 其他：失望 | 100 | | |

| 消极想法 | 最初的相信程度（%） | 治疗后的相信程度（%） | 认知歪曲类型 | 积极想法 | 相信程度（%） |
|---|---|---|---|---|---|
| 这次复发证明我永远不会好转。我真是没救了。 | 100 | | | | |
| 上次治疗并没有真正起作用。 | 100 | | | | |
| 我的改善只是侥幸。 | 100 | | | | |
| 我并没有真的好转。只是我以为我好转了。 | 100 | | | | |
| 这种疗法对我不起作用。 | 100 | | | | |
| 我的问题太严重了。 | 100 | | | | |
| 我毫无价值。 | 100 | | | | |
| 我将永远抑郁下去。 | 100 | | | | |
| 这不公平！ | 100 | | | | |
| 我肯定有什么毛病。 | 100 | | | | |

让我们来看看日志里的第一个消极想法："这次复发证明我永远不会好转。我真是没救了。"你能根据这个想法在表25-2中找出哪些认知歪曲？

### 表25-2　认知歪曲判定表

| 10种认知歪曲 | 你的答案 |
|---|---|
| **全或无思维**：用非黑即白、全或无的方式看待自己或世界，不认可灰色地带的存在。 | |
| **过度概括**：用"总是"或"从不"这类词把一个负面事件拓展成永无止境的失败。 | |
| **精神过滤**：总是想着事物消极的一面，过滤掉或忽略掉其积极的一面，就像用一滴墨水染黑整杯清水。 | |

| 10 种认知歪曲 | 你的答案 |
|---|---|
| **正面折扣**：这是一个更严重的心理错误。你告诉自己，你的优点都不值一提。你会因此对自己的各个方面都持有负面评价。 | |
| **妄下结论**：在没有事实依据的前提下草率得出结论。<br>• **读心术**：你认为别人对你持有消极想法和感受。<br>• **算命式预测**：对未来做出坏的预测。 | |
| **夸大或缩小**：错误地夸大或缩小事情的重要性。我称这种心理为"双筒望远镜错觉"——分别从双筒望远镜的两端望出去，物体看起来要么比实际大得多，要么小得多。 | |
| **情绪推理**：从情绪出发进行推理。比如，你感到挫败，所以你就认为自己真的是一个失败者。再比如，你感到绝望，于是你断定自己真的没有希望了。 | |
| **"应该"陈述**：你用"应该""必须"或"应当"令自己（或他人）痛苦不堪。指向自我的"应该"令你感到内疚、羞耻、抑郁和没有价值；指向他人的"应该"令你感到愤怒，引发人际关系问题；指向世界的"应该"令你感到挫败或有特权。 | |
| **贴标签**：你给自己或他人贴标签，而非着眼于具体的问题。贴标签是过度概括的极端形式，你认为你整个自我或他人不好或有缺陷。 | |
| **自责和他责**：挑自己的错（自责）或别人的错（他责）。 | |

完成表格后，请继续阅读我的答案。

## 我的答案

以下是我找出的认知歪曲。

- **全或无思维**：你在用全或无思维看待上次治疗。你认为，情绪好转说明治疗是有效的，同时还意味着你永远也不会感到绝望了。然而，所有人都会在某些时候不开心，甚至感到绝望。

- **过度概括**：你将当下的感受——你现在很沮丧——扩及未来，认为自己"没救了"。

- **精神过滤**：你只关注自己现在的感受有多糟糕，忽略了自己在治疗中取得的显著进步。

- **正面折扣**：你告诉自己，你在心理治疗过程或本书中学到的方法都对你毫无帮助——然而，它们确确实实起到过作用！

- **妄下结论：**你认为自己将永远抑郁下去，这是算命式预测。
- **夸大或缩小：**虽然复发令人沮丧，但你可能把它看得太严重了，你也把自己学到的方法看得太无足轻重了。更有意义的做法是着眼于给你造成困扰的具体问题，并制定相应的解决方案。
- **情绪推理：**你感到没有希望，所以你断定你的未来毫无希望。
- **"应该"陈述：**你的想法里有一些隐蔽的"应该"。你认为自己不应该感到沮丧，应该一直感到快乐。
- **贴标签：**你在给自己贴上"没救了"的标签。
- **自责和他责：**认为自己"没救了"是典型的自责，而认为"上次治疗没起到作用"是典型的他责。

正如你所见，这个消极想法充斥着各种认知歪曲。

现在，请你问问自己，应该如何反驳这个消极想法。你能否想出一个具有说服力的积极想法？它要满足改变消极情绪的两个条件：必须是客观、真实的（必要条件），必须能大大降低你对这个消极想法的相信程度（充分条件）。

把新想法写在复发预防日志的"积极想法"一栏里。然后在"相信程度（％）"一栏用一个 0 ~ 100 的数字表示你对这个想法的相信程度。接下来，在"治疗后的相信程度（％）"一栏填入你当下对该消极想法的相信程度。

如果你想不出满足改变消极情绪两大条件的积极想法，你可以参考以下说法。

> "上次的治疗非常有效，因为我的状况改善了很多。我和伴侣吵架了，所以我变得不开心不足为奇。这并不意味着我'没救了'，只是意味着我需要重新回想那些方法，再次使用它们。"

在复发之前，在你仍然快乐和自信的时候，完成上述工作是非常容易的。如果等到复发之后你才着手做这件事，那么它的困难程度无异于试图从深渊底部往外爬。这就是所谓的"一分预防胜过十分治疗"。

如果你对上一段的话左耳进右耳出，丝毫没有被触动，我建议你再读一遍！我并非有意冒犯，这段话确实有助于防止你再次陷入巨大的痛苦当中，甚至可能挽救你的生命。我需要再次强调以下三个事实。

- 复发时，你的消极想法是严重歪曲的。
- 如果你等到复发时再去挑战消极想法，那么由于那时你对这些想法是深信不疑的，粉碎它们将极其困难。
- 如果你提前准备好驳斥这些消极想法，那么当你复发时，战胜它们就会容易得多！

把你可能产生的所有消极想法写在纸上后，你就可以尝试用声音外化在情感层面上巩固练习成果：你和另一个人——朋友、家人或心理治疗师都可以——轮流扮演你的消极自我和积极自我。

你尤其要试着让你的伙伴扮演你的消极自我，以第二人称"你"说话，而你则扮演自己的积极自我，以第一人称"我"说话。你的伙伴要把你的消极想法读给你听，而你要尽力驳斥这些观点。

你们俩要记住，你们模拟的是你在第一次康复的几周后情绪问题复发时的情景。还有一点很重要，那就是你要把这场对话的音频录下来，将来复发时，你可以反复聆听这场对话。

你们俩还要记住，你们在角色扮演中扮演的是同一个人。一个人扮演的是你的消极自我，另一个人扮演的是你的积极自我。

对话可能是以下这样的。

**伙伴（你的消极自我）**：这次复发证明你永远不会好转，你没救了。

**你（你的积极自我）**：不，这次复发是可以理解的，因为我和伴侣昨晚吵了一架。现在，我可以使用几周前对我奏效的那几种方法和工具解决这个问题，比如"有效沟通的五大秘诀"。我相信如果我俩好好交流，我们就可以像从前那样解决好这一次的矛盾，我的情绪就会重新好起来！

**伙伴（你的消极自我）**：上次治疗并没有真的起作用。

**你（你的积极自我）**：不，上次治疗很有效。我遇到的问题不是上次治疗没起作用，而是我一直在听你的一派胡言，而非想办法和我的伴侣好好交流。

**伙伴（你的消极自我）**：你的改善只是侥幸。

**你（你的积极自我）**：不，我的改善是因为我付出了努力并真的学到了一些东西。

**伙伴（你的消极自我）**：你并没有真的好转。只是你以为你好转了。

**你（你的积极自我）**：事实上，过去 3 周是我有生以来最快乐的时光之一，真的！这段日子太棒了！

**伙伴（你的消极自我）**：这次复发证明你毫无价值。

**你（你的积极自我）**：这个说法太荒谬了！我确实有很多缺点，而且会一直有缺点，但我也有很多优点。

当辩论陷入僵局，你无法有力地粉碎消极想法时，请进行角色互换——你来扮演你的消极自我，你的伙伴来扮演你的积极自我。继续对刚才那些想法进行辩论，直到把它们彻底粉碎。

进行这个练习时，不要满足于一时的胜利。复发时，你的消极想法将显得坚不可摧、无比正确，所以你要提前做好准备。等到消极想法卷土重来时，你可以回放这个练习的录音。你会发现这么做很有用。

你如果仍然无法解脱，还可以向心理治疗师寻求帮助。这没什么丢人的。我告诉所有患者，我永远不会中断与他们的联系，只要他们愿意，我可以做他们一辈子的心理治疗师。也就是说，他们只要需要改善情绪，就可以随时打电话给我。我提供"终身质保"——终身免费为他们改善情绪！我还告诉他们，其实我希望他们复发，因为如果他们不复发，我就再也见不到他们了！

复发预防训练有效吗？我已经治疗过近 4 万的抑郁和焦虑障碍患者。我始终坚持对患者进行复发预防训练。这项训练顶多需要 30 分钟。这么多年来，很少有患者再来找我寻求帮助。几乎所有患者在经过一两次治疗后就迈向新生活了。

天啊，本书这么快就到了收尾的时候。说心里话，此刻我有点失落，因为我非常享受撰写本书的过程。多年前我出版了情绪疗法系列图书以后，心理治疗领域又取得了很多重大而令人欣喜的进展，我很高兴也很荣幸能与你们分享这些进展。

在第 26 章，我将向你介绍一位非凡的科学家，他就是美国罗切斯特大学的马克·诺布尔（Mark Noble）博士。诺布尔博士毕业于斯坦福大学，是成就卓越的遗传学家和分子生物学家，是干细胞研究领域的著名先驱之一。同时，他也是一个可爱的、风趣的、脚踏实地的家伙。

诺布尔博士为何会为本书撰写一章内容呢？答案马上揭晓，内容相当振奋人心！

第五部分

# TEAM 认知行为
# 疗法的科学依据

# Research Update:
# Does Science
# Support
# TEAM-CBT

# 第 26 章
# TEAM 认知行为疗法与显微神经外科学

推动 TEAM 认知行为疗法向前发展的重要工作之一是弄清楚该疗法在大脑功能层面上的工作原理。本章将介绍科学界目前在该方向上取得的第一批研究成果，由美国罗切斯特大学医学中心（University of Rochester Medical Center）遗传学与神经科学教授马克·诺布尔博士撰写。

## 马克·诺布尔博士简介

诺布尔博士是现代干细胞生物学的奠基人之一，他领导的实验室在研究中枢神经系统发育、癌症治疗对大脑的不良影响，以及如何更安全、更有效地治疗癌症、周围神经损伤和脊髓损伤等方面做出了重要贡献。

诺布尔博士与我取得联系是因为他的实验室正在调查一些常用抗抑郁药的毒副作用，他想了解更多不依赖药物治疗抑郁和焦虑障碍的方法。在亲眼见证 TEAM 认知行为疗法的显著疗效后，诺布尔博士对解释该疗法背后的神经学原理产生了兴趣。经过认真的思考和研究，他向我所在的"星期二培训小组"阐述了他的观点，我们将整个活动过程录制了下来并作为《感觉良好》播客的第 100 期节目发布。

然后，诺布尔博士欣然同意为本书撰写本章内容。在完成本章的写作工作之后，他还参与录制了一期播客（第 167 期），阐述了他对 TEAM 认知行为疗法在大脑功能层面上如何产生疗效的进一步思考。

**本章重点讨论 TEAM 认知行为疗法如何对大脑中高度特异的神经网络进行快速重构，其中很多观点能够启发我们在未来更有效地治疗抑郁和焦虑障**

碍。此外，诺布尔博士还提供了一种可能的解释——他解释了为什么在大脑功能层面上 TEAM 认知行为疗法所实现的情绪快速转变不仅合理，甚至还可能是抑郁障碍、焦虑障碍，以及相关问题得以成功被治疗、解决的最可能的原因。

## 从大脑功能层面解释 TEAM 认知行为疗法（A Brian User's Guide to Feeling Great）

作者：马克·诺布尔博士

假设你被细菌感染了，面前有三种不同的疗法供你选择。

- **第一种方法**：可能需要多年时间，而且成功率不高，但没有副作用。
- **第二种方法**：需要服药，药物可能使你的病情时好时坏，也可能毫无效果。你服药多年，可能需要承受药物带来的各种令人不适的副作用，也可能很难停药。并且，结局研究（Outcome Study）表明，药物的效果比安慰剂强不了多少。
- **第三种方法**：见效常常很快，而且没有副作用。

毋庸置疑，你会选择第三种方法。上述 3 种方法正对应着目前心理健康治疗领域的现状。

- **第一种方法对应传统心理治疗**：针对抑郁障碍或焦虑障碍的传统谈话疗法没有副作用，但往往持续多年。
- **第二种方法对应药物治疗**：抗抑郁药可能对一些人有效，也可能使另一些人情况恶化，但对大多数人没有效果。许多人服药多年，部分人很难戒断。结局研究表明，它们几乎不比安慰剂更有效。
- **第三种方法对应 TEAM 认知行为疗法**：常常见效很快，而且没有副作用。

事实上，我在参加伯恩斯博士的"星期二培训小组"，以及他的深受欢迎的星期日徒步活动时，多次观察到了患者快速康复的情景。在本书中，你已经读过很多人的故事，他们都实现了快速康复——很多长年饱受抑郁和焦虑折磨的患者仅仅在一次加长治疗后，症状就几乎消失了。

这对我来说是一种奇妙的经历，但作为一名神经科学工作者，我必须问自己以下三个问题：这一切是真实可信的吗？这种治疗的效果能持久吗？该疗法背后的原理是什么？

我的结论是如果患者在康复后接受复发预防训练，TEAM 认知行为疗法就确实可以产生疗效，并且疗效持久。我还得出结论：这些疗效与我们目前对大脑工作原理的了解惊人地一致。我想，我们如果基于目前人类对大脑工作原理最前沿的理解，从头设计一种疗法，就可能发明出一些与 TEAM 认知行为疗法十分类似的疗法。

### 大脑是如何工作的？

我喜欢用 SNEFF 模型解释人的大脑是如何工作的。

- S（Structure，结构）：大脑由不同的结构组成，大脑的不同区域有不同的功能。
- N（Network，神经网络）：信息在神经元中存储，并通过神经元从大脑的一个区域传送到另一个区域。协同工作的神经元们组成了神经网络。
- E（Emotion，情绪）：要弄清楚 TEAM 认知行为疗法的工作原理，就必须先弄清楚情绪为什么会对大脑功能产生非常强大和重要的影响。
- F（Filter，过滤器）：你对世界的感知是受过滤器调控的，过滤器信息能够避免大脑被不断接收到的海量信息淹没。
- F（Frame，框架）：你的想法在大脑中被组织成框架，框架对处理你对世界的感知至关重要。

生物学中目前所有关于认知和改变情绪的有用理论都基于大脑功能的这五个基本概念。

### 结构

大脑中，特定的结构负责特定的任务，不同区域分别负责情绪的产生、语言的使用、创造力的发挥、对音乐的理解等。

大脑中有两个区域被认为在人类感到抑郁和焦虑的过程中扮演重要角色，它们是杏仁核和前额皮质。杏仁核属于早期预警系统的组成部分，外界存在潜在危险时，它就会被激活。这个"伤害 / 警报"系统对生存至关重要，因为身体不能拖延到危险发生前的最后一刻才对危险做出反应。如果人类必须对外界威胁做出反应，关键的一点是身体要在受到攻击之前就做好准备，随时能够进入战斗、逃跑或木僵模式。

你可能见过宠物（比如猫）在听到突如其来的巨响时被吓得突然跳起来，这就是早期预警系统的功劳！

激活这个系统靠的是潜意识。你会呼吸加快、心跳加速、化学物质大量分泌以令身体做好反应的准备。在进行逻辑推理前，身体已经蓄势待发，随时可以做出各种反应。大脑往往在早期预警系统启动后才意识到触发其启动的原因是什么。

早期预警系统让身体做好应对威胁的准备。杏仁核将威胁信息传递给大脑的其他区域去做判断：危险是否真实；如果是真实的，身体需要为之做些什么。

从进化的角度来看，"错报三千"总好过"漏报一个"。毕竟，"你认为对面可能来了一只老虎，结果你错了"与"老虎真的来了，但你没有意识到危险"相比，前者更可能让你活下来。

前额皮质的工作之一是评估杏仁核发来的警报信号，判断身体是否有必要采取行动。对所有危险信号做出反应并非有效的生存策略，因为这样将导致大脑浪费大量资源去应对那些虚假的威胁。

你可以将前额皮质视为质量控制系统的一部分，它会向杏仁核发送信息，告诉它："我同意你的观点，我们需要认真对待这个可能的威胁。"或"我认为你反应过度了，我们需要冷静下来。"

**许多研究表明，容易感到抑郁和焦虑的人，其杏仁核的早期预警功能可能更容易被激活，而前额皮质的质量控制功能则不那么高效。这可能是杏仁核的高敏感性、前额皮质的低反馈性或二者兼而有之造成的。**

虽然其他大脑结构在抑郁和焦虑障碍的形成过程中也很重要，但我们眼下主要讨论杏仁核和前额皮质，以更好地利用目前科学界对大脑运转方式的认识来解释 TEAM 认知行为疗法的快速治疗为什么有效。

### 神经网络

人类大脑中存在数量惊人的神经元，神经元之间又存在大量的连接。据估计，人脑中约有 1 000 亿个神经元，每一个神经元都与其他数百乃至数千个神经元相连[①]。这意味着神经元之间存在百万亿个的连接。

神经网络是一组组协同工作的神经元，它们将信息从大脑的一个区域传递到另一个区域。它们还向控制肌肉、心脏、肺等身体器官的神经发送信息。神经网络也是产生想法、情绪和发出行为指令的物理单元，当你学习新知识时，比如学习 TEAM 认知行为疗法的方法时，你的神经网络会发生改变。

你的每一次学习都是在改变多组协同工作的神经元。小的神经网络负责特异性高的任务，多组小的神经网络又能组成较大的神经网络协同工作。然而，最大的神经网络也只是大脑中全部神经元的极小一部分。因此，当你学习新知识或改变想法时，你是在极有针对性地修改某一小处神经网络。

神经网络的变化原理是怎样的呢？它遵循 FTWT（Fires Together Wires Together，一起放电的神经元会紧紧相连）和 WTFT（Wired Together tend to Fire Together，已经相互连接的神经元倾向于同时放电）原则！

- **FTWT 原则**：学习科学（Learning Science）中最著名的理念之一就是"一起放电的神经元会紧紧相连"。经常互动的神经元在功能上会产生联系，神经元们一起放电的次数越多，它们之间的功能联系就越强。新的神经网络就是这样形成的，现有的神经网络也是这样被增强的。
- **WTFT 原则**：另外，已经相互连接的神经元们倾向于同时放电。这个原

---

① 这还可能是被低估的数据。一些研究表明，一个神经元可以与多达 1 万个神经元相互作用，是我们目前认为的数量级的 10 倍之多。对治疗抑郁和焦虑障碍来说，这些数字非常重要，因为已发现的神经递质（神经元之间用来相互交流的化学物质）在 100 种以内。因此，通过影响神经递质而产生疗效（目前的抗抑郁药、抗焦虑药和其他精神类活性药物都是这样起作用的）的药物将会影响到大量神经元。换句话说，利用抗抑郁药等化学物质改变神经元的功能，就好比打开或关闭一个城市中的某一盏灯，却可能破坏整个城市的电力供应。而使用有效的学习模型来改变神经网络中神经元的功能存在高度的特异性，就好比通过拨动某个专门的开关来控制某盏灯。——诺布尔博士注

则能解释为什么你一旦学会某样技能，再次使用技能就很容易。

假设你是一个婴儿，正在学习把圆形积木放进圆孔、方形积木放进方孔中。一开始你不知道怎么做，但你一直在使用某些神经元去控制手和手臂移动木块，同时大脑中负责视觉功能的神经元在分析积木的形状和孔洞的位置。经过一段时间的尝试后，这些不同的神经元开始协同工作，连接不同大脑区域的神经网络被创建或被增强。通过反复练习，这些神经网络变得越来越强大。更妙的是，你很快就能更上一层楼——面对新的积木块和孔洞，只要看看它们的形状，你就能正确地判断它们是否匹配。在学习如何把积木块放进正确的孔洞的过程中，你还能区分出错误的想法（比如"任何一块积木都可以放进任何一个孔洞。"）和正确的想法（比如"积木块的形状和大小必须与孔洞匹配。"）。

在这个学习过程中，你"进入"了自己的大脑，执行了一次"显微神经外科手术"。换句话说，你重构了大脑中的某些神经网络，使自己完成了一项新任务。其他任何修改大脑功能的方法都无法做得如此精准。

"你可以改变大脑中某一小部分神经元。"这个观点听起来实在不可思议——但这正是你每次学习新知识时在大脑中发生的过程。从你出生那天起，你就一直在不断地通过这种"显微神经外科手术"重构大脑中的神经网络！

## 情绪

情绪的力量十分强大，几乎可以压倒想法。这是因为情绪要激励你竭尽全力提高生存下来的可能性。无论你对一个事物的解释是对是错，大脑都会产生与这种解释匹配的情绪反应。例如，当你身处家门之外，听到一声巨响，这响声听起来很像枪声，你就会立刻感到恐惧，担心自己的生命安全。这种情绪反应的发生非常迅速和不由自主，以至于你可能意识不到是什么引起了这种情绪。

当环境需要时，情绪也必须做出改变。当大脑中的质量控制系统对环境做出更准确的解释后，情绪也会随之改变，这个过程体现了大脑本能的运转方式，它会迅速且下意识地发生。例如，当你意识到你听到的巨大响声实际上是汽车化油器的回火声，恐惧就会消失。每个人都有过无数次这样的经历：

突然意识到自己的想法是错误的时候，情绪立马就转变了。

大脑的这些正常运转方式可以解释 TEAM 认知行为疗法为什么常常能让人从抑郁和焦虑中快速康复过来。TEAM 认知行为疗法的目标是修正那些引起消极情绪的歪曲的消极想法。一旦你不再相信某个消极想法，比如"我是一个失败者"或"我的问题没有希望解决了"，大脑就会自动切换到一个全新的情绪状态。

你可能感到消极情绪有时不那么容易消失。你可能坚信消极想法是正确、无可辩驳的。这是因为消极想法和情绪有时会在恶性循环中相互促进。

TEAM 认知行为疗法的天才之处在于，它基于大脑的天然运转方式，给出了诸多强大的方法来削弱或克服歪曲的思维模式。即使你深陷于消极情绪多年甚至数十年，TEAM 认知行为疗法也能帮你改变消极想法和情绪，而且这种改变往往能迅速发生。

### 过滤器

为什么大脑对外界的解释会频繁出错？为什么错误的解释常常很难改变？接下来，我有必要向你介绍"过滤器"和"框架"这两个概念。

大脑接收的信息是经过大幅度过滤的。你不可能有意识地——甚至无意识地——关注到周围的每一个声音、每一幅场景和每一种气味。如果大脑将所有信息全部接受，你就会被海量信息淹没，无所适从，没有时间和精力去处理那些必须处理的事情。

情绪参与调节"哪些信息被过滤、哪些信息被接收"的工作。你有没有发现，当你抑郁、焦虑或愤怒时，注意力可能全都集中在消极的事情上，你会忽略许多积极因素，而这些积极因素只有当你感觉良好时才可能被你想起？消极情绪好像能把注意力全部吸引到与当下情绪一致的细节和记忆上。

在感到抑郁和焦虑时，过滤器还会使大脑在解释收到的新信息时使用与当下情绪一致的方式，即使这种方式是错误的。认知歪曲就是过滤器如此运转的结果。当大脑以消极的方式过滤信息时，即使毫无事实根据，但全或无思维、过度概括、精神过滤、正面折扣、妄下结论（读心术和算命式预测）、夸大或缩小、"应该"陈述、贴标签、自责和他责等各种认知歪曲就产生了。

这样的过滤会起到雪上加霜的效果。例如，情绪低落时，你会用消极的方式解读中性的甚至积极的信息，这将使你的情绪更加低落。不断加剧的抑郁情绪使你继续忽视积极信息，把中性信息解读为消极信息。结果就是负向过滤越来越严重，消极情绪不断加重。

TEAM 认知行为疗法使用众多方法打破这个循环。最有效的方法之一就是找出存在于消极想法中的种种认知歪曲，这是 TEAM 认知行为疗法治疗过程中的关键一环。

### 框架

如果治疗的目标是改变思维方式，那么重要的前提就是了解思维是怎样运转的。你已经知道，想法之间的联系基于大脑中神经网络之间的联系。然而，大脑没有足够的空间为生活中的每一个事件建立一个单独的神经网络。因此，神经网络们会组合起来处理新的事件，就像将词语组合起来讲述新的故事一样。在神经学的概念里，框架就相当于人们告诉自己的正在发生的"故事"。思维是通过框架组织起来的。

举例说明，假设你要去一家中餐馆吃晚餐。思考这件事时，你的脑海中会迅速浮现出大量与这个活动相关的框架或想法，比如以下几种想法。

- 去餐馆之前，你要先离开家。大脑会激活与之相关的大量神经网络和想法，涉及"离家"这个活动需要做出的全部动作指令，比如从走廊的壁橱里拿出外套、开门、锁门，等等。
- 开车去餐馆的路上，你的大脑会激活与驾驶相关的神经网络并发出指令，比如打开车门、坐在驾驶座上、系好安全带、打开引擎和车灯、挂挡等。
- 到达餐馆后，你需要下车走到餐馆大门。这一过程也会涉及一些你熟悉的神经网络和想法。
- 进入餐馆后，会有服务生来跟你打招呼，带你到餐桌前，递给你菜单。这意味着又有一些神经网络开始运转。

以上说的只是去一家中餐馆吃晚餐需要用到的一小部分神经网络，这些神经网络都在执行熟悉的任务。为什么这些活动对你来说很容易呢？因为你以前做过类似的事情，现在就自然而然地重复进行了！

大脑中还存在情绪框架，在你思考"去一家中餐馆吃晚餐"这件事时，它们也会以以下形式加入思维活动。

- 你来这家餐馆是因为你喜欢中餐，还是因为别人选定了这家餐馆？
- 你享受与那个人或那些人共进晚餐的时光吗？
- 如果是和不太熟悉的人共进晚餐，你有社交焦虑吗？你会纠结于该说点什么吗？
- 共进晚餐的人中是否有人说个不停、喝酒太多或大肆宣扬自己的政治观点，而这些举动使你感到不爽？

你可以看出，为了这次普普通通的外出就餐，大脑组织起各种各样的期望、情绪和记忆框架。这意味着在大脑中，大量神经网络被选择出来协同工作。

与此同时，大脑会过滤掉大量与外出就餐无关的信息，不相干的神经网络并不会被激活。这可以防止你被海量的、无关的信息淹没。毕竟，在大脑储存的信息中，只有极少数的一部分与"去一家中餐馆吃晚餐"有关。

这种过滤极其必要，但也可能造成消极的效果。例如，假设大脑在为今晚组织框架时，自动过滤了关于外出就餐的积极回忆和期望，只选择了消极的回忆，比如你曾在社交场合感到自己出丑或尴尬，你就可能因为这个经历而感到焦虑甚至情绪低落。

框架和神经网络的概念可以帮助你理解什么是"分形①心理治疗"（Fractal Psychotherapy），这是 TEAM 认知行为疗法中最重要和最具革命性的概念之一。它指将注意力聚焦于某个"分形"或某个时刻的想法——当你感到情绪低落时，请在情绪日志上准确地记录下你那一刻的想法和情绪。伯恩斯博士说过，情绪低落的那一刻浓缩了你面临的所有问题；所以当你弄清楚那一刻是怎么回事，你就会弄清楚所有问题的根源；当你切实改变了在那一

---

① 分形：指事物的整体可以被分成数个部分，每一部分都与整体有一定程度的相似性。——译者注

刻的想法和情绪，你就会找到所有问题的解决方案。

为什么会这样呢？原理基于什么呢？答案就是"框架"。抑郁、焦虑、自卑、绝望和愤怒等种种情绪体现了大脑中的框架，而这些框架（也就是那些已有的、相互关联的神经网络）是基于众多（但并非全部）经历构建起来的。当你在那一刻改变了思维方式和感知方式，你就在大脑中建立起了新的神经网络和框架，当未来发生类似的情况时，大脑将会使用这些新的神经网络和框架。

因此，虽然 TEAM 认知行为疗法的针对目标是非常具体的某些消极想法，但它对你生活的影响将是广泛的。

然而，创建和强化新的神经网络需要练习（这就是做心理治疗作业的意义）。只有多加练习，神经网络们才会"一起放电，更加亲密"。反复练习能让新的框架越来越强大，正如你上完网球课也要进行课后练习一样，一周只和教练见上一面是不可能提高网球水平的！

## TEAM 认知行为疗法对大脑功能的影响

现在，是时候讨论 TEAM 认知行为疗法到底如何影响大脑功能了，这样你才能理解 TEAM 认知行为疗法为什么如此有效。我不可能在这简短的一章阐明所有问题的答案，但我希望我能指出方向所在。一切科学探索活动都是求知路上的台阶。不积跬步，无以至千里，所以，让我们迈开第一步吧！

### T（Testing，测评）

你在本书中已经了解到，TEAM 认知行为疗法强调每次治疗前后的测评环节。这种对反复测评的重视与传统心理疗法截然不同，传统心理疗法一般不进行测评。

第 13 章莉莉娅的故事证明了情绪测评的巨大价值。莉莉娅对是否要生育第二个孩子感到焦虑和矛盾。使她感到焦虑的并不是生孩子本身，而是她认为丈夫在女儿的抚育过程中对她的帮助不够多。像许多母亲一样，她觉得自己挑起了养育孩子的全部重担。可因为她的性格过于和善，她很难意识到或说无法意识到自己的愤怒，她的情绪被掩饰成了焦虑。

如果莉莉娅没有进行情绪测评，你就可能无法发现引起焦虑的真正原因。在测评中，莉莉娅给她的人际关系满意度打出了很低的分数，这成为揭开事情真相的关键线索。如果医患之间的谈话只局限于莉莉娅对生第二个孩子的担忧，那么接下来的讨论可能看似合理，但对患者情绪的影响不会起到多大作用。只有当事实真相被揭露，治疗才能取得进展。

如果没有进行情绪测评，莉莉娅和伯恩斯博士就无从知道治疗偏离了轨道。他可能帮她挑战与"是否要生第二个孩子"有关的歪曲想法，或者试图帮她做出这个艰难的决定。然而，这些干预都会失败，因为与关键问题相关的神经网络没有被激活。

从测评中获得的信息让伯恩斯博士将治疗扳回正轨，对患者进行了正确的干预，于是患者几乎立即恢复了健康——莉莉娅变得自信、坚定，在她的大脑中，与丈夫进行良好沟通的新的神经网络被建立起来了。

测评环节还可以实现更多目标。在每次治疗前后进行情绪测评，及时评估患者的情绪，患者和心理治疗师就能够立刻知晓本次的"显微神经外科手术"是否成功，以及是否需要对大脑中的其他神经网络进行重构。

### E（Empathy，共情）

在每一次心理治疗中，心理治疗师都会尝试与你建立一种温暖的、共情的关系。也就是说，他要进行专业地倾听，接受真实的你，而非试图帮助、改变或拯救你。虽然共情不足以让现状产生改变，但它对改变的发生来说是必要的。共情为什么虽然必要但并非治疗的全部——从大脑功能层面认识TEAM 认知行为疗法有助于你回答这个问题。

成功的共情能让你感到自己身处一个安全的空间，不会受到他人的攻击。当你有安全感时，你和心理治疗师就更容易找出你需要解决的具体问题。你将放松警惕，敞开心扉，分享所有的消极想法和情绪。要对这些想法和情绪进行改变，关键在于激活相关的神经网络。

如果你感到不安，大脑中的早期预警系统就会被激活，也就是说，大脑中的过滤器和框架会告诉你，你可能发生危险。此时，大脑和注意力会集中在那些对生存至关重要的事情上。你很难摆脱高度警觉、生存至上的模式，所以也就不能放松警惕，卸下心防，讲出自己的故事。

因此，共情虽然对大脑的学习和神经网络的改变至关重要，但并不足以重构大脑中引起抑郁和焦虑的神经网络。事实上，如果治疗完全建立在无休止的抱怨和发泄的基础上，那么大脑中触发消极情绪的神经网络反而会得到进一步激活和强化，使问题雪上加霜。

这就是为什么 TEAM 认知行为疗法接下来的两个环节也是实现情绪快速转变的必要环节。

### A（Assessment of Resistance，阻抗评估）

你可能已经通过个人经验得知，改变自己的想法和感受并不容易。你除非能减轻或消解对改变的阻抗，否则不会实现很大的改变。消解阻抗是让心理和情绪产生转变最关键的步骤之一。对大脑中神经网络的重构来说，它也同样重要。

在 TEAM 认知行为疗法中，心理治疗师通常通过找出患者的消极想法和情绪中存在的积极和健康的一面来消解患者的阻抗。例如，伯恩斯博士曾经治疗过一个名叫克里斯蒂娜的女人，她被既是虐待狂又是自恋狂的丈夫强暴和殴打了 30 年。她虽然最终选择了离婚，离开了他，但仍然深陷于强烈的抑郁、焦虑、羞耻和愤怒中。伯恩斯博士对她进行有观众观看的现场治疗时，她说她无比焦虑，必须极力克制住想要跑下舞台躲起来的强烈冲动。

一开始，克里斯蒂娜十分想按下魔法按钮，让自己的症状全部消失，但在她与伯恩斯博士完成正向重构后，她发现了一些不曾想到的事实：所有的消极想法和情绪实际上是有好处的，它们反映了她和她的核心价值有着无比美好的特质。

例如，她长期的强烈焦虑一部分源于以下消极想法："我不能相信男人。"有这个想法并非某种"精神障碍"导致的，并不需要进行药物治疗或传统心理治疗。它只是她进行自我保护的一个重要形式！毕竟，她已经被"囚禁"在地狱般的婚姻里整整 30 年了。当克里斯蒂娜"看到"焦虑和其他消极情绪蕴含的美好和价值后，她一下子变得平静和放松了。

事实上，还没等到伯恩斯博士开始介绍那些用来战胜歪曲想法的方法，克里斯蒂娜的消极情绪就明显有了改善。她的平静源于一种心灵更深处的共情，这让她的大脑从一个更尊重客观现实、更富有同情心的角度（或说"框架"）评价消极想法和情绪，这为她在下一治疗环节战胜认知歪曲奠定了坚实的基础。因为，她不再觉得自己必须摆脱消极情绪了，她要做的只是把它们的程度调低一点！

在 TEAM 认知行为疗法的阻抗评估环节，你要学会用同情心接纳自己的想法和情绪，找出存在于消极想法和情绪中极其积极的一面。矛盾的是，这个过程反而会让你不再那么抗拒克服这些情绪！

### M（Methods，方法）

在心理治疗师看完你的测评得分，秉持着共情的态度听你讲完你的故事，消解了你的阻抗之后，就到了应用各种方法的环节了。这是"显微神经外科手术"最能呈现出戏剧性变化的环节。

我提到过，TEAM 认知行为疗法是一种"分形心理疗法"，也就是说，你需要集中注意力分析你在情绪日志中写下的某个令你产生情绪困扰的具体事件。这是因为，当你受消极情绪的困扰时，只关注某个困扰你的事件对你来说更容易做到。这样能让一个具体事件成为一个巨大的、难以解决的问题的小小"分形"。

让我们来分析一下克里斯蒂娜的情况。数十年来，她一直对自己说："我是有缺陷的，所以丈夫才殴打我。他能看出我有缺陷。"这个消极想法从大脑里一个微小的神经网络一遍又一遍地、成千上万次地发出。

在"方法"环节，伯恩斯博士让她从不同角度审视这些消极想法（或说神经网络）。首先，他问她，在"我是有缺陷的。"这个想法中是否存在认知歪曲。她说"存在"并且找到了很多种。例如，这个想法包含严重的过度概括，她把自己受到的虐待归结于她有缺陷，有一个有缺陷的"自我"，有一些严重的缺点或"错误"。

记住，大脑在执行功能时遵循一条重要原则：如果大脑必须对某一种情况的两种观点做出选择——例如，你听到的声音是不是老虎的叫声——那么一旦获得一些可以揭示真相的数据，大脑就会选择出正确的解释。因此，在你对自己的大脑进行"显微神经外科手术"时，重要的一步就是找出消极想法中存在哪些认知歪曲。然后你才能建立起新的框架和神经网络。

借用一句古老的名言——真理使你得自由！（The truth shall make you free!）

克里斯蒂娜找出自己的认知歪曲后，伯恩斯博士让她查看一些证据，这些证据与她那些苛刻的自我评价完全不符。例如，她的丈夫打她并不是因为"她是有缺陷的"，而是因为他是虐待狂和控制狂，并且认为他有能力逃脱惩罚。另外，她获得了临床心理学博士学位，并且拥有治疗众多受虐者的丰富经验——她真的是一个"有缺陷的人"吗？

在这个环节里，伯恩斯博士帮助克里斯蒂娜把她的想法从"我是一个糟糕的、有缺陷的人"改写为"我留在婚姻中是为了保护我的儿子们，这是非常勇敢的行为。尽管我必须承受巨大的创伤，尽管我一路走来犯过很多错误，但我仍然拥有很多很多值得我骄傲的地方"。

由于大脑能将同一个或同一组神经网络用于多个目的，所以当克里斯蒂娜学会挑战和击败某个消极想法后，她就可以使用这一个（或这一组）积极的神经网络来挑战其余的消极想法。

现在，克里斯蒂娜可以在不否定自己曾遭受过可怕虐待的前提下，正视生活中的诸多积极因素。为什么她的转变如此迅速和富有戏剧性？那是因为她对改变的阻抗在阻抗评估环节中被大大减轻了，一个强大的、积极的、充满爱的声音突然在她心底响起——换句话说，在她的大脑中，新的神经网络被建立起来，它们开始"一起发电"！

这些新的神经网络和对生活的新看法让克里斯蒂娜轻松粉碎众多消极想法。事实上，在治疗结束时，克里斯蒂娜不仅完全克服了消极情绪，并且还处于一种非常快乐的状态，这种状态一直持续到了今天。

同样地，你在情绪日志上写下的书面记录也能帮你对每一个需要改变的神经网络逐一实施"显微神经外科手术"。意识保留不了太多的信息。如果没有情绪日志，思维就会不停地转圈圈，从一个消极想法转到另一个消极想法，你会变得意志消沉、思绪混乱。并且，"在纸上记录"这个行为能帮你集中注意力，因为人在书写时比在说话时使用更多的大脑区域。因此，根据神经元的 FTWT 原则，书写行为对新建立的神经网络能够起到进一步的增强效果。

神经网络的新建和重构只发生在你集中精力分析消极想法时，而不发生在你集中精力分析消极情绪时。这是因为对情绪的描述本质上是客观、真实的，挑战情绪可能徒劳无功。当一个人说他感到愤怒、没有价值、羞愧或绝望时，这些情绪确实就是他在那一刻的真实感受。然而，引起这些情绪的歪曲想法是相当容易被修正的。所以，重构产生消极想法的神经网络才是你的目标。

当你不再相信那些令你痛苦的消极想法的那一刻，消极情绪就会瞬间发生改变。几千万年前，人类的祖先听到背后传来了一个值得警觉的声音，惊慌失措地转过头去，却没有看到老虎，一下子就放松了下来！在克里斯蒂娜身上发生的正是同样的情况！而这种情况，也会发生在你身上！

TEAM 认知行为疗法起作用时宛若魔法生效。不过，这并非什么超自然的魔法，而是生物学的魔法。正是这种神奇的魔法，能让伤口愈合，让心脏保持跳动，让植物将阳光中的能量转化为所有生命赖以生存的食物，让生命充满奇迹。

这是让世界得以正常运转的魔法。**TEAM 认知行为疗法的作用，就是让大脑能够正确判断、解释世界。**当人们对事物的认知发生改变时，人们就能立刻体验到消极情绪迅速转变的神奇，而这个过程，只不过是人类大脑的天然的反应过程。

总之，TEAM 认知行为疗法可以说是针对情绪问题的一剂疗效极好的良药。

---

## 参考资料

想要进一步了解本章所讨论的神经科学领域的话题，你可以上网搜索相关信息。很多网站上都有很多优秀的书籍和精彩的讲座，作者和主讲人都是相关领域的杰出专家。关于框架理论，乔治·莱考夫（George Lakoff）的《别想那只大象》（*Don't Think of an Elephant*）是一本很好的启蒙读物。有许多书籍探讨过人类情绪的基础，其中包括约瑟夫·勒杜（Joseph LeDoux）的《焦虑：焦虑时代的现代心灵》（*Anxious*：*The Modern Mind in the Age of Anxiety*）。关于人类大脑功能的进化知识，罗伯特·萨波斯（Robert Sapolsky）的《斑马为什么不得胃溃疡》（*Why Zebras Don't Get Ulcers*）是一本很好的入门读物。

# 第 27 章

# 什么引起了抑郁和焦虑？
# 最好的疗法是什么？

作为本书正文的最后一章，我想在本章分享我对一些争议性话题的看法。我不可能为每一个话题给出正确解读，只能基于自己的科研训练、临床经验，以及对科学文献的批判性阅读，给出我认为最好的解读。

所以，如果你对这些话题中的任何一个有不同意见，认为我大错特错，那完全没关系！我并非总是正确的。我会提供参考资料，供你随时查阅更多信息。

以下是我要讨论的话题。

- 抑郁和焦虑是大脑中化学物质失衡的结果吗？

- 是什么引起了抑郁？

- 消极想法引起了消极情绪？还是反之？

- 抗抑郁药的有效性如何？科学研究揭示了什么？

- 苯二氮䓬类药物是否应当用于治疗抑郁和焦虑障碍？

- 心理治疗对抑郁和焦虑障碍的有效性究竟如何？哪个治疗流派最有效？

- 心理治疗如何起作用？决定治疗成败的关键因素是什么？

- 目前流行的一些新型疗法（冥想、瑜伽、体育锻炼、放松练习、服用营养补充剂等）的有效性如何？

- 阅读疗法（阅读心理自助书籍）的有效性如何？

## 抑郁和焦虑是大脑中化学物质失衡的结果吗？

半个世纪以来，精神科医生一直在宣扬一种观点：抑郁和焦虑是大脑中的化学物质失衡造成的，这一观点到今天仍然很流行。然而，这个理论正确吗？

大脑中的上千亿神经元通过化学信使①（Chemical Messenger）相互传递信息，这类化学信使有的被称作神经递质，包括血清素、去甲肾上腺素、多巴胺、氨基丁酸等。某个神经元放电时，它会将一种神经递质（比如血清素）释放到神经网络中与自己的相邻神经元之间微小的突触间隙里。血清素在突触间隙扩散开来，附着在位于相邻神经元的受体上，引起其放电。

早期的精神病学研究者提出，神经递质可能在抑郁障碍、焦虑障碍乃至愤怒爆发等情绪问题中扮演一定角色。具体来说，他们认为抑郁障碍是大脑中血清素的缺乏引起的，而愤怒爆发则是因为血清素过剩引起的。

这是一个简单且极具吸引力的理论，它激励了价值高达几十亿美元的制药产业，制药公司们纷纷研发和售卖各种能够提高大脑中血清素水平或能够提升血清素受体活性的药物。制药公司声称这些"抗抑郁药"能修正抑郁障碍患者大脑中的"化学物质失衡"，从而让患者痊愈。只要吃下一粒药，你就会快乐起来！

时至今日，许多人仍然相信这个理论，但它是正确的吗？

在接受精神科住院医师培训的后期，我得到了一个验证这个理论的机会。当时我在宾夕法尼亚大学医学院做博士后，工作地点在宾夕法尼亚大学附属退伍军人医院的抑郁障碍研究部门，我在那里对化学物质失衡理论进行了 3 年的基础研究。

就在我到那里工作前不久，我和那里的同事就开始对我所在部门患抑郁障碍的退伍军人展开了一项实验。在几周时间里，一半退伍军人每天饮用含有大量（20 克）L- 色氨酸的奶昔，另一半人则饮用不含 L- 色氨酸的奶昔。

① 化学信使：生物体本身产生的，在生物体内起信息传递和生理调控作用的化学分子。除正文中提到的神经递质外，化学信使还包括钙离子、细胞因子等物质。——译者注

这是一个"双盲"实验，医生和患者都不知道哪些患者服用了 L- 色氨酸，哪些没有。

L- 色氨酸是什么，这项研究的目的是什么呢？

L- 色氨酸是一种人体不能自行合成，必须从饮食中摄取的必需氨基酸。某些食物含有丰富的 L- 色氨酸，比如鸡蛋、禽肉和牛奶。L- 色氨酸随食物到达胃里，随后进入血液循环，然后扩散到大脑，在那里被转化成血清素——一种"快乐物质"。也就是说，在这个实验中，一半退伍军人大脑中的血清素将大量增加，另一半则不会。

我们的假设很简单：如果大脑中缺乏血清素会导致抑郁，那么每天补充大量 L- 色氨酸应该起到抗抑郁效果。

事实如何呢？

很遗憾，补充 L- 色氨酸并没有产生抗抑郁效果。我们发现两组实验对象在实验前后的抗抑郁能力完全没有差异。换句话说，大脑中血清素的大量增加并没有对患者的抑郁障碍起改善作用。1975 年，我们在顶级精神病学杂志上公布了这一发现，并给出结论：没有令人信服的证据支持化学失衡理论。直到今天，我依然没有发现任何统一的或令人信服的证据能证明抑郁障碍或任何其他精神问题是大脑中的某种化学物质"失衡"造成的。

美国科罗拉多大学曾进行过一项基因研究项目，被分析的对象多达 44 万人。研究人员分析了在过去 25 年中被科学界详细研究的若干被认为与抑郁障碍高易感性有关的基因，最终得出的结论是：从前发表的所有研究结果都是不正确的；在与抑郁障碍的关联性上，参与合成或调节人脑神经递质的基因并不比随机选择的基因表现出更密切的关联性[①]。

这并非说抑郁障碍的形成没有遗传因素，但这意味着参与调节人脑神经递质的基因与抑郁障碍的易感性无关。**这个惊人的发现再次证明了我和同事在 1975 年得出的结论：抑郁障碍的化学失衡理论根本没有令人信服的或统一的证据。**

---

① Border, R., Johnson, E. C., Evans, L. M., Smolen, A., Berley, N., Sullivan, P. F., & Keller, M. C. (2019). No support for historical candidate gene or candidate gene-by-interaction hypotheses for major depression across multiple large samples. *American Journal of Psychiatry*, 176(5), 376-387.

## 是什么引起了抑郁？

如果化学物质失衡不是导致抑郁障碍的原因，那原因又是什么呢？我认为最诚实的答案是，我们尚不知道。

目前有很多试图解释抑郁障碍成因的理论，它们认为抑郁障碍是以下某一点或某几点因素造成的。

- 童年的创伤性经历——被虐待、忽视、霸凌或恐吓等
- 社会对受欢迎、完美或成功的追求使很多人认为自己"不够好"
- 环境因素，如贫困、不公、偏见或缺乏来自他人的爱与支持
- 不良的饮食或营养
- 不良的生活习惯，如缺乏锻炼、酗酒或滥用药物
- 长期承受压力

在我看来，这些理论均没有多少令人信服的实验支持。我们的确应该探索所有可能性，但同样重要的是，我们不能仅仅因为某个理论听起来不错就盲目支持。目前没有任何可靠的研究对抑郁障碍或焦虑障碍的心理、生化或遗传原因给出令人信服的结论。

未来总有一天，人们能查明情绪问题的根源。眼下，我只欣喜于心理治疗的发展非常迅速，我有了大量可能让患者得到治愈的疗法，包括我在本书中介绍的方法。它们可以帮助人们更快地康复，可以让你在每天早上醒来时对自己说："活着真好！今天我有很多值得期待的事情！"

## 消极想法引起了消极情绪？还是反之？

有科学证据表明消极想法会引起消极情绪吗？还是反过来，消极情绪先出现，然后它们引起了消极想法？

这个问题有点像经典问题——"先有鸡还是先有蛋？"它非常重要，因为认知行为疗法基于如下观点：抑郁和焦虑等情绪不是源于发生在人们身上的

外部事件，而是源于人们对所发生的事件的看法。

在本书中，你已经看到很多关于消极想法对情绪有因果影响的例子。例如，在第 4 章中，你曾看到凯伦的抑郁、焦虑和羞耻感不是因为她的女儿被枪击伤面部，而是源于她对这起悲剧的思维方式。在她改变了自己的想法的那一刻，她的情绪几乎瞬间发生了翻天覆地的变化。在第 6 章中，你曾看到玛丽莲的抑郁、内疚和绝望不是因为她突然被诊断为肺癌晚期，而是源于她如何看待这件事。她告诉自己，她是一个精神上的失败者，因为她不再相信自己的信仰。

这个理论正确吗？人们的情绪真的源于想法吗？还是恰好相反呢？

循环因果 [①]（Circular Causality）的问题很难在实验室中得到验证。因为，向实验对象灌输"他们是毫无价值的失败者"的观念，然后看他们是否会抑郁，这种做法是不道德的。然而，我有了一个解答以下问题的机会：人的想法和情绪，哪个先出现？机会来自几年前我在斯坦福大学医学中心住院部进行的一项研究。

我对超过 100 名参加日常认知行为疗法治疗小组的患者开展消极想法和情绪的测评，在每次小组治疗开始时和结束时我会记下测评结果，以掌握患者们的情绪变化状况。一些人在小组治疗结束时情绪发生了巨大改善，也有一些人完全没有改变，还有一些人的情况变得更糟了。

我用非递归结构方程模型分析了测评数据。这是一种复杂的统计学方法，可以帮我梳理出相互关联的两个变量的因果关系。它是回答经典问题"先有鸡还是先有蛋"的方法之一。

我的研究发现了什么呢？

患者的消极想法与消极情绪存在强烈的因果关联。研究结果显示，当患者的想法变得更消极时，他们的情绪就会变得更消极；而当他们的想法变得更积极时，他们的情绪也会变得更积极。将近 2000 年前，爱比克泰德 [②]

---

① 循环因果：指事件或因素间存在动态的、非线性的、循环往复的因果关系，存在于经济、生态、社会等领域。——译者注

② 爱比克泰德（约公元 55—135 年）：古罗马著名哲学家，是推动斯多葛学派发展的重要人物，对西方伦理道德学说的影响仅次于苏格拉底。他崇尚自然、自制，重视心性实践，对后世的哲学和宗教均产生了深远影响。——译者注

（Epictetus）首次提出"所感即所思"理论，就我所知，我的研究结果使该理论第一次获得了科学证实。

研究结果还表明，消极想法与消极情绪反过来同样存在强烈的因果关联：消极情绪似乎能引起更多的消极想法。患者处于消极情绪中时，大脑中那些产生消极想法（比如"我不够好。"或"我无药可救了。"）的神经网络似乎被激活了。如果你曾经感到抑郁、焦虑或愤怒，那么我敢说，你一定经历过这种恶性循环——消极想法引起消极情绪，而消极情绪又引起更多的消极想法。

但也有好消息：积极想法看起来也会引起积极情绪，而积极情绪反过来又会引起更多积极想法。这也是一个循环因果，但是它是对人们大有好处的循环！

现在让我们公平地评价，我的这项研究是否找到了导致抑郁和焦虑的原因？

并没有。这项研究部分阐明了大脑如何产生消极和积极的情绪，对治疗有着重要的指导意义。可它并没有搞清楚为什么有些人更容易产生消极想法和情绪。

可以说，这项研究回答了生理学层面的问题，但没能回答病理学层面的问题。具体来说，你现在对人体的工作原理有了更深的了解，比如你知道心、肺、肾、肝等器官是如何工作的，这就是所谓的生理学层面上的。所以，可以说，这项研究为想法和情绪的生理学探索——也就是大脑是如何运转的——提供了一点启示。

病理学的关注点则不同。它研究导致疾病发生的因素，比如是什么原因导致肺炎、心力衰竭的发生。目前，我们对抑郁和焦虑障碍的病理学知识仍然知之甚少。用最简单的话来说，我们仍然不知道为什么有些人更容易产生消极想法和情绪，而另一些人似乎天生就持有更积极的人生态度。

我们尽管还不知道引起抑郁和焦虑的真正原因，却已经有了相当强效的方法，这些方法能帮你改变消极想法和情绪，能让你更快乐，拥有更美好的人际关系。我想，这是一个无与伦比的好消息！

## 抗抑郁药的有效性如何？科学研究揭示了什么？

绝大多数对抗抑郁药功效的研究是制药公司主导开展的，他们通过这些研究努力争取美国食品药品监督管理局（Food and Drug Administration, FDA）的许可，从而使自己公司的药物能以"抗抑郁药"的身份被售卖。可是，如果认真审视他们的研究，你会发现四个令人不安的事实。

- 这些药物几乎没有或完全没有除安慰剂效应[①]以外的临床效果[②]。
- 制药公司用以试验新型抗抑郁药的研究策略存在严重的设计缺陷[③]。
- 当下被广泛使用的 SSRI 抗抑郁药会大幅提高儿童和成人产生自杀倾向和自杀成功概率[④]。
- 许多人在试图减少新型抗抑郁药的使用时产生了严重的停药反应[⑤]。

你会遗憾地发现，抗抑郁药的有效性并不比安慰剂高很多。当然，有些人在服用抗抑郁药后症状确实获得了改善或实现了康复。然而，非常有力的证据表明，服用安慰剂很可能也能让他们康复。

自己或所爱之人服用抗抑郁药获得的改善仅仅是一种安慰剂效应——这

① 安慰剂效应：又称"伪药效应""假药效应"或"代设剂效应"，指治疗效果不是药物本身产生的，而是患者相信治疗有效而产生的。这种效应背后的机制仍在研究中。——译者注

② Jakobsen, J. C., Gluud, C., & Kirsch, I. (2020). Should antidepressants be used for major depressive disorder? *BMJ Evidence-Based Medicine*. 25(4):130.
Kirsch, I., & Sapirstein, G. (1998). Listening to Prozac but hearing placebo: A meta-analysis of antidepressant medication. *Prevention and Treatment*, 1(2), Article 2a.
Kirsch, I., Moore, T. J., Scoboria, A., & Nicholls, S. S. (2002). The emperor's new drugs: An analysis of antidepressant medication data submitted to the U.S. Food and Drug Administration. *Prevention and Treatment*, 5(1), Article 23.
Kirsch, I. (2011). *The Emperor's New Drugs: Exploding the Antidepressant Myth*. New York: Random House.

③ Antonuccio, D. O., Burns, D., & Danton, W. G. (2002). Antidepressants: A triumph of marketing over science? *Prevention and Treatment*, 5(1), Article 25.

④ Healy, D., & Aldred, G. (2005). Antidepressant drug use & the risk of suicide. *International Review of Psychiatry*, 17(3), 163–172.

⑤ 停药反应：患者长期使用某种药物后，一旦停药会导致病情恶化，这个现象叫停药反应，又称"撤药综合征"。——译者注

个说法会使很多人气恼不已。安慰剂效应并不可憎，安慰剂确实可以让大约
35%～40% 抑郁障碍患者的症状改善，这种改善是实实在在的。然而，无论
是药物治疗还是心理治疗，治疗有效性的黄金标准是该种方法必须在统计学
上表现出显著优于安慰剂的临床效果。

还有一个问题是，安慰剂效应意味着患者的病情获得改善是因为他相信
药物会起作用。巨大的希望可能才是让抑郁情绪得到改善的原因。并且，持
有巨大希望的患者会着手去做那些有回报的、让自己快乐和满意的事情——
这种更加积极的生活态度也会让病情改善。可悲的是，绝大部分患者都把康
复归功于药物，而非自己做出的改变。

欧文·基尔希（Irving Kirsch）博士有一个关于抗抑郁药安慰剂效应的在
线讲座——《皇帝的新药：打破抗抑郁药的神话》（*The Emperor's New Drugs:
Exploding the Antidepressant Myth*），内容非常专业，信息量巨大。你感兴趣
的话可以在网上搜索观看。

缺乏有效性并非抗抑郁药唯一的问题。许多研究发现，新型抗抑郁药会
使儿童、青少年和成人的自杀风险升高 1 倍。一些研究甚至发现长期服用抗
抑郁药会导致抑郁加重[1]。

另外，很多人在停用新型抗抑郁药时会遇到困难，发生所谓的"抗抑郁
药撤药综合征"。这种综合征可能导致患者产生严重的戒断症状（头晕、恶
心、休克样感觉、皮肤有虫爬感等），并加剧患者的自杀冲动[2]。

我并非说治疗精神障碍不应使用任何药物。药物有时非常有效，甚至可
以挽救患者的生命。精神分裂障碍或躁狂障碍之类的问题可能必须采取药物
治疗。

我也不是说你应当立刻停止服用医生开给你的药物。不经过医生的同意，

---

[1]　Hengartner, M. P., Angst, J., & Rössler, W. (2018). Antidepressant use prospectively relates to a poorer long-term outcome of depression: Results from a prospective community cohort study over 30 years. *Psychotherapy and Psychosomatics*, *87*(3), 181–183.

[2]　Fava, G. A., Gatti, A., Belaise, C., Guidi, J., & Offidani, E. (2015). Withdrawal symptoms after selective serotonin reuptake inhibitor discontinuation: A systematic review. *Psychotherapy and Psychosomatics*, *84*(2), 72–81.
　　Harvey, B. H., & Slabbert, F. N. (2014). New insights on the antidepressant discontinuation syndrome. *Human Psychopharmacology*, *29*(6), 503–516.

请不要改变自己的药物服用情况。

我想说的是，现在有不需要药物就能减轻抑郁和焦虑的方法，效果真实存在且可持续，比如 TEAM 认知行为疗法，这对更愿意采取非药物疗法的人来说是个好消息。

**免责声明：** 在本书中我不提供任何医学建议，我只尽己所能给出对前沿科研成果的个人理解。我并不总是正确的，我的观点可能受到部分专家的强烈反对。作为读者的你务必要遵守的底线是，不经过医生的同意，请不要对你正在服用的任何药物采取停止服用或改变剂量等措施。

## 苯二氮䓬类药物是否应当用于治疗抑郁和焦虑障碍？

苯二氮䓬类药物（即所谓的"弱安定剂"），如地西泮（安定）、劳拉西泮、阿普唑仑和氯硝西泮，是一大类强效抗焦虑药，刚使用时有立竿见影的效果。如果你感到焦虑、入睡困难且从未服用过此类药物，你可以在医生指导下服用最小剂量（0.25 毫克）的阿普唑仑。然后你就会顺利入眠，睡得像婴儿睡眠般香甜，醒来后感到神清气爽，感觉不到任何副作用。你深信自己找到了"灵丹妙药"，你有了战胜焦虑的法宝！

那么，问题出在哪儿呢？一切看上去如此完美！

问题在于，如果你有某种类型的慢性焦虑障碍，医生通常会以处方形式给你开出这类药物，要求你每天服用几片、连续服用 3 周或更长时间，然后，你会出现严重的药物成瘾。

当你试图停药时，你会出现戒断反应，比如产生强烈的焦虑和失眠，这些症状正是你当初服药的动机。所以你和医生会错误地认为你仍然需要服用这些药物，从此你就陷入了该类药物的泥沼。

你可能摆脱它们吗？可能，但很难。在我接受住院医师培训期间，我曾为治疗失眠服用过几个月阿普唑仑，后来我意识到：我，出现药物成瘾了。制药公司声称这种药绝对安全，但事实并非如此。

制药公司的营销相当有误导性，尤其在新药刚被推出时。阿普唑仑等苯二氮䓬类药物的问题是真实存在的。于是我不再服用阿普唑仑，咬紧牙关忍受了长达几周的焦虑和失眠，直到戒断反应消失。

从此我再也不服用这类药物，也不给患者开具这类药物的处方来解决精神问题。这种成瘾问题实际上会大大阻碍或延缓患者的康复，原因有以下几点。

- 制药公司倡导这样一和观点：你需要控制、压抑或避免焦虑。这个观点正是焦虑的根源。当你直面恐惧并向焦虑投降时，你就会痊愈。你可能还记得，这类方法叫作暴露技术。
- 苯二氮䓬类药物会对记忆力产生影响，从而干扰以暴露技术为基础的、治疗焦虑障碍所必须进行的学习过程。
- 苯二氮䓬类药物有成瘾性，不会产生真正的治愈效果，当你试图戒掉它们时，你可能产生强烈的焦虑，这将使你的问题雪上加霜，整个人衰弱不堪。

现在有很多可以治疗各种类型焦虑障碍的非药物方法，所以我认为，服用苯二氮䓬类药物并非抗焦虑的必要手段，甚至可以说并非有益的方法。

想了解更多不借助药物克服各种焦虑的方法，请阅读我的另一本书——《伯恩斯焦虑自助疗法》。

### 心理治疗对抑郁和焦虑障碍的有效性究竟如何？哪个治疗流派最有效？

如果药物不是克服抑郁和焦虑的答案，那么最好的疗法是什么？

阿尔伯特·艾利斯博士和亚伦·贝克博士创立认知行为疗法后，公众欢欣鼓舞，因为这是第一种被证明与抗抑郁药同样有效的心理疗法，是革命性的方法。他们的研究连同我的书将认知行为疗法普及到全美国和全世界。

数十年前，全世界总共只有十几位认知行为疗法心理治疗师，大多数精神病学家和心理学家认为认知行为疗法是一种江湖骗术。可是现在，它已经成为有史以来得到最广泛研究和实践的心理疗法。许多研究已经证实，认知行为疗法在短期内与抗抑郁药效果相当，从长期看则更有效。

　　然而，这个消息真的像我们最初所想的那样令人欣慰吗？这里存在一个严重的问题：正如我之前讨论过的，研究表明，抗抑郁药的疗效并不比安慰剂高多少。虽然这一发现令人震惊且充满争议，但我自己的研究和我读过的科学文献都证明，这个结论是正确的。因此，声称某种疗法可以与抗抑郁药媲美，对证明该方法的有效性来说，并不是非常具有说服力或值得激动。事实上，这可以说是明褒实贬。

　　此外，一些结局研究表明，所有心理疗法，包括认知行为疗法在内，治疗抑郁障碍的效果都仅比安慰剂好一点点。无论采用何种心理疗法，只有不到 50% 的患者能够康复。

　　发表在《柳叶刀》(The Lancet) 上的英国 CoBalT 研究项目被众多专家认为在证明认知行为疗法有效性方面最具说服力。这项研究揭示了什么呢？

　　在这项研究中，469 名慢性抑郁障碍患者被随机分为以下两组，接受为期 6 个月的不同治疗。

- 常规治疗——患者只持续服用各种抗抑郁药；
- 常规治疗外加认知行为疗法。

两组患者的表现如何？哪一组的表现更好？

　　在常规治疗组里，只有 22% 的患者在为期 6 个月的治疗后被评估为"有显著改善"。这个结果也符合我的个人执业经验：一般来说，我开出的抗抑郁药对患者很少有效或完全无效。

　　那些除了服用抗抑郁药外还同时接受认知行为疗法的患者呢？在 6 个月后的评估中，46% 的患者有所改善，比只服用抗抑郁药的效果要好得多。研究结果清楚地表明认知行为疗法是有效的。3 年后的随访也获得了近似的结果。

　　然而，如果用更严格的眼光审视这项研究，我可能无法起立欢呼。这些结果其实可以说是相当令人失望的，因为超过 50% 的患者在接受抗抑郁药和认知行为疗法的治疗后并没有获得明显改善。

　　先别泄气，我想说，科学研究的负面结果固然令人沮丧，但如果你深入钻研，仔细分析这些负面结果背后的原因，就会发现非常有用的信息。负面结果几乎总能揭示一些我们一直忽略的重要因素。

许多公开发表的结局研究表明，无论采用哪个流派的疗法治疗抑郁障碍，都难以产生令人满意的效果。我们如果能找出各个心理治疗流派都无法产生令人满意的疗效的原因，也许就能修正问题，开发出新的、更有效的治疗策略。那将是无比激动人心的大事件！

## 心理治疗如何起作用？决定治疗成败的关键因素是什么？

既然结局研究显示过往所有治疗抑郁障碍的方法的效果相差不多，没有明显的"胜出者"，那么我决定把研究重点放在心理治疗究竟如何起作用上，而非研究哪个"品牌"的疗法最好。我想，我如果能找出使治疗成功或失败的关键因素，就可能创造出一种更有效的方法，无需拘泥于它到底从属于哪个流派，只要它能实实在在地治愈患者就行。

我最终发现治疗成功的四大关键因素是：T（Testing，测评）、E（Empathy，共情）、A（Assessment of Resistance，阻抗评估）、M（Methods，方法）。听起来很熟悉吧？下面我来说说为什么这 4 个因素能为心理治疗带来革命性的进展。

### T（Testing，测评）

在每次心理治疗的开始和结束时对患者症状的严重程度进行测评至关重要。因为临床医生对患者情绪的把握往往错得离谱。

我曾对斯坦福大学医学中心大约 160 名患者进行过一项研究，我发现，心理治疗师们在评估患者的抑郁程度、焦虑程度、愤怒程度和自杀倾向时，准确率低得惊人——事实上，在大多数情况下，他们的准确率不到 10%。也就是说，患者有强烈的自杀倾向时，治疗师却可能认为患者根本没有自杀的想法[①]。

在临床实践中，心理治疗师倾向于认为自己非常了解患者，但他们通常

---

① 结论来自以下公开研究的结果数据的二次分析：Burns, D., Westra, H., Trockel, M., & Fisher, A. (2012). Motivation and changes in depression. *Cognitive Therapy and Research*, *37*(2), 1–12.

不会通过任何指标来检验自己的想法是否正确。这个现实令人震惊。如果你对患者情绪的把握尚不准确，你如何能妥善完成工作？更不用说出色地完成工作了！而你甚至都没有意识到这一点。

这个问题很好解决。我前面介绍过，我发明了一些简短、精确的量表，请患者在每次治疗开始时和结束时认真评估自己的情绪。这些量表包括抑郁程度测评、自杀倾向测评、焦虑程度测评、愤怒程度测评、快乐程度测评和人际关系满意度测评。

我和同事要求每位患者在每次治疗开始前先在候诊室里完成第一次测评，治疗结束后完成第二次测评，无一例外。整个过程只需要花费几分钟。

测评的分数让心理治疗师能够了解到患者的真正状况。心理治疗师可以确切地看到本次治疗是有效还是无效。这些信息让心理治疗师能够在连续的治疗策略的基础上对治疗进行细微的调整。

表 27-1 是我刚刚从一个名叫布拉德利的患者手中拿来的情绪测评简表，他在昨天接受了我的治疗。你能从表中看到，在治疗结束时，布拉德利抑郁、焦虑和愤怒的程度分别下降了 77%、90% 和 100%，快乐程度则提高了 160%。太棒了！

#### 表 27-1　布拉德利的情绪测评简表 [1]

说明：请对所有项目进行评分，在符合你当下状况的空格处画"√"。0 分表示"完全不"，1 分表示"轻度"，2 分表示"中度"，3 分表示"重度"，4 分表示"极重度"。

| 抑郁程度测评 | 治疗前 | | | | | 治疗后 | | | | |
|---|---|---|---|---|---|---|---|---|---|---|
| | 0 | 1 | 2 | 3 | 4 | 0 | 1 | 2 | 3 | 4 |
| 悲伤或郁闷 | | | √ | | | √ | | | | |
| 沮丧或无望 | | √ | | | | √ | | | | |
| 自卑，自觉低人一等或没有价值 | | | | √ | | | √ | | | |
| 做事无动力 | | | √ | | | √ | | | | |
| 生活中的快乐感和满足感下降 | | √ | | | | | √ | | | |
| 共计得分 | 9 | | | | | 2 | | | | |

---

[1] Copyright © 1997 by David D. Burns, MD. Revised 2019.

续表

| 自杀倾向测评 | 治疗前 | | | | | 治疗后 | | | | |
|---|---|---|---|---|---|---|---|---|---|---|
| | 0 | 1 | 2 | 3 | 4 | 0 | 1 | 2 | 3 | 4 |
| 你会觉得活着不如死了更好吗？ | √ | | | | | √ | | | | |
| 你有自杀的想法或幻想吗？ | √ | | | | | √ | | | | |
| 你有结束生命的冲动或计划吗？ | √ | | | | | √ | | | | |
| 你想要结束你的生命吗？ | √ | | | | | √ | | | | |
| 共计得分 | 0 | | | | | 0 | | | | |

| 焦虑程度测评 | 治疗前 | | | | | 治疗后 | | | | |
|---|---|---|---|---|---|---|---|---|---|---|
| | 0 | 1 | 2 | 3 | 4 | 0 | 1 | 2 | 3 | 4 |
| 焦虑 | | | √ | | | √ | | | | |
| 害怕 | | √ | | | | √ | | | | |
| 担忧 | | | | √ | | | √ | | | |
| 紧张不安 | | | √ | | | √ | | | | |
| 神经质 | | | √ | | | √ | | | | |
| 共计得分 | 10 | | | | | 1 | | | | |

| 愤怒程度测评 | 治疗前 | | | | | 治疗后 | | | | |
|---|---|---|---|---|---|---|---|---|---|---|
| | 0 | 1 | 2 | 3 | 4 | 0 | 1 | 2 | 3 | 4 |
| 挫败 | | | √ | | | √ | | | | |
| 恼火 | | √ | | | | √ | | | | |
| 怨恨 | | | | √ | | √ | | | | |
| 生气 | | | √ | | | √ | | | | |
| 激愤 | | √ | | | | √ | | | | |
| 共计得分 | 9 | | | | | 0 | | | | |

| 快乐程度测评 | 治疗前 | | | | | 治疗后 | | | | |
|---|---|---|---|---|---|---|---|---|---|---|
| | 0 | 1 | 2 | 3 | 4 | 0 | 1 | 2 | 3 | 4 |
| 感觉快乐和幸福 | | √ | | | | | | | √ | |
| 充满希望，乐观 | | √ | | | | | | | √ | |
| 自我价值感高，自尊心强 | √ | | | | | | | √ | | |
| 做事有动力、富有成效 | | √ | | | | | | | √ | |
| 对生活感到满意 | | | √ | | | | | √ | | |
| 共计得分 | 5 | | | | | 13 | | | | |

续表

| 人际关系（布拉德利与妻子的关系）满意度测评 | 治疗前 | | | | | | 治疗后 | | | | | |
|---|---|---|---|---|---|---|---|---|---|---|---|---|
| | 0（非常不满意） | 1（比较不满意） | 2（有点不满意） | 3（中立） | 4（有点满意） | 5（比较满意） | 6（非常满意） | 0（非常不满意） | 1（比较不满意） | 2（有点不满意） | 3（中立） | 4（有点满意） | 5（比较满意） | 6（非常满意） |
| 坦诚沟通 | | | | | | √ | | | | | | | | √ |
| 解决矛盾 | | | | | | √ | | | | | | | √ | |
| 爱和关心 | | | | | | | √ | | | | | | | √ |
| 亲密度 | | | | | | | √ | | | | | | | √ |
| 整体满意度 | | | | | | | √ | | | | | | | √ |
| 共计得分 | 28 | | | | | | | 29 | | | | | | |

上次治疗结束后，你完成了多少心理治疗作业？

| 完全没做 | 一点儿 | 一半左右 | 很多 |
|---|---|---|---|
| | | √ | |

　　显然，这次治疗很有效，但仍有改进的空间，因为布拉德利在治疗结束时仍然感到自卑，有生活中快乐感和满足感下降的问题。另外，我希望他的快乐程度能接近 20 分，那说明他感到快乐。我希望他能够完全摆脱抑郁，而不仅仅是抑郁程度轻微下降，但测评结果告诉我，我们还没有实现这个目标。不过，我们已经走在正确的道路上了，这一点值得欣喜！

　　如果没有情绪测评简表提供的信息，心理治疗师就无法进行如此细致的观察。分数会准确地告诉我，患者的情绪是怎样的，我的治疗取得了哪些效果。情绪测评简表就像一台情绪 X 光机，可以精确地反映患者的症状变化。

　　这个发明振奋人心的意义在于，心理治疗师的治疗效果终于能被检测和衡量了。例如，我提到布拉德利抑郁、焦虑和愤怒的程度分别下降了 77%、90% 和 100%，而他的快乐程度提高到了 160%。

　　我把这些数值称为"康复系数[①]"（Recovery Coefficient），它们能精确衡

---

① 系数：在科学技术领域，系数是用来表示某种物质特性的程度或比率的数。——译者注

量心理治疗师的工作效果。在我看来，这个概念酷极了，简直可以说是非常神奇。

心理治疗师必须在网上公开自己的工作效果得分，有治疗意向的患者就可以在预约心理治疗师之前确切地了解每位心理治疗师的专业水平，难道不是非常好的事吗？你可以选择在治疗你的问题方面得分很高的心理治疗师，避开那些无法证明其工作效果的治疗师。我的儿子埃里克与几位同事目前正致力于推广这项工作。

因为测评环节的存在，对心理治疗师实行严格的问责制度目前已成为可能，它不再是对未来的宏伟愿景，而是切实存在的现实可能性，但它的实现需要心理治疗师有接受挑战的勇气。

可悲的是，因为不想被问责，许多心理治疗师害怕使用测评表。一些心理治疗师，尤其是心理分析师，强烈反对使用这些工具，他们认为这会在某种程度上伤害，甚至彻底毁掉医患关系。

这不是很奇怪吗？我不理解他们为什么会有这种想法，但我常常听到类似言论。

我的观点正好相反。我认为，如果每次治疗不使用精准测评工具，就不可能总是实现良好的治疗。我预测，10 年之后，在心理治疗领域，类似我发明的这些测评工具将不再可有可无，测评患者的情绪将是所有心理治疗师在工作中必须进行的环节，就好比患者手臂骨折前去就医，医生必须给他拍 X 光片。

### E（Empathy，共情）

数十年来，共情一直被认为在心理治疗过程中起重要作用。许多研究已经证实，患者对心理治疗师共情表现的评价与其抑郁障碍的康复存在正相关性，但我们还是很难证明共情对治疗有帮助，因为相关性并不等同于因果关系。

不过，我用复杂的统计学模型分析了心理治疗师的共情表现与患者抑郁障碍康复的因果关系，并首次给出结论，心理治疗师的共情表现确实显示出与抑郁障碍康复存在一定的因果影响[①]。

所以我编写了治疗过程评估表，请患者在每次治疗结束时为心理治疗师的共情表现和治疗的有用性进行评分，这样心理治疗师就可以及时了解自己的工作效果，如果本次治疗在共情方面做得不够好，治疗师就可以在下一次治疗时改进这个问题。

表 27-2 是布拉德利在治疗结束时填写的。他在心理治疗师的共情表现方面给了我满分，但在治疗的有用性这方面只给了 18 分（满分 20 分）。这告诉我，尽管他觉得这些方法是有用的，但他需要更多的时间来倾诉他的问题和表达他的情绪。在下一次治疗时，我会特别注意这一点。你还会发现，他在"诚实回答调查表中的问题"方面感到有点困难。这是个很重要的问题，我会在下次见面时就此事询问他。

### 表 27-2　治疗过程评估表

说明：请对所有项目进行评分，在符合你本次治疗状况的空格处画"√"。0 分表示"完全不符合"，1 分表示"有点符合"，2 分表示"比较符合"，3 分表示"非常符合"，4 分表示"完全符合"。

| 评估项目 | | 分数 | | | | |
|---|---|---|---|---|---|---|
| | | 0 | 1 | 2 | 3 | 4 |
| 治疗师的共情表现 | 我的治疗师看上去很温暖，很支持我、关心我。 | | | | | √ |
| | 我的治疗师看上去值得信任。 | | | | | √ |
| | 我的治疗师对我很尊重。 | | | | | √ |
| | 我的治疗师认真倾听我的讲述。 | | | | | √ |
| | 我的治疗师很理解我的内在感受。 | | | | | √ |
| | 共计得分 | | | 20 | | |
| 治疗的有用性 | 在治疗过程中，我能表达出我的感受。 | | | | √ | |
| | 我倾诉了正在困扰我的问题。 | | | | √ | |
| | 治疗师使用的方法很有效。 | | | | | √ |
| | 我的治疗师使用的方法是合理的。 | | | | | √ |
| | 我学到了一些处理我的问题的新方法。 | | | | | √ |
| | 共计得分 | | | 18 | | |

[①] Burns, D. D., & Nolen-Hoeksema, S.(1992). Therapeutic empathy and recovery from depression in cognitive-behavioral therapy: A structural equation model. *Journal of Consulting and Clinical Psychology*, 60(3), 441–449.

续表

| 评估项目 | | 分数 | | | | |
|---|---|---|---|---|---|---|
| | | 0 | 1 | 2 | 3 | 4 |
| 治疗的<br>满意度 | 我认为这次治疗对我有效。 | | | | | √ |
| | 总的来说，我对今天的治疗很满意。 | | | | | √ |
| | 共计得分 | | | 8 | | |
| 患者的<br>承诺 | 我打算在下次治疗之前做心理治疗作业。 | | | | | √ |
| | 我打算使用我在今天的治疗中学到的知识。 | | | | | √ |
| | 共计得分 | | | 8 | | |
| 治疗中的<br>消极感受 | 有时，我的治疗师没有理解我的感受。 | √ | | | | |
| | 有时，我感觉不舒服。 | | √ | | | |
| | 我和治疗师的观点并不总是相同。 | √ | | | | |
| | 共计得分 | | | 1 | | |
| 回答问题时<br>遇到的困难 | 我很难诚实地回答调查问题。 | | √ | | | |
| | 有时我的回答并不能反映我内心的真实感受。 | √ | | | | |
| | 对治疗师进行评价令我不安。 | √ | | | | |
| | 共计得分 | | | 1 | | |

　　许多心理治疗师认为他们不需要使用这些测评表，他们相信自己对共情表现和治疗的有用性有准确的评估，认为自己可以"感知"到医患关系的好坏。另外，他们认为患者在填写测评表时不会诚实，只会说治疗师想听的话。

　　没有研究支持这些观点。还记得吗，我在斯坦福大学医学中心的研究揭示，心理治疗师对自己的准确性和有用性的评价准确率不到 10%，这个数字着实令人震惊，但与其他已发表的研究结果相符[①]。况且，真正的问题不是患者不会诚实，而是患者会很诚实。所以心理治疗师在共情表现和有用性方面会得到很多不及格的分数。心理治疗师对此感到不舒服是可以理解的，但如

---

① Hatcher, R. L., Barends, A., Hansell, J., & Gutfreund, M. J. (1995) . Patients' and therapists' shared and unique views of the therapeutic alliance: An investigation using confirmatory factory analysis in a nested design. *Journal of Consulting and Clinical Psychology*, *63*(4), 636–643.

果心理治疗师要提高自己的共情能力和自身水平，这些反馈就是良机。

事实上，共情失败不见得是坏事——当心理治疗师了解到真实的状况，并以一种探索、尊重、非防御的态度与患者坦诚交流，共情失败反而会成为好事。它能让医患关系得到提升，变得更加深刻。实践中，治疗师的挫败感常成为治疗出现突破的跳板。

就在过去一周里，这种情况就两次发生在我身上。

有两位患者在共情表现和有用性方面给了我极低的分数——是我 30 年来获得的最糟糕的分数！我非常难过，其实在治疗过程中我已经感到"不太对劲"了。可我没想到我的表现像评估表中反馈的那样糟糕。

于是我不得不放下骄傲，硬着头皮鼓励患者告诉我，我到底在哪些地方没有做好。这个过程是痛苦的，却给我的工作带来了不可思议的突破和极大的快乐。再怎么强调治疗过程评估的重要性也不为过！

## A（Assessment of Resistance，阻抗评估）

到目前为止，我们讨论了在每次治疗开始和结束时对患者症状进行测评，以及患者在每次治疗结束时对心理治疗师的共情表现和治疗的有用性进行评价有多重要。另外，我还在研究中发现，动机和阻抗在治疗中同样特别重要[1]。临床治疗的失败几乎都是因为心理治疗师出于善意但方向性错误的举动——试图"帮助"患者，而没有先减轻或消解患者的阻抗。

这一发现目前已经在大量研究，其中包括我最近在斯坦福大学医学中心住院部进行的一项研究中得到证实[2]。另外，据我所知，患者在两次治疗之间完成心理治疗作业的动力是第一个也是唯一一个被证明对抑郁和焦虑障碍的康复有显著因果影响的变量。这也是我发明 TEAM 认知行为疗法的原因

[1] Burns, D. D., & Nolen-Hoeksema, S. (1991). Coping styles, homework compliance, and the effectiveness of cognitive-behavioral therapy. *Journal of Consulting and Clinical Psychology*, 59(2), 305–311.
Burns, D. D., & Spangler, D. L. (2000). Does psychotherapy homework lead to changes in depression in cognitive-behavioral therapy? Or does clinical improvement lead to homework compliance? *Journal of Consulting and Clinical Psychology*, 68(1), 46–59.
[2] Burns, D., Westra, H., Trockel, M., & Fisher, A. (2012). Motivation and changes in depression. *Cognitive Therapy and Research*, 37(2), 1–12.

之一。

### M（Methods，方法）

我在情绪疗法系列图书中介绍的强效的认知行为疗法至今仍然好用——我每天都在教学和临床工作中使用它们。在本书的最后，我列出了 50 种方法。其中一些方法对克服抑郁特别有效，另一些则对克服焦虑、人际关系问题、习惯与成瘾行为有效。

科学研究和临床经验都证明，没有哪一种工具、一种方法或一个治疗流派能适用于所有人。所以，我借鉴了超过 15 个治疗流派，发明了 TEAM 认知行为疗法的多种方法。你可以在康复之轮中选择填入可能对你有效的方法，从而实现个性化治疗。

这是 TEAM 认知行为疗法最酷的地方。这种疗法能减轻患者的阻抗，使那些方法的效果被进一步加强。事实上，你可能只需要使用其中几种方法。

这是一个多么好的消息啊！这就是我为你写本书的原因。

我们还需要更多的研究来了解 TEAM 认知行为疗法在社区心理治疗师手中能达到何种效果。位于加利福尼亚州山景城的"感觉良好"研究所（Feeling Good Institute）正在进行此方面的首次结局研究，我们期待新结论的出现！

## 目前流行的一些新型疗法（冥想、瑜伽、体育锻炼、放松练习、服用营养补充剂等）的有效性如何？

这些非针对性的疗法可能对一些人有效，对另一些人无效，所以它其实只关乎个人选择。如果你发现这些活动对你有帮助，那就去做。我女儿是瑜伽和体育锻炼的狂热爱好者，她说这些活动对她的健康和身材非常有益，这很好。

我在治疗患者时更倾向于进行针对性干预，而非非针对性的干预。例如，在最近的一期《感觉良好》播客中，我讲述了我对一位名叫伊齐基尔的老人的治疗过程。伊齐基尔从小就觉得自己是一个"毫无价值的人"，尽管他在生活中取得了很大的成功，也接受了数十年心理治疗，但他的抑郁障碍一点也没有得到改善。

眼下，有氧运动是改善情绪的最新方式，原因可能在于有氧运动能促进大脑中内啡肽的分泌。当然，我对这种说法有点怀疑，因为目前人们还无法准确测定人类大脑中的内啡肽水平。然而，证据的缺乏并不会阻止人们相信一些听上去非常鼓舞人心的说法。我想，好吧，也许体育锻炼正是伊齐基尔所需要的。

我告诉伊齐基尔，他需要投身于一项日常运动，让自己的精力充沛起来，以提高大脑中的内啡肽水平。我让这个可怜的家伙不断增加自己的跑步距离，直到他每天要跑 19 千米。下一次见面时我问他，在见面前一天的跑步过程中，他迈出第一步时有怎样的感受。

他说："我觉得自己是一个毫无价值的人。"

然后我又问他，跑完 19 千米后他有怎样的感受。他说："我觉得自己是一个毫无价值并且筋疲力尽的人。"

提高大脑中内啡肽水平的尝试到此为止！

有一天，我问伊齐基尔，他为什么觉得自己毫无价值。他坦白了深藏在心底数十年的秘密，他没有告诉过任何人，包括他以前所有的心理治疗师。伊齐基尔说，他有幽闭恐惧症，从小就怕黑。他为此感到极度羞耻，因为他认为恐惧意味着他是个懦夫，不是真正的男人。

现在你能看出为什么非针对性的治疗——比如有氧运动——没有帮助了吧。伊齐基尔甚至可以尝试从纽约一直跑到洛杉矶，但依然会觉得自己毫无价值。他可以做几个月或几年的冥想或瑜伽，服用五花八门的营养补充剂，但这些都无济于事。也许，你也能看出为什么他接受了长达数十年的传统谈话治疗却没有效果。

根据我的经验，到目前为止，最有效的治疗一定是具体化、个性化的，要针对每个人专有的消极想法。冥想没有错，运动也可能是极好的，但这些非针对性的方法永远不会帮到伊齐基尔。

当伊齐基尔告诉我真正的问题所在后，我说，我非常有把握解决这个问题，他一定很想知道解决方法。我告诉他，治疗恐惧症时，至关重要的一步是"暴露"。我让他把闹钟定在半夜两点，那时正是天黑得伸手不见五指的时候。

然后我让他去他家地下室里，不要开灯，我还让他把自己裹在地毯里，这样他就被囚困在一个近乎密闭的空间里了。我让他一直躺着，直到痊愈。我还告诉他，不要试图与焦虑抗衡——他要做的就是使焦虑越来越强烈，直到焦虑最终消失。

伊齐基尔说我是个疯子，拒绝预约下一次治疗！

好几个星期过去了，我一直没有收到他的消息。可最后，他还是打来了电话，预约了下一次治疗。他说他曾去一位精神科医生那里征求第二医疗意见，问对方伯恩斯博士是不是一个彻头彻尾的疯子。幸运的是，那位精神科医生告诉他我是正确的，并让他听从我的建议。我不知道那位医生姓甚名谁，但我会永远感激他的协助。

伊齐基尔告诉我，他感到非常恐惧，但还是决定照我说的去做。他说，在开始暴露的头 15 分钟里，他有强烈的冲动，想要跑出地下室，但他遵守了诺言，坚持了下来。他发现，他害怕的是黑暗里突然冒出一个高大壮硕的鬼魂，坐在他的胸口使他窒息。

静静等待了 15 分钟后，伊齐基尔忍不住出声："我等烦了！如果你想坐在我的胸口上，现在就坐吧，赶紧的！"可是鬼魂没有出现！那一刻，他的恐惧一下子烟消云散，他狂笑起来，不仅恐惧消失了，他的抑郁也一并消失了。

这就是为什么相比于非针对性方法，我更喜欢采取针对性方法。它们通常见效迅速，并且效果惊人。这可能是因为针对性方法对大脑中特定的神经网络进行了重构，就像诺布尔博士在第 26 章里介绍的那样。

## 阅读疗法（阅读心理自助书籍）的有效性如何？

在前言部分，我提到福里斯特·斯科金博士和他的同事针对我的第一本书的抗抑郁效果发布了多篇研究报告[①]。他们发现，超过60%的抑郁障碍患者在读了我的那本书后，病情有了很大改善，不再需要治疗，而且疗效在两三年后仍然保持着！

这个结论令人惊喜，但仍存在一个理论问题。《伯恩斯新情绪疗法》的疗效可能只是一种安慰剂效应，而非源于我在书中介绍的知识和方法。换句话说，阅读其他书籍也可能取得同样的效果。

为了找到这个问题的答案，科研人员进行了一项新的研究：他们让一半实验对象阅读《伯恩斯新情绪疗法》，另一半则阅读维克多·弗兰克尔的《活出生命的意义》(*Man's Search for Meaning*)。因为弗兰克尔的这本书不属于心理自助书籍，科研人员们可以借此确定先前研究中患者获得的情绪改善是否仅仅是一种安慰剂效应。

新研究的结果同样令人激动。超过 60% 阅读《伯恩斯新情绪疗法》的患者实现了症状改善，而阅读弗兰克尔的书的患者则没有取得这种效果。其他研究也证实，《伯恩斯新情绪疗法》对所有年龄段的人士都有效果，从青少年到老年人。

由于阅读疗法无副作用且成本低廉，一些专家甚至认为阅读《伯恩斯新情绪疗法》应该成为所有抑郁者的首选治疗方案，而那些成本更高的干预措

---

[①] Ackerson, J., Scogin, F., McKendree-Smith,N., & Lyman, R. D. (1998). Cognitive bibliotherapy for mild and moderate adolescent depressive symptomatology. *Journal of Consulting and Clinical Psychology*, *66*(4), 685-690.

Floyd, M., Rohen, N., Shackelford, J. A., Hubbard, K. L., Parnell, M. B., Scogin, F., & Coates, A. (2006). Two-year follow-up of bibliotherapy and individual cognitive therapy for depressed older adults. *Behavior Modification*, *30*(3), 281-294.

Floyd, M., Scogin, F., McKendree-Smith, N. L., Floyd, D. L., & Rokke, P. D. (2004). Cognitive therapy for depression: A comparison of individual psychotherapy and bibliotherapy for depressed older adults. *Behavior Modification*, *28*(2), 297-318.

Scogin, F., Hamblin, D., & Beutler, L. (1987). Bibliotherapy for depressed older adults: A self-help alternative. *The Gerontologist*, *27*(3), 383-387.

Scogin, F., Jamison, C., & Davis, N. (1990). A two-year follow-up of the effects of bibliotherapy for depressed older adults. *Journal of Consulting and Clinical Psychology*, *58*(5), 665-667.

Scogin, F., Jamison, C., & Gochneaut, K. (1989). The comparative efficacy of cognitive and behavioral bibliotherapy for mildly and moderately depressed older adults. *Journal of Consulting and Clinical Psychology*, *57*(3), 403-407.

Smith, N. M., Floyd, M. R., Jamison, C., & Scogin, F. (1997). Three-year follow-up of bibliotherapy for depression. *Journal of Consulting and Clinical Psychology*, *65*(2),324-327.

施应该用在阅读本书后没能实现快速康复的人身上。

之后的一系列调查显示，《伯恩斯新情绪疗法》是最受美国和加拿大精神卫生专家喜爱并且最常推荐给抑郁障碍患者的"处方书"。《伯恩斯新情绪疗法》现已被翻译成多种语言，在全世界出版发行。我由衷感谢斯科金博士的研究，它们让大量抑郁障碍患者快速康复成为可能！

既然已经有了这么多关于《伯恩斯新情绪疗法》的研究，我为什么还要写本书呢？正如我曾提到的，我一直在关注那些读过《伯恩斯新情绪疗法》却没能康复的人们，以及那些接受过漫长而昂贵的传统谈话治疗和抗抑郁药治疗也没能康复的人们。我想知道他们为什么会深陷于情绪的泥潭中无法自拔，我能做些什么帮他们获得解脱。于是就有了全新的 TEAM 认知行为疗法，以及本书。

附　录

Additional Resources

# 附录 1
# 帮你摆脱认知歪曲的 50 种方法

## 本附录内容清单

### 方法

帮你摆脱认知歪曲的 50 种方法

### 列表

- 正向和负向认知歪曲列表
- 角色扮演技术一览表
- 战胜功能失调想法的策略

### "自我"解构总结

- TEAM 认知行为治疗过程中治疗师的四种"自我"解构
- TEAM 认知行为治疗过程中患者的四种"自我"解构

# 帮你摆脱认知歪曲的 50 种方法

## 基础技术 [①]

### 1. 正向重构

认真思考你在情绪日志中写下的每一个消极想法和情绪，针对每一个消极想法和情绪问自己以下两个问题：①这个消极想法或情绪能带来哪些好处或优点？②这个消极想法或情绪能体现出我和我的核心价值有哪些美好的、积极的，甚至是了不起的特质？把它们列在正向重构清单上。

### 2. 魔法刻度盘

在完成正向重构后，想象你有一个魔法刻度盘，通过它，你可以把每一种消极情绪的程度都下调到一个较低的水平，同时你还能保留与这种消极情绪相关的积极因素。把你想要下调到的数值记录在情绪日志的"目标程度（%）"一栏中。

换句话说，问问你自己，在 0（完全没有）~ 100%（最糟）的范围内，你希望每一种消极情绪有多强烈。

### 3. 直接替换

试着用一个更积极、更符合客观事实的想法来取代一个消极想法。问自己："这个消极想法是客观、真实的吗？我真的相信它吗？可不可以换一个方式来看待这种情况？"

## 基于同情的技术

### 4. 双标法

不要苛责自己，对自己说话时，要像对一个处于烦恼中的好朋友一样充满同情心。扪心自问："我会对一个有类似问题的朋友说出这样刺耳的话吗？

---

[①]　Copyright 2004 by David D. Burns, MD. Revised 2005, 2019. 未经书面许可不得转载。

如果不会，我为什么不会这么说？我会对朋友说些什么呢？"

## 基于事实的技术

### 5. 证据检验

不要直接认定消极想法是客观真实的，要去检验是否有支持它的论据。问自己："客观事实是怎样的？它们证明了什么？"

### 6. 实验技术

做一个实验来检验消极想法是否符合客观真实，就像科学家用实验检验某个理论一样。问自己："我该如何验证这个消极想法的真实性？"例如，当你恐慌发作时，如果你认为自己处于失控的边缘，你可以主动尝试各种疯狂的行径来检验这个想法是不是正确的。你可以在地板上随意打滚、手舞足蹈、胡言乱语。当你发现无论多么努力都没有发疯时，你就从这个想法里解脱了。

### 7. 调查技术

在人群中做一个调查，看看你的想法是否符合实际情况。问自己："其他人到底是怎么想的，有怎样的感受？我能直接询问朋友来获取答案吗？"例如，如果你认为社交焦虑很罕见或很丢脸，你可以直接询问几个朋友，他们是否也曾有过类似的感受。

### 8. 再归因

不要把问题完全归咎于自己，分析造成问题的诸多因素。问自己："导致这个问题的原因有哪些？其中与我有关的原因是什么，与其他人有关的原因又是什么？我能从这种情况中学到些什么？"

## 基于逻辑的技术

### 9. 苏格拉底式提问

问自己一连串问题，这些问题会将消极想法中的矛盾揭示出来。例如，你可以问自己："当我说自己在生活中是一个失败者时，我的意思是说我在有些时候、有些事情上失败，还是说我在所有时候、所有事情上都失败？"

如果你的回答是"有些时候、有些事情"，那么你可以想到，所有人都是这样的。如果你回答"所有时候、所有事情"，那么你可以想到，没有人是这样的，没有人在每一件事情上都失败。

### 10. 灰度思维法

思考问题时不要非黑即白，要用不同的灰度评价事物。当事情不像你希望的那样顺利时，你可以认为这次经历是部分成功或是一次学习的机会。找出自己的具体错误，而非把自己定义为彻头彻尾的失败者。

## 基于语义的技术

### 11. 语义重构

少使用文学性和情感强烈的语言。不要用"我本不应该犯那个错误。"你可以告诉自己："如果我没有犯那个错误会更好些。"这种方法对"应该"陈述和贴标签这两种认知歪曲尤其好用。

### 12. 术语界定

当你给自己贴上"低人一等""傻瓜"或"废物"的标签时，问问自己这些标签的定义到底是什么，"傻瓜"和"废物"的定义是什么？当你试图给这些概念下定义时，你会发现世界上根本不存在这样的头衔。愚蠢的行为是存在的，但"傻瓜"和"废物"是不存在的。

### 13. 具体化

尊重现实，避免对自己做出整体评判。例如，与其认为自己是"有缺陷的"或"没有价值的"，不如仔细分析自己有哪些具体的缺点、弱点或错误，以及自己有哪些具体的优点和长处。

### 14. 好、中、差评估法

这种方法是具体化和灰度思维法的结合，我曾在第 17 章介绍过。这种方法对纠正过度概括和贴标签这两种认知歪曲有效。假设你有一个消极想法，比如"我是一个坏爸爸"或"我是一个糟糕的老师"，那么请你列出"好爸爸"或"好老师"的 5 项具体的特质，然后对自己在最好的状况、最差的状况和一般状况时的表现分别打分（0~100 分）。

你会发现你永远不会是 0 分或 100 分的状态，而且你的分数在不同状态下有很大的波动。然后你可以选择一个你想要改进的具体方面，比如"和我的儿子一起做有趣的事"或"当我的学生遇到困难时给予耐心和支持"，制订改进计划。

## 量化的技术

### 15. 自我监测

请记录你的消极想法或引起焦虑的幻想出现的次数。你可以在钱包或口袋里放一张卡片，每当产生消极想法时就在上面做个记号，或者随身携带一个计数器，每产生一次消极想法就按一下。记下你的消极想法在一天内出现的总次数。一般来说，那些恼人的想法会在 2~3 周内减少或消失。

### 16. 消极练习 / 担忧暂停法

每天安排出时间专门用于担忧或自我批评。例如，如果你总是因为自己的缺点而自责，那么你可以每天专门安排几个 5 分钟长的时段用来责骂自己、感受痛苦。在这些时段里，你可以畅快地进行自我批评，充分享受把自己撕成碎片的痛苦。然后，在一天的其余时间里积极、充实地生活。

如果你发现自己在专用时段之外感到焦虑或进行自我批评，你就要提醒自己，等到下一个焦虑专用时段再焦虑或进行自我批评。然后回到你正在做的事情当中去。

## 基于幽默的技术

### 17. 悖论式放大

不要试图驳斥消极想法，请接纳它们并对它们进行夸张处理，试着尽可能将它们夸张到极致。举个例子，如果你感到自卑，你就告诉自己："是的，这是真的。我很可能是目前整个加利福尼亚州最无能的人。"荒谬的是，有时这么想反而给了你客观的视角和解脱感。当然，如果你感到十分沮丧，这种方法也可能产生相反的效果，让你感觉更糟糕了。如果这样的话，请尝试其他方法。

### 18. 羞耻攻击练习

如果你容易害羞，你可能非常害怕在人前显得像个傻瓜。羞耻攻击练习是专门对付这类恐惧的一剂强效解药。你可以故意在公众场合做一些蠢事以克服这种恐惧。例如，你可以在公共汽车上站起来报站名，或者在人来人往的商场里大声报时。

故意让自己出丑后，你会发现世界末日并没有到来，人们并没有真的看不起你。这一发现将令你得到解脱。

## 角色扮演技术

### 19. 声音外化

这种方法能将理性层面的领悟转化为感性层面的情绪变化。它是 TEAM 认知行为疗法中最为强大的一种方法，但它相当有挑战性，刚刚尝试时甚至可能让人有点不舒服。

你和另一个人轮流扮演你的消极想法和积极想法。先由对方扮演你的消极想法。他以第二人称（"你"）向你宣读你的消极想法，以此攻击你。你先扮演自己的积极想法，用第一人称（"我"）为自己辩护。当你辩驳不成功时，就与对方交换角色。

例如，如果你有"我是一个没用的人"的消极想法，另一个人就说："你是一个没用的人。"

对方不可以随便说些刻薄的话来攻击你，只能使用你在情绪日志里写下的消极想法来攻击你。他一个接一个地抛出你的消极想法，主语都使用第二人称（"你"）。

你在为自己辩护时，既可以使用自我防卫（与消极想法争论，指出它是歪曲的和不正确的），也可以使用接纳悖论，或者同时使用这两种方法。然后问自己："谁赢了？是消极的自我还是积极的自我？"

你们的目标是让积极的自我完胜。如果积极的自我没能完胜，二人就转换角色继续辩论。在这种方法里，积极的自我"小胜"或"大胜"都不够，你们追求的是积极的自我"完胜"。

**20. 恐惧性的幻想**

与声音外化一样，这是一个需要两个人共同执行的方法。你和另一个人联合演出你最害怕的事情，比如你因为不够聪明或不够优秀而被一个充满敌意的批评者挑剔。

当你直面最大的恐惧时，你往往就能从这种恐惧中解脱出来。你会发现，最大的恐惧原来并不是可怕的怪物，它只是你的想象，一点逻辑、一点同情心，再加上一点常识就可以战胜它。

**其他角色扮演技术**

本书中的许多方法会通过角色扮演取得更好的效果。比如认知技术中的双标法和接纳悖论、有关动机的技术中的魔鬼代言人法、暴露类方法中的脱口秀主持人练习和搭讪训练、人际交往技术中的有效沟通的五大秘诀和 1 分钟练习，这些方法采取角色扮演的形式都非常好用。

## 哲学 / 精神技术

**21. 接纳悖论**

不再反驳他人对自己的批评，而是从中寻找客观事实，平静地接受自己的不足，告诉自己："我确实有很多不足之处。事实上，我身上几乎没有什么是不能大幅度改进的。"

## 视觉想象技术

**22. 时间投射**

• 未来投射（Future Projection）

当你情绪低落时，你可以进行一次精神上的旅行，想象自己已经康复。请当下"感到毫无价值和失败的自己"与未来"感到快乐和自尊心强的自己"进行对话。这样往往能起到宣泄情绪的作用。

• 过去投射（Past Projection）

你也可以通过精神旅行回到过去，与曾经伤害你的人谈一谈。这能给你一个机会，表达出多年来一直压抑你、吞噬你的想法和情绪。

### 23. 幽默想象

当你感到焦虑或愤怒时，想象一些幽默的画面有时会产生帮助效果。例如，一个女人对她的离婚协议不满意，情绪陷入抑郁。她的经济十分拮据，一想到前夫和他年轻漂亮的新老婆开着游艇尽情玩乐，过着花天酒地的生活，她就怒不可遏。无法克服的愤怒和怨恨令她痛苦不堪。后来她发现，想象他只穿着内裤参加董事会的样子会让她笑出声来。这个办法对克服她的愤怒情绪非常好用。

当然，对任何一种方法来说，"动力"总是非常重要的。如果她"就想要"对前夫生气，这种方法就不会起作用。愤怒时，使用正向重构也可以起到很好的帮助效果。你可以在愤怒时列出愤怒带来的诸多好处，以及愤怒所展现的你身上积极和了不起的一面。然后问自己，你是想把愤怒调节到更低水平，还是想继续困于怒气中。

### 24. 认知催眠

要尝试这种方法，你就需要一个会使用催眠术的心理治疗师，并且你必须能够被催眠——世界上只有大约三分之一的人是能被催眠的。进入催眠状态后，催眠师可能引导你置身于一个特殊的图书馆里，你的左右各有一排书架。左边的书架上放着内容消极的书，比如《绝望之书》《无望之书》，右边的书架上放着积极向上的书，比如《快乐之书》《自尊之书》。

当你从左边书架上拿起一本书翻阅时，你会发现书中写的是你。书中记载了你所有的消极想法、不好的回忆和恐惧。当你阅读本书时，你感到自己被抑郁、焦虑、绝望和羞愧淹没。催眠师将指导你毁掉本书。你可以烧了它，埋了它，或者撕碎它。

然后你会发现自己仍然置身于这个图书馆中，从右边的书架上拿起另一本书。同样地，你会发现书中写的是你。本书充满了增强自尊心、创新和乐观的积极信息。阅读本书时，你的内心充满平静。

### 其他视觉想象技术

认知淹没法、意象替换和记忆重写也属于视觉想象技术，但它们被归类为认知暴露技术，因为它们对治疗焦虑障碍非常有效。

## 揭露技术

### 25. 个人箭头向下法

在某个消极想法的下面画一个向下的箭头，然后问自己："如果这个想法是客观、真实的，它为什么使我感到困扰？它对我意味着什么？"这时，一个新的消极想法会出现在脑海中。把新的消极想法写在箭头下方，再次向自己提出上述问题，如此重复若干次。查看这一连串消极想法，对照"23 种常见的自我挫败信念"，你就能准确地挖掘出容易使你感到抑郁和焦虑的观点或信念，比如完美主义、成就成瘾或野火谬误。

### 26. 人际关系箭头向下法

这种方法与个人箭头向下法相似，但它是针对人际关系问题的。在你的某个消极想法的下面画一个向下的箭头，然后问自己："如果这个想法是客观、真实的，它会告诉我对方是哪种人呢？我又是哪种人呢？我们之间是哪种关系呢？"这时，一个新的消极想法会出现在你的脑海中。把它写在箭头下方，再次向自己提出上述问题，如此重复若干次。这种方法将帮助你发现那些导致你与他人出现矛盾的自我挫败信念，比如"特权感""真实性"或"服从"。比如，你可能认为，他人的需求远比自己的需求重要，为了取悦他人你必须隐藏自己的情绪。

### 27. "假如……"技术

这种揭露技术是另一种类型的箭头向下法，专门针对焦虑。如果你正处于焦虑中，请在你情绪日志中某个消极想法的下面画一个向下的箭头，然后问自己："如果这是客观事实，最坏的情况会怎样？我最害怕的是什么？"

一个新的消极想法或幻想会出现在你的脑海中。把它写在箭头下面，再次向自己提出上述问题，如此重复若干次。不断产生的一个又一个新想法将引导你挖掘出潜意识中那个最令你恐惧的幻想。然后你可以问自己："这件事发生的概率有多大？如果它真的发生了，我能承受吗？"

你也可以用认知淹没法来想象你最害怕的情景，使自己尽可能地焦虑，焦虑的时间越长越好。一段时间之后，焦虑就会减轻或消失。

### 28. 隐藏情绪技术

本方法基于以下观点：当你焦虑时，你可能是在逃避一个你不想面对的问题。将这个问题挖掘出来并表达出你的焦虑，往往就能克服焦虑。问自己："我是否正在用焦虑来避免面对某个困扰我的问题？真正困扰我的问题是什么？我是否对我的伴侣或工作有隐隐的怨言？我的校园生活是否并不开心？我的真实感受是什么？"

## 有关动机的技术

### 29. 成本效益分析

#### • 直接成本效益分析

在做直接成本效益分析时，你需要列出某个消极想法（比如"我真是一个失败者。"）或自我挫败信念（比如"我应当完美。"）的好处和坏处。你也可以就某个消极情绪（如愤怒、内疚、自卑或焦虑）、某个习惯或某种成瘾行为（如暴饮暴食、拖延症）或某个人际关系问题（如为婚姻问题责怪配偶）进行成本效益分析。

问自己："这些想法、信念、情绪、习惯或人际关系问题的好处和坏处是什么？它会如何对我有益，又会如何对我有害？"在列出所有好处和坏处后，在总分为 100 分的前提下权衡好处和坏处的得分，然后你就能看出成本和收益哪个更大。

#### • 矛盾成本效益分析

在做矛盾成本效益分析时，你只需要列出消极想法、信念、感觉、习惯或人际关系问题能带来的好处。然后问自己："既然有这些好处，我为什么要改变？"你能因此意识到，令你裹足不前的那股力量有多强大。

### 30. 魔鬼代言人法

这也是一种角色扮演技术。首先，当你想要向习惯或成瘾行为投降时，请记录下你的想法。例如，你正在与暴食作斗争，这时你可能想：

- "那个甜甜圈看起来真的很诱人。"
- "我只吃一小口。不会有什么坏处的！"
- "我今天这么辛苦，这是我应得的奖励。"
- "我可以吃一顿清淡的晚餐来弥补。"

接下来，请你在劝诱自己的想法中找出正向认知歪曲。

10 种正向认知歪曲与 10 种负向认知歪曲是对应关系，你可以在后文"正向认知歪曲和负向认知歪曲列表"中进行查阅。

例如，当你说"我只吃一小口"时，你忽略了很多反面案例。这种认知歪曲被称为"负面折扣"。它会使你产生向习惯与成瘾行为投降的冲动，它与"正面折扣"刚好相反，后者是引起抑郁的认知歪曲。

接下来，请另一个人——他可以是你的心理治疗师、朋友或家人——来扮演魔鬼的角色，引诱你酗酒、暴食、拖延或与不合适的人约会。你的任务是反击这些诱惑。当你无力反击时，就与对方交换角色。

例如，你在努力减重，请想象你此时正好路过你最喜欢的一家甜品屋，闻到了刚出炉的甜甜圈的香气。"魔鬼"（由你的朋友扮演）就会说："咦，为什么不去买一个热乎乎、软绵绵、油亮亮的甜甜圈呢？味道一定好极了！"

你可以驳斥说："我不需要甜甜圈，如果我没能战胜自己的冲动，我会感到很糟糕。我决心坚持减重，我希望自己能穿上那些漂亮的衣裳。"

"魔鬼"会再次试图诱惑你投降，他说："你值得奖励自己一个甜甜圈！你今天过得这么辛苦。"

你再次进行驳斥。

这种方法可能相当有挑战性，特别是当"魔鬼"用极具诱惑力和说服力的声音表达出你心底的想法时。

换你来扮演"魔鬼"时，你要尽自己最大努力说服对方向诱惑投降。即使他无法打败你，你也不要试图帮他，相反，你要这样说："看来你无法战胜诱惑你的想法。也许你并非真的想要改掉这个毛病。毕竟，你只能活一次，而刚出炉的甜甜圈（或者任何诱惑你的东西）是如此诱人！"

### 31. 刺激控制

如果想改掉一个习惯，比如酗酒或暴食，你还可以不让诱惑出现在身边，而非与之斗争。比如，如果你有酗酒问题，你就可以把家里所有含酒精的饮料都扔掉，并且不去任何提供酒精饮料的地方。刺激控制并不能彻底解决任何一种成瘾问题，但它可以作为一个全方位治疗计划的重要组成部分。

### 32. 决策工具

当你陷入两难困境时，决策工具可以帮助你理清思路，摆脱困境。它虽然不会告诉你应该做什么，但是会告诉你真正的问题是什么，以及你对问题的感受。

使用这种方法时，请先列出所有可能存在的选择，然后从中选择最好的两个。你可以把它们称为选项 A 和选项 B，然后列出这两个选项所有的好处（以正数表示）和坏处（以负数表示）。请对每个选项的好处和坏处进行权衡，分别算出选项 A 和选项 B 的总得分。我正在开发一个应用程序，它能自动运行这个工具，自动为你完成全部计算。

你能用这个应用程序对选项 A 和选项 B 的总得分进行比较，分数更高的那个就是更好的选择。

- 如果一个选项的得分为正，而另一个为负，答案一目了然。
- 如果两个选项的得分都为正，这是一个无论如何都不会失败的选择。
- 如果两个选项的得分都为负，这是一个无论如何都不会成功的选择。
- 如果两个选项的得分都接近 0，这是一种不好不坏的选择。

使用决策工具还可能出现其他许多有趣的结果。你不必局限于一次结果。你可以反复使用这个工具，直到对自己的选择感到满意为止。

### 33. 每日活动计划表

抑郁时，每一件事看起来都可能压垮你，没有什么事情值得去做，所以你可能想要放弃生活。

创建一个每日活动计划表可以帮助你克服虚无感。记录下你从早上起床到晚上睡觉之间的每个小时都做了什么。用 0（一点也不满意）~ 5（最满意）对每项活动的满意度进行评分。回顾这份表格，你就会知道哪些活动最能让你振作起来。

### 34. 快乐预测表

为自己安排一系列可能获得快乐、学习或成长的活动，这些活动既包括你一个人从事的活动（比如慢跑），也包括与他人共同完成的活动。与他人共同完成的活动需要你注明你打算和谁一起完成。预测你对每项活动的满意度，打分范围在 0（最低）~ 100（最高）。完成每一项活动后，在表格里记录下你对该活动的实际满意度。然后将实际满意度与预测值进行比较。很多抑郁者会发现，许多活动都比他们预期的更让他们快乐。这一发现能激发你重新积极生活的勇气。

你还可以将你从独处中获得的满足感和与他人共处时获得的满足感进行比较。这样有助于你检验你的自我挫败信念（比如"如果我一个人待着，我一定会感到痛苦。"）是否正确。

### 35. 抗拖延表

你不必要求自己必须一次性完成所有事情，请把一项艰巨的任务分解成多个小步骤，每次只完成一步。创建一份抗拖延表，表格分 5 列：在最左边的一列列出完成某项任务所需的全部步骤；接下来的两列分别为你对每个步骤的难度和满意度的预测，在 0（不难 / 不令人满意）~ 100（非常困难 / 非常令人满意）的分数区间内给出你的预测值。完成每一个小步骤后，在最后两列中记录实际难度，以及实际满意度。然后比较预测的难度和满意度及实际的难度和满意度。很多人都会发现，每一个步骤都比他们预期的要容易得多，收获也多得多。

#### 其他抗拖延的方法

如果你有拖延症，一直告诉自己你就是无法开始做某件事，那么你真正的意思其实是"我不想开始做这件事"。当你感到自己陷入拖延，无力自拔时，请用苏格拉底式提问问自己一系列问题，这些问题会使你觉得自己"无法开始的、一直在逃避的任务是荒谬的。首先，把这项任务分解成小步骤，弄清楚你必须做的第一件事是什么，第二件事是什么。接下来问自己："当我说我做不到第一步时，我的意思到底是什么？第二步呢？"

## 经典暴露技术

### 36. 渐进式暴露和满灌法

使用渐进式暴露时，你要一小步一小步地慢慢接触令你恐惧的事物。例如，如果你有电梯恐惧症，最初，你可以只乘电梯上一层楼，然后离开电梯。适应后，你可以乘电梯上两层楼，然后离开电梯。如此这般逐渐增加你在电梯里的逗留时间。渐进式暴露可以用来治疗其他形式的交流障碍害羞、强迫症，以及任何形式的恐惧症，如恐高、恐针、恐狗症。

你还可以为自己创建一个恐惧等级表，在表中列出所有会使你焦虑的项目，并将它们从1（最不具威胁性）~10（最具威胁性）进行排序。每天记录暴露项目和暴露次数，以及你在暴露过程中的焦虑程度，用0（完全不焦虑）~100（最焦虑）进行打分。

使用满灌法则需要你把自己一下子完全暴露在令你恐惧的事物面前。例如，如果你有电梯恐惧症，那么无论你多么害怕，你都必须强迫自己乘坐电梯反复上楼、下楼，直到恐惧消失。满灌法比渐进式暴露更挑战人的胆量——当然，它也会更快见效。事实上，我治疗过很多电梯恐惧症患者，他们都在几分钟内康复了。

这两种方法已被成功地应用于几乎所有形式的焦虑障碍治疗手段，所以，你只需选出一种你喜欢的方法治疗自己。

### 37. 反应阻止

反应阻止 [①] 是治疗所有形式的焦虑障碍的重要方法，常与暴露结合使用。举例说明：假设你把信投入邮箱后产生了反复检查邮箱的强烈冲动。采取反

---

① 反应阻止：又译作"反应预防"。——译者注

应阻止的话，你把信投入邮箱后必须立刻离开，不许像平常那样反复检查。焦虑会暂时加重，总想检查邮箱。如果你坚决不向这股冲动投降，焦虑最终会烟消云散。

### 38. 分散注意

感到焦虑时，你可以把注意力从困扰你的想法上转移到其他事情上。分散注意还可以与渐进式暴露或认知淹没法结合使用，以获得最好的效果。例如，你乘飞机感到恐慌时，可以通过做填字游戏或与身边乘客交谈的办法来转移注意力。

### 认知暴露技术

### 39. 认知淹没法

如果在现实中你没有机会将自己暴露于令你恐惧的事物面前，你可以使用认知淹没法。例如，你害怕乘飞机，但你不能通过经历真正的飞机失事来克服恐惧，认知淹没法就可以帮你体验这种恐惧。想象最令你恐惧的画面，比如你身处一架飞机上，而飞机正变成火球冲向地表，飞机上所有乘客都在惊声尖叫。试着尽可能持续想象这个场面并忍受焦虑。如果感到恐慌，不要试图去战胜它！相反，请努力让恐慌加剧。最终，焦虑将自行消失，因为人体无法无限期地制造焦虑。

### 40. 意象替换

用一个更积极的或更平和的想象画面取代令你恐惧的想象画面。例如，乘飞机时，想象安全着陆或身处海滩上放松的画面，不要想象飞机在火焰中坠毁的画面。

### 41. 记忆重写

如果你曾遭受过性虐待或身体虐待，那些创伤性事件可能总在你的记忆中无比鲜活地回放。那些画面就像一部恐怖电影在你的大脑中随时地、反复地上演。与你可以改变消极想法一样，你也可以重新编辑那些恐怖画面。

例如，你最好的朋友在战场上与你并肩作战时被手榴弹炸死，他被炸成碎片的可怕画面时刻萦绕在你心头。你可以在想象中把他复活，对他说出所有你没来得及对他说的话，然后在心里给他举办一个隆重的葬礼，与他好好告别。

修改记忆中的画面能让你产生掌控感，帮你克服作为受害者的无助感。并且，故意的暴露有助于你脱敏，消除创伤性记忆对你的伤害。

### 其他认知暴露技术

消极练习／担忧暂停法，恐惧性的幻想和接纳悖论也都属于认知暴露技术。

## 人际关系暴露技术

### 42. 微笑和打招呼练习

如果你过于害羞，你可以强迫自己每天向 10～20 个陌生人微笑和打招呼，并在卡片上记录你收到了多少积极回应、多少消极回应、多少中性回应。通常来说你会发现，人们比你想象得友好得多。这一发现可以帮你克服对被拒绝或担心自己看起来很傻的恐惧。

### 43. 脱口秀主持人练习

你可以使用有效沟通的五大秘诀来学习如何与他人进行随意交谈，尤其是使用"解除防御技术""询问"和"安抚"这三个技巧。这些都是戴维·莱特曼和杰·雷诺等成功的脱口秀主持人常用的技巧。他们看上去充满魅力，风度翩翩，谈笑风生，那是因为他们总是把谈话的焦点放在别人身上。

与其试图通过谈论自己来给别人留下深刻印象，不如友好地把关注点放在对方身上。从对方的话语中找到话题，表达你的好奇和钦佩；向对方提问题，鼓励他们敞开心扉。你会发现，大多数人都会感到某种程度的无聊和孤独，都喜欢成为被关注的焦点。

### 44. 自我暴露

与其在社交场合羞愧地掩饰你的害羞或紧张，不如大大方方地将它们暴露出来。这种方法需要以良好的自尊心为前提才有效。如果做得好，它会让你与他人建立起真实的人际关系，而非让你扮演一个并非自己的角色，虚情假意地与他人交往。这种方法基于一个不那么直观的事实——坦诚的羞涩实际上是有力的武器，它会让你看上去更有人情味，更能吸引他人靠近。

### 45. 搭讪训练

你要学会用幽默的、轻松的方式而非以正式的、严肃的方式向他人搭讪。当你整个人放松下来，学着不那么古板地对待他人时，他们反而会觉得你很有吸引力，甚至开始主动接近你。

### 46. 拒绝练习

如果你过于害羞，害怕被他人拒绝，你可以试着尽可能多积累被拒绝的经历，而非苦苦等待真爱。虽然体验被拒绝需要巨大的勇气，但你会发现，被拒绝也不意味着世界末日的到来。悖论在于，当你不再害怕被拒绝时，你就不会再被拒绝了。

### 其他人际关系暴露技术

羞耻攻击练习被我划分到基于幽默的技术里，但它也属于人际关系暴露技术。你还可以使用拒绝恐惧性的幻想（Rejection Feared Fantasy），它是恐惧性的幻想的一个变体。如果你非常害羞，老是害怕被拒绝，你可以为自己想象出一个爱丽丝梦游仙境式的噩梦，在那个世界里，最令你恐惧的事情会成为事实。一个朋友或心理治疗师负责扮演你能想象到的与你最敌对、你最讨厌的人物，他比现实世界里任何一个人都要坏，他想把你撕成碎片。当你用接纳悖论来回应他时，你会发现你可以轻松对待来自批评者的任何评论，不再会受其困扰。当你无法反驳对方时，就与对方交换角色。

## 人际交往技术

### 47. 指责 / 人际关系的成本效益分析

列出将人际关系问题归咎他人的好处和坏处。你会发现有很多好处：

- 你会觉得自己占据着道德制高点；
- 你不必审视自己在问题中扮演的角色；

- 你会觉得真理站在你这一边；
- 你可以报复对方而不必感到愧疚；
- 你会感觉自己很强大；
- 你可以告诉你的朋友们对方是多么的失败，而朋友们很可能同意你的看法。

这么做也有一些坏处：

- 无法真正解决问题，无法和对方搞好关系；
- 冲突会一直持续下去，你会沉浸于挫败感和愤怒中；
- 朋友们可能渐渐厌倦你的不断抱怨；
- 你不会取得进步和成长。

列出所有的好处和坏处后，分别给好处和坏处打分，总分为100。问自己："一直秉持这种心态是好处更多还是坏处更多？"如果你决定继续责备对方，那么这段关系的未来将会非常糟糕。停止责备对方并审视自己在问题中扮演的角色是让你们的关系变得更令双方满意的关键。

### 48. 人际关系日志

按照以下五个步骤创建人际关系日志吧。它能帮你改善你与家人、朋友和同事的关系。

**第一步：**写下令你感到困扰的一件事中对方对你说的话。

**第二步：**把你的回答如实写下来。

**第三步：**分析你在第二步中写下的话——这是一次良好的沟通还是一次不好的沟通？

**第四步：**思考你的话造成的后果——对方会如何想，有怎样的感受？接下来他会说什么？你的回应会使情况变得更好还是更糟？

**第五步：**使用有效沟通的五大秘诀做出更有利于沟通的回答。

### 49. 有效沟通的五大秘诀

有效沟通的五大秘诀可以帮你快速解决几乎任何人际关系问题。这种方法需要大量的练习，而且必须发自内心，否则会适得其反。

- **解除防御技术**：即使对方说的话听起来完全不合理或不公平，也要从中找到一些客观事实。
- **共情**：解释他人的话语（想法共情）；根据对方的话语承认对方可能产生的情绪（情绪共情）。
- **询问**：温和地提出一些问题，进一步了解对方的想法和感受。
- **"我感觉"陈述**：用直接而圆融的方式表达自己的想法和情绪。多使用"我感觉"陈述（比如"我感觉很难过。"）而非"你如何如何……"陈述（比如"你惹恼了我！"）。
- **安抚**：你即使对对方的言行很气愤，也要表现出尊重的态度。即使在激烈的争论中，你也要说一些真诚的、积极的话语。

### 50. 1 分钟练习

你与同伴轮流扮演倾诉者和倾听者的角色。倾诉者用 30 秒的时间来表达他对某个人际关系问题的感受。倾听者尽可能准确地对倾诉者的话语做出解释。倾诉者对倾听者的解释进行准确程度打分（0～100%）。倾听者得到高于95% 的评分时，双方互换角色。

这种方法可以实现近乎完美的沟通。它能迅速打破指责、防御和敌对的模式，使交流转向更脆弱和更亲密的层面。

### 其他人际交往技术

人际决策（Interpersonal Decision Making）：当你与某人产生龃龉时，你有三个选择：安于现状、努力改善关系，以及断绝关系。大多数时候，人们知道自己想要的是什么，但有时人们也会感到困惑。你可能问自己："我应该订婚还是和他分手去寻找一个更好的人？"或"我应该离婚还是努力改善婚姻？"难以做出抉择时，决策工具可以帮助你理清思路。结果可能存在各种各样，每个结果都会有对应的解决方案。

## 附表 1　正向认知歪曲和负向认知歪曲列表

这个表格列出了十大认知歪曲在两个相反方向上的定义。正向歪曲是负向歪曲的精确镜像。负向歪曲会引起抑郁和焦虑，正向歪曲会引起愤怒爆发、成瘾行为、自恋、人际关系冲突和暴力。

正向歪曲更难挑战，因为你能从中获得奖励，这让你自我感觉非常良好。相反，负向歪曲会让你感觉非常糟糕，所以你往往更有动力去挑战和粉碎它们。

| 认知歪曲 | 负向示例 | 正向示例 |
| --- | --- | --- |
| 全或无思维：用非黑即白、全或无的方式看待自己或世界，不认可灰色地带的存在。 | 失败时你告诉自己："我是个彻头彻尾的失败者。" | 成功时你告诉自己："我是人生赢家。" |
| 过度概括：把一个负面事件拓展成永无止境的失败，或者把一个积极事件拓展成永无止境的成功。 | 当你被你在乎的人拒绝时，你告诉自己："我是一个不讨人喜欢的失败者，我将永远孤独。" | 当你摆脱抑郁情绪并感觉良好时，你告诉自己："所有的问题都解决了，我将永远快乐下去。"这类想法会导致你未来严重崩溃。 |
| 精神过滤：把注意力只放在不好的事情上，过滤掉所有积极因素；或者把注意力只放在好的事情上，忽略掉所有消极因素。 | 你总是纠结于自己的缺点而忽略自己的优点，就像一滴墨水能染黑整杯清水。 | 你沉湎于你取得的成功，忽略你的失败或挫折，导致你对事物产生过于积极的看法。 |
| 正面折扣/负面折扣：你告诉自己某些积极/消极的事实不重要，因而对自身或外界总体持有消极/积极的看法。 | 当别人称赞你时，你告诉自己："他们这么说只是为了让我开心（正面折扣）。" | 当你想吃美味的食物时，你告诉自己："我只吃一小口。"（负面折扣）你这样告诉过自己多少次了？又有多少次真正做到了浅尝辄止？ |
| 妄下结论：你草率地得出没有事实根据的结论。<br>• 读心术：你认为你知道他人的想法和感觉。可你的结论往往是错误的。<br>• 算命式预测：你对未来做出消极的或过于积极的预测。 | 如果你过于害羞，你可能告诉自己："如果别人发现我很不安，他们就会对我评头品足（负性读心术）。"如果你抑郁，你可能告诉自己："我的问题永远无法解决，你将永远抑郁下去（负性算命式预测）。" | 你告诉自己这段人际关系进展得很顺利，而实际上对方对你很恼火（正性读心术）。或者你告诉自己："我只喝一杯。"而实际上，你几乎从来没有只喝一杯就停住（正性算命式预测）。 |
| 夸大或缩小：错误地放大或缩小事情的重要性。这种心理也被我称为"双筒望远镜错觉"，从双筒望远镜的两端分别望出去，物体看起来要么比实际大得多，要么小得多。 | 当你拖延时，你会想着那些你一直在拖延的事情，告诉自己："这些事情会压垮我（放大）。"你也可能告诉自己："即便今天努力了，对整件事来说也不过是杯水车薪（缩小）。"于是你继续拖延下去。 | 当你与诱惑作斗争时，你告诉自己："这个冰激凌一定美味极了（放大）！"然后你又告诉自己："吃一点不会怎么样（缩小）。"但你有几次能做到只吃一点就住嘴？ |

续表

| 认知歪曲 | 负向示例 | 正向示例 |
|---|---|---|
| 情绪推理：从感觉出发进行推理。可你的推理极可能走错方向，因为你的感觉完全来自你的想法，而非来自客观事实。 | 你告诉自己："我觉得自己是一个失败者，所以我一定是一个失败者。"或"我感到毫无希望，所以我一定毫无希望了。" | 你告诉自己："我觉得今天很幸运！我觉得我要中大彩了！"于是你又买了一张彩票或往游戏机里又塞了一些硬币。 |
| "应该"陈述：用"应该""必须"或"应当"使自己痛苦不堪。指向自我的"应该"引起内疚、羞耻、抑郁和无价值感。指向他人的"应该"引起对他人的愤怒和失望。指向世界的"应该"引起对世界的愤怒和失望。 | 你告诉自己："我不应该搞砸，不应该犯这样愚蠢的错误（指向自我）。""那个浑蛋不应该插在我前面。我得让他知道（指向他人）！"或"我这么着急赶时间，火车不应该晚点（指向世界）！" | 你告诉自己："我今天过得很辛苦，我应该喝一杯（指向自我）。""别人应该以我希望的方式对待我（指向他人）。"或"好事应该发生，因为我是一个努力工作的好人（指向世界）。" |
| 贴标签：给自己或他人贴上标签，认为自己或他人整体上是有缺陷的或高人一等的。 | 你给自己或别人贴上"废物"或"以自己为中心的浑蛋"之类的标签。 | 因为你赢得了比赛或取得了一些成功，你就给自己冠以"人生赢家"的头衔。 |
| 指责：把全部精力都用来挑自己的错（自责）或他人的错（他责）。 | 你为自己的每一个缺点而毫不留情地批评自己，而非将精力用于寻找解决问题的创造性方法（自责）。 | 你告诉自己你的某段人际关系中出现问题都怪对方。于是你觉得自己是无辜的受害者，无视自己在问题中扮演的角色（他责）。 |

## 附表 2　角色扮演技术一览表

| 方法 | 你的角色 | 同伴或治疗师的角色 | 是否进行角色互换? |
|---|---|---|---|
| 双标法 | 你本人 | 一个虚构的、与患者同性别的好朋友 | 否 |
| 声音外化 | 你本人 | 你本人 | 是 |
| 恐惧性的幻想 | 你本人 | 令你恐惧的、喜欢对他人进行评判或批评的人 | 是 |
| 魔鬼代言人法 | 你本人 | 试图诱惑你向习惯或成瘾行为投降的魔鬼 | 是 |
| 引导式共情 | 与你有人际关系冲突的某人 | 与你有人际关系冲突的某人的可信赖的朋友 | 否 |

## 附表 3　战胜功能失调想法的若干策略

| 策略名称 | 具体方法 | 消极想法 | 使用示例 |
|---|---|---|---|
| 正向重构 | 消解阻抗：找出你的消极想法和情绪能带来的好处，以及它们展现出的你身上积极的和了不起的特质。 | 你的想法可能是"我是个废物。"或"我是有缺陷的。" | 这些想法说明你：<br>• 在用很高的标准要求自己；<br>• 尊重现实，因为你确实有很多缺点；<br>• 勇于承担责任，因为你没有责怪他人；<br>• 谦逊；<br>• 你的高标准可能激励你努力奋斗，不甘平庸。 |
| 双标法 | 同情：善待自己，以富有同情心和尊重现实的方式对自己说话，就像对你所爱的朋友或家人一样。 | 一位晚期癌症患者对自己说："我让家人失望了。" | 治疗师可以问患者："你是否也会对有同样问题的好朋友说这样的话。如果不会，你会怎么说？你能以同样富有同情心的方式对自己说话吗？" |
| 实验技术 | 真相：通过进行实验来检验消极想法的真实性。 | 一个害羞的人可能想："我是唯一一个有这种感觉的人，我一定是有毛病。" | 你可以询问几位朋友：他们是否在社交场合也曾感到害羞、焦虑或不舒服。 |
| 具体化 | 现实：将注意力放在某个具体的不足上，而非给自己贴上"有缺陷"的标签，这样可以战胜过度概括或贴标签。 | 你可能认为："我是个废物。"或"我是个失败的家长。" | 问自己："我有哪些具体的失败或错误？"或"作为家长，哪些事情我做得不太好？" |
| 接纳悖论 | 投降：接受消极想法并坚信它是客观真实的，以此战胜该消极想法，整个过程中要秉持幽默感或保持内心的平静。 | 在失去安全感时，一个心理治疗师可能想："我没有达到我应该达到的水平。" | "我确实有很多很多缺点和需要学习的地方。就算活到85岁，我也仍有巨大的学习空间和上升空间，这多么令人兴奋。" |
| 自我防卫 | 胜利：与消极想法辩论，证明它不是客观事实，从而击败它或粉碎它。 | 一个康复几周后突然复发的患者可能想："这说明治疗没起作用，我实在是无药可救了。" | "这么想太荒谬了。昨晚我和我的伴侣吵了一架，所以我现在感觉难受是很自然的事。治疗非常有效，现在是一个很好的时机，我可以拿出我已经掌握的方法再次让自己好转。" |

**附表 4　TEAM 认知行为治疗过程中治疗师的四种"自我"解构**

| 环节 | "自我"的类型 | 说明 |
|---|---|---|
| T<br>（Testing，测评） | 自信的、工作有成效的自我 | 每次治疗前后对患者进行测试时，你可能发现：<br>• 患者的症状没有得到改善；<br>• 你的干预没有奏效；<br>• 你在共情表现和有用性方面得分不及格；<br>• 患者的评分是客观真实的；<br>• 你对患者情绪的把握，以及你以为的患者对你的看法都是不正确的，你对别人的感受并不敏感。<br>这些令你痛苦的失败是宝贵的，因为它们能彻底改变你对患者的治疗方式。 |
| E<br>（Empathy，共情） | 富有同情心的、善解人意的自我 | 当你查看患者对你的共情表现的打分时，你可能发现你的分数是不及格。这种情况尤其容易发生在你第一次使用治疗过程评估表时。这可能严重打击你的自尊心，尤其是当你（错误地）自认为有很好的共情能力时。<br>你可以使用有效沟通的五大秘诀（尤其是解除防御技术），承认在患者的批评中存在令你痛苦的客观事实。这与传统心理治疗截然不同。在传统治疗中，来自患者的批评被认为是患者的"病态"表现（比如"移情"）。<br>例如，当患者坚称你没有胜任你的工作、没有在乎他的内心感受时，他说的就是事实。这并不是他对医患关系的歪曲的认知。这是实实在在正在发生的客观事实。<br>当你怀着诚意在这些指责中找出客观事实时，你的"自我"就被解构了，你会突然觉得与患者的心贴近了，而这可能带来治疗上的突破。<br>这个问题必须亲身经历才能理解。从某种意义上说，愤怒的、挑战你权威的患者在试图"杀死"你的"自我"。那么问题来了：你的"自我"愿意为患者而"死"吗？ |
| A<br>（Assessment of Resistance，阻抗评估） | 帮助他人、拯救他人的自我 | 你要放弃试图帮助患者做出改变的努力。相反，你要成为患者的阻抗的代言人，为维持现状而辩护。如果患者拒绝做出一些必要的改变，比如完成心理治疗作业或使用暴露技术治疗焦虑，你可能还需要温和地发出最后通牒，然后敞开怀抱耐心等待对方的行动。<br>然而，许多治疗师不愿意这么做，因为他们不能容忍那个想要"帮助他人"的"自我"死亡。他们自认为，他们知道什么对患者是最好的，有助人之心和"友善"就能赢得胜利！治疗师的自恋和对患者的依赖有时会成为治疗路上的绊脚石。 |
| M<br>（Methods，方法） | 强大的、专业的自我 | 当你把一个消极想法放在康复之轮的中心圆圈里时，你的目标不应该是成功，而是"尽快失败"。这是因为，失败得越快，你就能越快找到改变患者情绪的方法。但这意味着那个"知道"用何种专业方法帮助患者的"自我"的死亡。 |

### 附表5　TEAM认知行为治疗过程中患者的四种"自我"解构

| 待解决的问题 | "自我"的类型 | 说明 |
|---|---|---|
| 抑郁 | 特别的自我 | 康复需要你的"特别的自我"死亡，或者需要你放弃变得"特别"或"有价值"的努力。你要接受这样一个事实：其实，你并不特别、并不高人一等、并不特别有价值，你有缺点、有缺陷，可以说只是一个"普通人"。<br>此外，你还要接受和明白：能让你感到无比快乐和满足的，并非那些你认为"必需"的东西——被爱、被认可或成功。如果你足够幸运，你还会发现你不需要"无条件的自尊心"，甚至不需要拥有"自我"。 |
| 焦虑 | 恐惧的自我 | 克服各种焦虑障碍都需要你直面你最害怕的怪物并向它投降。它可能是害怕公开演讲、恐高、害怕细菌、害怕发疯等任何事情。<br>当你试图避开怪物或试图控制你的焦虑时——就像你通常做的那样——情况就会变得更糟。这是可以理解的，没有人想死或想被怪物生吞活剥！<br>反过来，当你直面怪物，向你最强烈的焦虑投降时，你会发现怪物没有牙齿，你的恐惧整个建立在一个宇宙级笑话上。那一刻，你将豁然开朗。当"恐惧的自我"被解构时，你将体验到涅槃的感受。 |
| 人际关系问题 | 指责的/无过错的自我 | 你会发现，造成你一直以来（可能长达多年乃至数十年）不断抱怨的人际关系问题的罪魁祸首其实就是你自己。对我个人来说，这是最痛苦的一种"自我"解构。它能让人感到非常震惊、耻辱和羞愧。然而，当你的"自我"消失的那一刻，你和你的"敌人"之间会突然建立起一种更有爱、更深刻的关系。此外，你会发现你和对方是"一体"的，你在时时刻刻创造自己的人际关系现实——无论是好的还是坏的。这个发现将赋予你力量，因为你既然能制造矛盾，也有能力创造更好的人际关系。 |
| 习惯与成瘾行为 | 有权利感的、追求享乐的自我 | 康复需要那个"有权利感的、追求享乐的自我"被解构。这可能令你失去生命中幸福、快乐、满足的主要或唯一源泉，比如暴饮暴食、拖延，等等。当然，还有些人沉迷于被爱、被认可或成功。人们往往认为自己"必须拥有"很多东西才能获得快乐和满足，这些"必须拥有"可能正是无数痛苦的根源。<br>当这种自我被解构时，你会发现你并不是真的需要那些你原本坚信自己"必须拥有"的东西。 |

# 附录 2

## 免费资源

---

如果你是一位心理治疗师，想要提高你的专业技能，或者你是一个普通人，在寻求对抑郁、焦虑、人际关系冲突、习惯与成瘾行为等问题的帮助，那么我可以为你提供能够改变你人生的工具。本书就是工具之一，但我还有其他海量资源推荐给你，其中大部分是免费的。

### 普通公众所需资源

#### 《感觉良好》播客

听听每周一次的《感觉良好》播客吧，由我与法布里斯·奈博士（前任主持人）、朗达·巴罗夫斯基（Rhonda Barovsky）博士（现任主持人）共同主持。到本书在美国发行时，《感觉良好》播客的全球订阅量超过 200 万次。最近的一项调查显示，我的听众中有 60% 是寻求自助的普通人，40% 是想提高自身专业技能的心理治疗师。并且，几乎所有收听该播客的心理治疗师都表示，他们也想寻求更好的自我疗愈方法。

到目前为止，在我录制的播客中，一部分是对现场治疗过程的记录，另一部分则针对更广泛的主题进行讨论，比如以下几个主题。

• 实现有意义的人生的秘诀是什么？

• 创伤的快速治疗

• 打破羞怯

- 所想即所感！
- 改变自我挫败信念
- 活动和挑战正念肌肉①（mindfulness muscle）
- 拖延症的快速治愈
- 5 种简单方法让你快乐起来
- 有效沟通的五大秘诀
- 心理治疗师常犯的十大错误，以及如何避免这些错误
- 戴维的十大方法

### 我的演讲

如果你想了解我对 TEAM 认知行为疗法的简单介绍，以及关于这个疗法的一些鼓舞人心的案例，可以观看我在里诺②进行的一次演讲。你会听到我的故事：我的儿子埃里克甫一出生就因为新生儿呼吸窘迫综合征被送入新生儿重症监护病房，我为此患上了重度焦虑障碍并与之苦苦斗争。

我用亲身经历验证了"困扰人们的不是客观事件，而是人们对该事件的想法。"这一观点。我的恐慌和绝望到底是客观事件还是我的思维方式引起的呢？

你还会听到在认知行为疗法创立初期，我是如何治疗卡特里娜的。你可能还记得第 15 章中她的故事。卡特里娜那时刚从我所在医院的重症监护室转到普通病房，她有严重的自杀倾向，坚信自己毫无价值，因为她觉得自己一生中从未完成过任何有意义的事情。

你也有过这种感受吗？

你可以在"油管"（YouTube）上找到我的演讲视频。

---

① 正念肌肉：人在练习正念时容易发生心思游移，这时需要将注意力轻轻拉回到当下正在觉察的身体部位。这个拉回的过程被称为"训练正念肌肉"。——译者注
② 里诺：美国内华达州北部最大的城市。——译者注

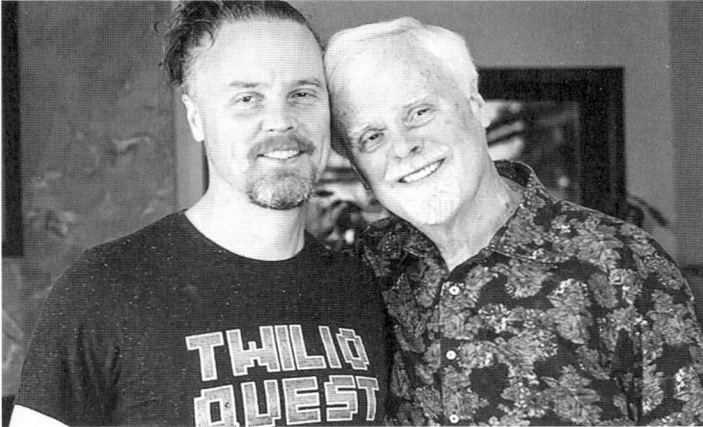

**附录图 1　我和我的儿子埃里克**

摄影：南希·米勒（Nancy Mueller）

## 博客

你可以在互联网上搜索到很多免费博客，比如《自尊的秘密》（*The Scrects of Self-Esteem*）、《战胜对死亡的恐惧》（*Overcoming the Fear of Death*）、《临床实践的黑暗一面》（*The Dark Side of Clinical Practice*），等等。

"感觉良好"网站现在可以进行全站搜索，在搜索栏输入任何你感兴趣的话题，比如"复发预防训练"或"自杀预防"，你会立即看到包括播客和博客在内的大量相关免费资源，点击链接即可访问。

## 脸书（Facebook）视频

在脸书上有我的免费直播视频，比如《完美主义者自我否定时的常用剧本》（*The Perfectionist's Script for Self-Defeat*）。

## 书籍

我写的情绪疗法系列图书在美国的销量已经达到 600 万册，在海外销量更高。它们是解决抑郁和焦虑问题的最受欢迎的心理自助书。

一位名叫艾米的读者这样说：

"我想写几句简单的话表达对您的感谢！20年前（那时我才15岁！），我在家乡的书店发现了您的书，便把它买回了家。

"之后无论去到哪里，我都随身携带着那本书，因为它真切地改变了我的人生。每当我陷入焦虑或抑郁时，它总能给我带来安慰和解脱。

"最近，我又发现了您的《感觉良好》播客。这让我太激动了！我喜欢在漫长的一天结束后聆听您的讲解，学习您的新方法，欣赏幕后花絮，感受您的幽默和谦逊。

"这么多年来，您给了很多人这么珍贵的礼物！谢谢，谢谢您！！"

如果你正在与抑郁或焦虑作斗争，那么我希望我的书也能对你有所帮助。你应当让自己感觉好起来！

## 精神卫生专业人员所需资源

### 无限制的免费心理治疗培训

每个星期二晚上，我都会在斯坦福大学为北加利福尼亚州的心理治疗师提供免费的心理治疗培训和个人心理疏导。培训小组成员还可以参加我的星期日徒步活动，你可以一边行走在风景优美的加利福尼亚州郊区小路上，一边实践刚学到的疗法、接受对你个人的心理疏导，以及对你的专业技能的额外指导。

以下是我的一个学生阿丽莎·比尔（Alisha Beale）在"星期二培训小组"里分享的自己的体会。

"我无法形容加入戴维的培训小组让我感到多么幸运。取得心理治疗师执照后，我就开始寻找培训机会，因为我知道我还有很多东西要学习。可我不知道的是，参加'星期二培训小组'会给我的人生带来如此巨大的提升。

　　"戴维教给我的方法不仅极大地提高了我的专业水平，也改变了我的个人生活。我将永远感激戴维慷慨地抽出时间指导我们，我只想跟随他好好学习！"

你可以在"感觉良好"网站的"资源"一栏获得关于"星期二培训小组"的更多信息。

## 工作坊

30 年来，超过 5 万名美国和加拿大的心理治疗师参加过我举办的心理治疗工作坊。我荣幸地收到过许多热情洋溢的表扬信，比如来自尼克·切尔图迪（Nik Chertudi）医生的这封：

　　"昨天，我参加了您在盐湖城举办的'极度恐惧'（Scared Stiff）工作坊。这次活动实在是太精彩了。

　　"在身为临床医生 15 年里，这是在我参加过的所有工作坊里最好的一次！其实，在过去几年里，我总共参加过 3 次'极度恐惧'工作坊，每一次都令我的想法和观念得到了新的提升！

　　"感谢您的无私奉献，感谢您愿意分享您那令人惊叹的知识和方法。您是我的英雄！！向您和您的工作致以敬意！

　　"再次感谢您举办的精彩活动！"

以下是我在工作坊反馈表中发现的观众自发写下的热情评论。

• "今晚的现场治疗太不可思议了！！！"
• "现场治疗太棒了！太美好了！！"
• "整个过程精彩至极！"
• "所有环节我都喜欢！非常感谢伯恩斯博士愿意分享自己的缺点和恐惧。"

# 致 谢

我要感谢我亲爱的同事们，他们对 TEAM 认知行为疗法的发展，以及对我在斯坦福大学每周二晚上的培训小组的教学给予了极大帮助。他们是吉尔·莱维特博士、马修·梅博士、海伦·耶尼－科姆什安（Helen Yeni-Komshian）博士和达妮埃尔·莱维（Daniele Levy）博士。

我还要感谢我的每周播客《感觉良好》的主持人——法布里斯·奈博士和朗达·巴罗夫斯基博士。你可能是我这档免费播客的粉丝，但如果你还没听说过它，你可以在网络上搜索并收听。无论你是心理治疗师、患者，还是仅仅对自助克服抑郁和焦虑感兴趣的人，这档播客都能加深你对这方面的认识。

我还要感谢迈克·克里斯坦森（Mike Christensen），他曾多次莅临我的播客。迈克在加拿大为人们提供 TEAM 认知行为疗法远程治疗，并为全世界的心理治疗师提供一流的 TEAM 认知行为疗法在线课程。

我还要感谢很多很棒的同事，包括加利福尼亚州山景城"感觉良好"研究所的全体团队成员，以及几位为本书手稿提供宝贵反馈意见的同事，包括赞恩·皮尔斯（Zane Pierce）、黛西·格雷瓦尔（Daisy Grewal）、约翰·格雷厄姆（John Graham）、玛丽莲·科菲（Marilyn Coffee）和斯蒂芬·普夫莱德雷尔（Stephen Pfleiderer）。

特别感谢布兰登·万斯（Brandon Vance）博士和达妮埃尔·莱维博士，他们通读了本书并提供了极其有用的反馈意见。

我还想向发行商 PESI 的发行人琳达·杰克逊（Linda Jackson）和本书的编辑珍妮莎·杰克逊（Jenessa Jackson）表示感谢，能与你们两位合作是我的荣幸。非常感谢你们专业的指导，也感谢你们的热心、积极和出色的团队合作精神！

　　我还要感谢众多允许我分享其极为隐私的个人经历的患者朋友们，他们为本书做出了巨大奉献。虽然我改写了他们的身份，但他们的故事是真实的。有了他们的帮助，我才能以一种吸引人的、鼓舞人心的方式把我的研究成果转化为实践方法。

　　最后，我要感谢我的爱妻梅拉妮，感谢她的爱、支持与耐心，感谢她对本书的诚恳建议和精彩润色！